KB262529

제4회 암 극복 가족수기 공모

암은 이렇게 이겨낸다
희망 21인의 이야기

대한암협회 엮음

범우사

암은 이렇게 이겨낸다
희망 21인의 이야기

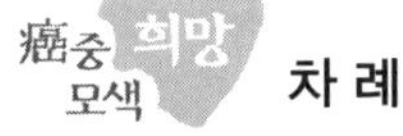

흔히 인생에 있어 건강만큼 소중한 가치는 없다고 합니다만, 이 책은 건강보다 중요한 것이 '희망' 이라는 것을 깨닫게 합니다.

우리를 살게 하는 힘이자, 모든 위기와 역경을 극복하게 만드는 희망! 여기에 실린 '희망으로 암을 이겨내는 이웃들' 의 감동적인 사연 21편이 그 증거입니다. 이 희망의 기록은 대한암협회의 암 퇴치 대국민 캠페인인 '癌중모색-희망' 의 일환으로 전개한 '암 희망 수기 공모' 에 응모해 주신 우리 이웃들의 생생한 삶의 증언입니다.

누구는 4월을 잔인한 달이라고 했지만, 암 희망 수기를 공모하는 4월이면 생사의 고비를 넘나들면서도 희망을 잃지 않고 암과 맞서 싸우는 과정이 담긴 수기를 통해 우리는 희망의 참된 얼굴을 만납니다. 해마다 100여 편씩 답지하는 수기에 담긴 절절한 휴먼스토리를 읽으면서 왜 희망이 건강보다 중요한 것인지를 다시금 되새기게 되는 것입니다.

대한암협회가 올해 5회째 '癌중모색-희망' 대국민 캠페인을 전개하는 이유는, 바로 이러한 희망을 나누기 위함입니다. 암은 조기에 발견하여 적정치료를 하면 완치가 가능하고, 설령 조금 늦게 발견했다 할지라도 희망을 잃지 않고 굳건한 의지로 투병하면 극복할 수 있다는 확신과 희망의 메시지를 전달하고자 하는 것입니다.

특히 올해는 희망으로 암을 극복한 환자와 본인뿐만 아니라, 아직 암이라는 고통 속에 있지만 불굴의 의지와 희망으로 열심히 투병 중인 환우와 가족, 이웃들까지 수기 공모 대상자를 확대해서, 암과 맞서 싸우는 이웃들의 보다 다양하고 생생한 사연을 만날 수 있게 되었습니다.

이 사연들은 우리에게 삶의 의미와 살아가는 이유에 대해서 다시 한 번 생각하게 합니다. 우리 국민 사망률 1위인 암은 여전히 환자 본인은 물론 가족들의 삶을 어렵게 하는 치명적인 병이지만, 그 극심한 고통과 생사의 기로에서도 '희망'과 '의지'를 잃지 않고 암 극복에 한 걸음 한 걸음 다가가는 과정이 고스란히 드러나 있기 때문입니다.

암 환자와 가족 여러분, 독자 여러분!

희망은 나눌수록 커지는 화수분 같은 것이라고 합니다. 지금 이 시각에도 암으로 고통받고 있는 수많은 환자와 가족들, 몸과 마음이 아파 괴로워하는 이웃들, 역경에 처해 삶의 위기를 경험하는 주위 사람들이 이 수기집을 통해 희망을 나누고 인생의 참된 의미를 발견할 수 있도록 애써 주시기 바랍니다. 특히 암을 처음 진단받은 환자와 가족들에게는 그 무엇보다 더 큰 위로와 희망이 되어 줄 것입니다.

이 수기집에는 21편의 암 희망 수기 이외에 암을 극복해가는 과정에서 가족 같은 신뢰로 함께 한 주치의들의 메시지와 〈癌! 100문 100답〉 중 일부가 함께 실려 있습니다. 〈癌! 100문 100답〉은 대한암협회에서 암에 관한 올바른 정보 제공을 위해 해마다 발표하는 자료의 일환으로, 2005년 〈암 환자가 지켜야 할 14가지 수칙〉, 2006년 〈5대 암 코드풀이〉에 이어 올해는 포털사이트 Daum을 통해 네티즌들이 궁금해하는 질문을 접수받아 100가지를 추린 것입니다. 여러분들의 궁금증에 대한 올바르고 정확한 답변을 위해 대한암협회는 각 분야 종양전문가들로 TFT를 꾸리고 상세한 답변을 달았습니다. 여기 수기집에는 지면관계상 그중 대표적인 질문 20개만 추렸지만, 대한암협회 홈페이지 (www.kcscancer.org)를 방문하시면 100문 100답의 모든 내용을 상세하게 만나실 수 있습니다.

이러한 대한암협회의 다양한 활동은 도와주시는 많은 분들 덕분에 가능한 것입니다. 이 지면을 빌어 어려운 가운데에도 꼼꼼하게 수기를 적어 보내주신 여러분과 가족 같은 마음으로 암 극복을 위해 애쓰신 주치의 선생님들, 〈癌! 100문 100답〉 온라인 이벤트에 참여해 주신 네티즌 여러분과 답변 작성을 위해 고생해 주신 의료진 여러분 및 대한암협회원 여러분, '癌중모색-희망' 대국민 캠페인의 공식 후원사인 한국아스트라제네카의 이승우 대표를 비롯한 임직원 여러분, 좋은 책을 만들기 위해 애써주신

범우사의 윤재민 대표와 직원 여러분, 캠페인의 기획부터 진행까지 애써 주신 마콜의 이윤희 대표와 강소연 이사 등 가족 여러분 모두에게 감사 드립니다.

　이 외에도 감사드릴 분들이 너무 많지만, 그 누구보다 지금 이 시각에도 '희망' 을 잃지 않고 암에 맞서 싸우고 있는 환자와 가족 여러분께도 감사와 위로를 보냅니다.

　희망은 우리 모두를 살게 하는 힘입니다. 이 책이 여러분에게 그 힘의 원천이 되기를 바라면서, 대한암협회는 앞으로도 암은 극복될 수 있다는 희망을 나누고, 암에 대한 올바른 정보제공을 통해 종국에는 암 퇴치를 이룰 수 있도록 변함없이 최선을 다하겠습니다. 감사합니다.

2007년 7월

대한암협회 회장 안 윤 옥

기적을 만들어가는 우리 가족

조 설 아

아래의 이야기는 암을 이겨낸 언니와 암과 싸우고 계시는 아빠의 우리 가족 이야기입니다. 가족 중에 두 명이나 암 환자라는 것이 어쩐지 창피한 일인 것 같기도 해서 많이 고민했지만 질병으로 힘들어하시는 분들께 조금이나 힘이 되기를 바라는 마음으로, 희망과 용기를 드릴 수 있기를 바라며 적습니다.

약간 긴 내용이 되어 지루하실지 모르겠지만 조금이라도 용기를 얻기를 간절히 바랍니다.

2001년 9월, 이 때부터 우리 가족은 '암' 이라는 무시무시한 단어에 친숙해졌다.

우리 집은 대가족이다. 모두가 인정하는 성실하신 부모님과 결혼해서 서울에 살고 있는 언니와 나, 그리고 여동생이 둘. 이렇게 우리는 딸이 많아서 다 함께 모이는 저녁시간에는 언제나 시끌벅적하다.

그 날도 우리 집은 평소의 아침시간과 다름없이 분주했다. 동생들은 학교 갈 준비에 한창이었고, 아빠와 나는 엄마가 차려주신 아침밥을 맛있게 먹고 출근했다. 그런데 회사에 도착하자마자 나의 휴대폰 벨이 울렸다. 몇 년 전 할머니가 돌아가시던 날도 아침에 회사에 도착하자마자 휴대폰으로 소식을 접했던 터라 순간 불길했다. 역시 안 좋은 소식이었다. 지난 밤, 언니가 병원에 입원했으니 오시라는 형부의 연락을 받았다는 엄마의 전화였다. 우리 집은 인천이었고 형부와 언니는 서울에 사는지라 서울지리에 어두웠던 엄마가 나와 함께 병원에 가자고 하셨다.

언니의 머리에 작은 혹이 있다는 것이 형부에게 들은 언니 상태의 전부였다. 혹이 머릿속에 있을 것이라는 상상은 전혀 못했던 나는 몸에 생기는 종기쯤으로 여기며 살짝 잘라 내거나 아니면 짜면 되겠지 하는 간단한 생각으로 불안해하는 엄마를 안심시켰다. 두근거리는 내 심장에게도 별거 아닐 거라며 진정시켰다. 하지만 병원에 도착한 엄마와 나는 퉁퉁 부은 형부의 눈을 보고 사태의 심각성을 느꼈다. 지난밤에 언니는 자다 말고 갑자기 구토를 하며 정신을 잃어서 구급차를 타고 응급실로 왔다고 했다.

당시 만 25살이었던 언니는 그 어린 나이에 서울의 큰 종합병원 중환자실에 누워 있었다. 키가 크고 마르긴 했어도 감기 한번 걸리지 않았을 정도로 건강했던 언니였다. 항상 밝게 웃고 직장에서는 천사라는 별명까지 얻을 정도로 착하디착한 언니가, 부모님 말씀 한 번 거역해본 적 없고, 갑작스럽게 어려워진 가정형편으로 대학진학을 포기한 채 직장에 다녀야만 했던, 그렇게 희생하며 살아온 하나뿐인 우리 언니가, 동생들에게 무조건 양보만 하던 우리 언니가 중환자실에 있다고 한다.

어이없고 황당했다. 그때부터 내 가슴은 망치질 한 듯 뛰었다.

얼마의 시간이 흐른 뒤 의사 선생님이 부르셨다. 검사결과 뇌에 큰 혹이 두 개나 있는데 악성이라고 했다. 큰 혹이 뇌압을 올려 계속되는 구토와 경기 때문에 하루라도 빨리 수술해야 한다고 했다. 수술하면 완치 가능하냐는 우리들의 질문에 의사 선생님의 답변은 너무나도 절망적이었다. 어차피 5년 이상 살 가능성도 희박할 뿐더러 현재로서는 수술해도 여러 가지 후유증이 남을 확률이 높다고 하셨다. 반신 불구, 언어장애, 기억장애, 성격 변화 등 다른 세상 사람들의 일들을 듣는 것만 같았다. 살게 된다 해도 평생 누워 지낼 수도 있고, 말도 잊을 수 있고, 가족들도 못 알아볼 수 있으며, 성격도 바뀔 수 있다는 여러 가지의 후유증을 들으며 엄마는 그 자리에 주저앉으셨다.

우리는 무작정 의사 선생님께 살려달라고 울며불며 매달렸다. 선생님도 언니처럼 어린 나이에 뇌종양에 걸린 것을 안타까워하셨다. 그런 선생님의 안타까운 마음과 가족의 애절함도 언니의 진단결과는 바꿔놓을 수 없었다. 병원 밖으로 나와서 엄마와 형부와 나는 한참을 울었다.

그러나 절망적인 검사결과에 낙담하고 있을 시간이 없었다. 하루라도 빨리 수술해야 한다는 의사 선생님의 말씀과 계속되는 구토와 간헐적으로 경기를 하는 언니의 모습을 보는 것은 정말 참을 수 없는 고문이었다. 형부는 결혼 전 아버님의 오랜 병수발로 병원생활에 익숙해 있었기 때문에 모든 대처 방법에 있어서 현명하시고 침착하셨다. 그래서 부모님과 우리들은 모두 형부에게 많이 의지하게 되었고, 형부의 의견에 전적으로 따랐다. 형부는 일단 이왕이면 좀더 큰 뇌종양 전문병원으로 옮기기를 원하셨다. 곧바로 나는 셋째에게 전화를 걸어 언니의 상황에 대해 간단히 설명해주고 뇌종양이라는 병에 대해, 또 좋은 병원을 알아보라고 시켰다.

마음이 참으로 여리고 겁도 많은 우리 아빠에게 언니의 상황을 알리는 것은 어려운 숙제였다. 공부를 잘했음에도 불구하고 대학을 보내지 못했던 언니에 대한 미안함으로 가슴 한켠에 납덩이를 얹고 사시는 그런 아빠는 언니의 상황을 들으시고 무척 힘들어하셨다. 아빠가 그렇게 우시는 것은 몇 년 전 할머니가 돌아가신 후 처음으로 봤다.

셋째가 여러 가지를 알아보는 중 한시가 급했던 우리는 일단 구급차를 구해서 서울에 있는 큰 대학병원으로 옮겼다. 구급 차 안에서 혹시 또 경기를 하게 되면 환자에게 해주어야 할 대처법도 친절하신 간호사 분들에게서 배웠다. 옮기는 그 시간이 왜 이렇게 길게 느껴지던지……. 그 사이에 아무 일 없이 무사히 와준 언니가 정말 고마웠다.

옮겨간 그 병원은 정말 유명한 병원이라 그런지 응급실도 꽉 차 있었다. 정신없고 복잡한 그 응급실에서 젊은 의사 선생님들과 간호사들은 번갈아가면서 언니의 상태를 물었고, 피를 뽑아갔고, 언니를 이리저리 옮겨가며 여러 가지 검사를 해댔다. 했던 질문을 또 하고 또 하니 정말 시간만 죽이는 것 같아서 답답했지만 언니를 꼭 낫게 해주실 것이라는 바람과 기대로 성실히 대답해드렸다.

그렇게 복잡하고 정신없는 응급실에서 길고 긴 이틀이라는 시간이 지났다. 차갑고 추운 응급실의 간이침대에서 언니는 이틀 동안이나 갖가지 검사 등으로 고생을 한 것이다. 그러더니 바로 다음날 수술에 들어간다고 했다. 담당 교수님과 상담도 못해봤는데 내일 수술이라니…….

그러는 사이 다행히도 셋째에게서 좋은 소식이 왔다. 인터넷으로 뇌종양에 유능하신 선생님과 인터넷 메일을 주고받았는데 언니의 검사서류를 가지고 오라는 내용이었다. 희망이 보였다. 그 교수님도 서울에 있는 대학병원에 계시는 분이신데 뇌종양 전문의셨다.

그 날 바로 형부와 나는 검사 서류를 가지고 교수님을 찾아뵈었다. 교수님을 처음 뵙는 순간 환하게 웃으시는 모습에서 푸근하고 따뜻한 담요로 우리를 덮어 주시는 느낌을 받았다. 언니의 뇌 사진을 유심히 보신 선생님은 언니의 치료계획과 방법에 대해 친절하게 설명해주셨다.

무조건 살려 놓는 것이 목적이 아니라 후유증 없이 정상생활을 할 수 있는, 그래서 치료받고 나서도 일상생활에 불편함이 없어야 환자와 보호자가 행복하지 않겠냐는 것이 선생님의 지론이셨다.

선생님과의 상담은 불안하고 절망적이었던 형부와 내 가슴에 희망을 불어넣어 주었다. 부모님과 상의 후 곧바로 병원을 옮기기로 결정했다. 선생님은 우리가 병원을 옮길 때 필요한 구급차까지 염려해 주시는 정말 마음이 따뜻한 분이셨다. 뇌종양 분야에서 유명하신 전문의라는 점에서도 신뢰가 있었지만 무엇보다 아픔으로 고통받고 불안해 하는 한 사람을 긍휼히 여기시는 따뜻하고 진심어린 마음에 의지가 되었다.

그렇게 해서 언니는 새 삶을 얻게 될 새로운 병원으로 옮기게 되었다. 간호사님들과 여러 선생님들, 모두들 정말 따뜻하게 대해주셨고 말씀 한마디 하실 때에도 불안해하는 가족들과 언니에게 편안하게 해주셨다.

2001년 10월 7일, 수술 날짜가 잡혔다. 교수님께서 미국학회가 있으셔서 미국에 가시기 때문에 늦게 잡혔고 그래서 가족들은 내심 걱정스럽긴 했지만 오히려 그 열흘의 기간 동안 언니의 체력이 보강되었다.

종양의 크기가 크고 두 개나 됐기 때문에 뇌압을 내려주는 링거를 계속해서 투여했고, 마른 언니의 몸에 살이 붙을 정도로 음식들을 고루 먹었다. 뇌압을 내려주는 주사를 투여한 덕분에 그토록 무섭던 구토와 경기는 더 이상 없었다. 곧 퇴원해도 될 것 같은 기분이었다.

10월 7일 아침, 탐스럽도록 숱 많던 긴 머리카락을 자르고 있던 언니의 모습은 아직도 잊혀지지 않는다. 그런 언니를 수술실로 보내 놓고 뒤돌아 많이도 우셨던 아빠의 모습을 기억할 때면 지금도 목이 메어온다. 쭈그려 앉아 흐느끼시는 아빠를 그때 처음으로 안아드렸다. 여섯 식구의 생계를 책임지시고, 우리 네 자매에게 친구처럼 다정하신 아빠가 그렇게 작게 느껴진 적은 한 번도 없었다.

교수님이 계획하신 수술시간은 당초 5시간이었는데 그보다 16시간이나 넘겨 21시간 동안 지속되었다. 아침 8시에 시작된 수술이 그 다음날 아침이 되어서야 끝난 것이다. 예정된 시간보다 한 시간, 두 시간 …… 자꾸만 늦어지는 수술시간 동안 정말 바짝바짝 피가 마르는 기분이었다. 다른 의사 선생님께서 말씀하시길 A교수님은 무척 꼼꼼하신 분이시라서 수술시간이 지연되는 경우가 있다고 하셨다.

불안해하는 우리 가족을 위해서 하신 말씀일 수도 있지만 내가 겪어본 교수님은 참으로 꼼꼼하시고 신중하신 분이라서 그럴 수도 있을 것 같다는 생각이 들었다.

드디어 언니의 이름이 '수술 중'에서 '회복실'로 옮겨진 순간 수술실의 문이 열리고 교수님이 나오셨다. 꼬박 하루를 수술실에서 계셨던 교수님의 얼굴과 온몸은 땀으로 범벅이었다. 그때의 감사함과 죄송스러움은 차마 감사하다는 말조차 꺼낼 수가 없게 만들었다.

수술 도중 출혈이 멎지 않아 수혈을 하는 등 고비도 있었지만 수술결과는 대 성공이었다.

수술과정에 대한 선생님의 설명은 이러했다. 하나의 혹은 말끔히 제거했고, 나머지 하나의 혹은 중요한 신경들과 붙어 있어서 쉽게 떼어낼 수가 없었다고 하셨다. 그래서 신경과 붙어있는 암세포의 표면은 흡입기 같은 도구로 살살 빨아들이는 방법으로 제거할 수 있는 만큼 최대한 제거하셨다고 했다. 이제는 군데 군데 신경과 붙어있는 암세포의 표면을 제거하는 일이 문제였다. 이 부분은 방사선 치료를 고려하고 계셨다.

조직 검사결과가 나오려면 시일이 걸리지만 수술을 집도하신 교수님께서는 완벽히 제거한 종양은 양성이고, 나머지 하나는 악성일 가능성이 크다고 하셨다. 수술로 다 끝날 것이라는 우리의 작은 희망이 무너지는 순간이었다. 그러나 역시 교수님의 말씀은 긍정적이셨다. 떼어낼 수 있는 만큼 최대한 떼어냈으니 걱정하지 말라고 하셨다. 방사선과 선생님과 의논해 앞으로의 치료 계획을 결정하자고 하시며 우리들에게 희망을 주셨다.

잠시 후 회복실에서 중환자실로 옮겨진 언니를 만날 수 있었다. 다행히 마취에서 깨어난 언니는 우려했던 그 어떤 후유증도 보이지 않았다. 아빠가 그렇게도 염려하셨던 것과 달리, 우리 가족들도 모두 다 알아봤고 발가락도 움직여보였고 손가락도 움직여 보였을 때 우리 가족은 다 같이 얼싸안고 기쁨의 눈물을 흘렸다.

중환자실로 옮겨진 언니는 하루 만에 일반 병실로 올라왔다. 언니가 중환자실에 있는 것을 불안해했기 때문에 위험한 상황이었음에도 환자의 안정이 우선이라는 의사 선생님의 배려가 있었다. 중환자실에 있으면 간호사 분들께서 밤낮으로 돌봐주셨겠지만 일반병실로 옮긴 이상 환자를 돌봄에 있어 소소한 것들까지도 보호자가 할 수밖에 없었다. 우리 가족들은 비록 몸은 힘들었지만 면회시간에만 볼 수 있는 중환자실보다는 일반병실이 훨씬 좋았다.

언니는 뇌수술로 인해 한동안은 얼굴도 못 알아볼 정도로 부어 있었고, 바로 조금 전의 일도 새까맣게 잊어버렸다. 목에 꽂은 관 때문에 목소리가 안 나와 말도 못 하는 상황이었으며 문장력도 떨어져 있었지만 차츰차츰 회복되었다.

어느새 뇌종양 박사가 되어버린 우리 가족들은 불행 속에서도 희망에 더 큰 비중을 두고 또한 더욱 절실한 기도로 합심해 언니를 간호했다. 형부는 하시던 일까지 접어두고 언니 옆에서 24시간 내내 붙어 계셨고, 그래서 병실에서 형부와 언니는 잉꼬부부로 불렸다. 많은 분들께서 우리 가족들의 사랑과 간호에 칭찬을 아끼지 않으셨다. 그리고 목사님들과 교회 분들이 오셔서 뜨거운 기도도 해주셨다. 이런 주위 분들의 진심어린 염려와 격려가 언니를 간호하는 가족들에게는 하루하루 힘을 낼 수 있었던 원동력이 되었다.

며칠이 지난 뒤에 나온 조직 검사결과, 역시 교수님의 예상대로 두 개의 혹 중 하나는 악성, 또 다른 하나는 양성 종양으로 판명되었다. 뇌종양 중에서도 성상세포종이라는 것이었다. 교수님께서는 실망하는 우리들에게 희망의 말씀을 주셨다. 성상세포종 같은 경우는 악성과는 달리 방사선 치료까지 하면 완치율이 70% 이상이라는 것이다. 혹 두 개가 모두 양성종양이길 바랐던 우리는 실망이 정말 컸지만 그래도 성상세포종은 악성보다는 치료효과가 더 좋다는 교수님의 말씀에 힘을 냈고, 그 속에서 다시금 희망이 생겨났다.

수술 회복 후 교수님은 방사선 치료를 권하셨고, 언제나 그랬듯이 희망의 말씀만 해주셨다. 통원치료로 방사선을 약 35회 받았다. 의사 선생님 말씀으로는 받을 수 있는 최대의 횟수라고 하셨다. 가족들 입장에서 방사선 치료는 수술만큼 힘들진 않았지만 환자를 참으로 무기력하게 하는 것 같았다. 그래도 언니가 밝고 긍정적인 성격이라 무난하게 넘긴 것이라 생각되어진다. 무엇보다 어떤 상황에서든지 긍정의 말씀만으로 환자와 보호자들에게 희망을 불어넣어 주셨던 교수님의 마음이 우리 가족을 낙담하지 않게 한 큰 힘이었다.

방사선 치료가 끝난 후 언니의 머리카락도 점차 자라났고, 신경과 붙어있던 악성종양의 흔적도 말끔히 없어져버렸다. 그렇게 시간이 흘러 3개월, 6개월, 1년씩 기간을 두고 정기검진을 받았는데, 검진을 받으러 갈 때마다 우리 가족은 다 같이 기도하는 마음으로 검사결과를 기다렸다.

검사를 할 때마다 이상 없다는 교수님의 말씀에 우리는 감사 기도를 하곤 했다. 당초 교수님께서 말씀하셨던 것처럼 언니는 수술한 후에도 다시 직장에 다니게 되었고, 매년 여름마다 다니던 가족여행도 다시 갈 수 있게 되었다. 그 사이에 언니와 형부는 시흥으로 이사를 갔고, 나는 결혼을 하게 되었다. 우리 가족은 모든 것이 행복하고 감사했다.

언니가 5년이란 시간 동안 재발 없이 건강한 모습으로 암에서 해방될 무렵 우리가족에게는 또 한 번의 절망이 찾아왔다. 이번에는 아빠였다. 2006년 3월, 몇 달간 계속되는 기침으로 동네 병원을 다녀 봐도 낫지 않아서 폐 CT를 찍어봤다. 폐암이란다. 암이 주는 불안감이 어떤 것인지, 암이라는 것 자체만으로 얼마나 심적인 고통이 심한지 우리는 너무나도 잘 안다. 이미 언니로 인해서 암이 얼마나 무섭고 힘든 병인가를 실감했던 우리 가족들에게는 다시 벼랑 끝으로 내몰린 기분이었다.

누구보다 엄마의 낙담이 크셨다. 한시름 놓는가 싶더니 다시 시작인 것이다. 아직 환갑도 안 지나셨는데, 평생 일요일도 없이 가족을 위해 일만 하셨는데, 20여 년간 피웠던 담배도 이미 4년 전쯤에 끊었는데 왜?

그렇게 언니를 살려달라고 매달렸던 하나님에게, 언니를 건강하게 살려주셔서 감사하다고 기도드렸던 하나님에게, 불쌍한 우리 아빠 살려내라고 안 그러면 신앙을 버리겠다며 말도 안 되는 원망을 했다. 많은 사람들이 인정하는 성실하고 착한 우리 아빠가 왜 암이냐고, 차라리 내 폐를 떼어드리면 안 되겠냐고, 어른들이 간혹 하시는 말씀처럼 전생에 무슨 죄를 지었다고 이런 시련이 두 번이나 오냐고, 혹시 내가 살아오면서 남들에게 가슴 아프게 한 적이 있었나? 내가 나쁜 짓을 해서 벌을 주시나? 하는 생각이 끊임없이 들었다.

아무리 생각해도 우리 가족, 우리 부모님, 그렇게 나쁜 짓은 안 했던 것 같은데 왜? 하는 질문이 내 머릿속에 가득했다. 우리 가족에게 왜? 왜 또? 언니로 인해 마음고생 많았던 우리 엄마는 또다시 그 불안함 속에서 어떻게 사실까 하는 생각에 정말 많이 울었다. 또 암이라는 것이 꿈만 같았다.

정작 병원에 입원한 아빠는 담담하셨다. 며칠간의 여러 가지의 검사들에 대한 결과가 나왔다. 수술하면 되겠지 하는 기대는 역시 헛된 꿈이었다. 위치적 조건이 안 좋아 수술할 수도 없어서 오로지 항암만이 치료방법이라고 하셨다. 우리는 언니의 뇌종양 판정과 그래서 살 수 없다는, 장애인이 될 가능성이 크다는 확률이 있었음에도 언니가 정상인으로서 수술 전보다 더욱 건강한 모습으로 살고 있는 기적 속에서 아빠 또한 괜찮을 거라고 믿고 싶었다. 아무리 절망적인 사실뿐이라 하더라도 언니의 기적을 체험한 우리 가족은 희망의 끈을 놓지 않을 수 있었다.

우리 가족은 뇌종양 박사에서 이젠 폐암 박사가 되어갔다.

2006년 4월 4일, 아빠에게 첫 항암주사가 투여됐다. 5년이란 기간 동안 언니의 머릿속에 있던 암덩어리 때문에 살얼음판을 걸었는데 다시 그 끈질긴 암은 아빠를 무참히 공격해 왔다. 언제나 그랬듯이 암과의 싸움에서 사람을 가장 힘들게 하는 것은 육체적인 고단함보다 희망을 갉아먹는 불안함이었다. 항암 치료는 만만한 것이 아니었다. 음식 냄새에 민감해지시면서 구토를 하시더니, 현기증을 비롯한 갖가지 부작용까지 나타나면서 싸워보겠다는 아빠의 의지는 흔들렸고, 간호하시는 엄마는 지치셨다. 아빠도 언니처럼 훌훌 털고 예전처럼 건강한 모습으로 다시 일어서실 거라는 우리의 믿음은 자꾸만 흔들렸다.

아빠의 항암 부작용을 보는 것은 언니 때와는 또 다른 고통이었다. 아니 더 큰 고문이었다. 힘들 때마다 언니를 살려준 하나님의 기적의 손길을 생각하며 힘을 내고, 차라리 포기하고 싶어진다는 아빠께 언니를 생각하며 힘을 내시라고 용기를 드렸다. 아빠는 반신욕이 항암독소배출에 효과적이라는 정보를 들으신 뒤 아무리 힘들어도 매일 반신욕을 하셨고, 운동을 열심히 하라고 하셨던 의사 선생님의 말씀에 하루도 거르지 않고 운동을 하셨다. 밖에 나가 산책할 수 없을 만큼 기운이 없을 땐 셋째가 용돈을 모아 사드린 런닝머신기로 대신하셨다.

막내는 퇴근하고 집에 와서 아빠께 안마를 해드렸고, 나와 신랑은 인터넷을 통해 혹은 폐암 설명회의 참석을 통해 얻은 정보와 완치 사례를 아빠와 엄마께 들려드렸다. 언니와 형부는 아빠·엄마와 함께 살면서 든든한 버팀목이 되어드렸다. 엄마는 아빠가 영양소를 골고루 섭취하실 수 있도록 음식에 대단히 신경 쓰셨다. 그러나 항암부작용이 심할 때는 정말 모든 음식이 다 무효가 된다. 일단은 아빠가 원하시거나 드시고 싶은 것이 한 가지라도 있다면 행복할 정도였으니까.

항암 치료를 하면 암세포의 크기가 많이 작아질 것이라는 기대와는 달리 여섯 번의 항암 치료 결과는 참담했다. 그렇게 지독하던 항암 치료는 효과가 전혀 없었다. 솔직히 암세포가 아주 말끔하게 없어졌기를 기대했지만 그대로라고 한다. 항암 치료의 부작용은 정말 감당하기 힘들었는데 암은 그대로라니. 4개월간의 항암 치료가 다 헛고생이었단 말인가! 병원에서 치료할 때마다 아빠를 모시고 다닌 형부의 수고도, 입원기간 동안 병원에서 그리고 집에서 아빠를 간호하시는 엄마의 노력도 이 모두가 다 무효라는 말인가! 이 사실을 어떻게 아빠한테 말씀드릴지……

정말이지 누군가가 내 가슴을 송곳으로 후벼 파는 느낌이었다.

그러나 이미 언니 때 극한 상황까지 내몰렸던 경험을 한 우리 가족의 절망의 시간은 짧았다. 그럴수록 더욱 신앙에 의지했고 언니 때를 기억했다. "암은 커지지 않고 유지되는 것만으로 성공한 것"이라는 어느 유명하신 폐암전문 교수님의 말씀을 아빠께 들려드렸고, 암세포가 커지지 않고 그대로 유지되는 것을 목표로 삼자고 용기를 드렸다.

항암 부작용을 심하게 겪으신 아빠의 실망은 우리보다 더욱 컸겠지만 아빠는 힘을 내셨다. 전적으로 의사 선생님을 믿고 의지했으며, 의사 선생님께서 지시하는 대로 불평 한 번 없이 잘 따르셨다. 병원에 가면 우리보다 더 심각한 상황 속에서도 이겨내시는 분들을 보면서 잠시 잃어버릴 뻔했던 희망을 되새기곤 했다. 커지지 않고, 전이되지 않고 그대로 있어준 것만으로도 감사하고, 병과 싸우고 있는 환자 본인의 마음 상태가 가장 중요한데 그런 점에서 우리 아빠는 항상 밝고 긍정적이셨기 때문에 감사하다. 힘든 상황 속에서 더욱 끈끈해지는 가족의 사랑과 서로가 협력할 수 있음에 감사하다.

우리 가족과 아빠를 위해 기도해주시는 많은 분들의 관심과 사랑에 힘을 얻었다. 거부할 수 없는 암이라는 현실 속에서 절망했었고, 절망 속에서도 다시금 희망의 단어를 움켜잡았다. 이것이 우리 가족들의 하루하루였다.

2006년 8월 24일, 일곱번째 항암주사를 맞았다. 여섯 번의 항암 효과가 없었기 때문에 새로운, 좀 더 강하고 독하다는 항암제로 바꿨는데 그 전에 맞았던 항암제와는 비교도 안 될 정도로 정말 부작용이 심했다. 아니, 사람이 이러다 죽겠구나 싶었다.

물 한모금조차도 넘길 수 없는 구토증과 밤마다 찾아오는 전신의 근육통을 아빠는 가장 힘들어하셨다. 단 며칠 사이에 아빠는 뼈와 가죽만 남은 듯 마르셨다. 항암주사를 맞은 지 3일 만에 결국 우리 아빠에게도 암환자들이 가장 두려워한다는 급성폐렴이 오고야 말았다. 독한 항암제로 수치가 떨어진 상황에서 폐렴은 암보다 무서운 적이다.

아빠는 응급실에서 반나절이 넘도록 갖가지 검사를 하며 호흡과 가슴통증의 고통을 겪으시다 결국 중환자실의 무균실로 옮겨졌다.

이때가 우리 가족에게 있어 가장 힘든 시기였다. 폐렴으로 인해 백혈구수치는 이미 제로상태였는데, 앞으로 항암 부작용으로 수치가 더 떨어질 거라고 하셨다. 그러면 폐렴이 폐혈증으로 발전할 것이며 합병증이 오는데, 그것이 고비라고 하셨다. 그 자리에서 엄마는 바닥에 쓰러져 의사 선생님의 흰 가운 끝자락을 붙잡고 우셨다. 살려달라고, 불쌍한 사람이라고……. 난 순간 멍해졌고, 엄마를 일으켜드릴 기운도, 정신도 없었다. 의사 선생님은 우리 아빠께 애착을 갖고 계시다며 최선을 다해보겠다고 하셨지만 너무 큰 기대는 하지 말라고 하셨다.

우리들의 중환자실 생활은 그렇게 시작되었다. 임신 중이었던 언니는 뇌종양수술을 한 사람이기 때문에 스트레스가 가장 큰 적인지라 아빠의 심각한 상황을 숨겼지만, 눈치가 빠른 언니가 모를 리 없었다. 무균실에서 혼자 외롭게 싸우고 계실 아빠가 너무 가여웠고, 뇌수술을 한 언니가 이 사실을 알게 된 것도 너무 걱정스러웠다. 정말 너무 마음이 힘든 시기였다.

나중에 안 사실이지만 무균실도 대기인원이 많았다고 한다. 그나마 의사 선생님의 배려로 우리 아빠가 우선적으로 들어갈 수 있었다고 한다. 물론 그만큼 급박한 상황이었기도 했던 것이다. 무균실에서 외로울 것 같아서 걱정했지만 그 덕분에 빨리 회복되었던 것 같아 감사함이 컸다.

길고 긴 기다림 끝에 면회시간이 되었고, 많은 보호자들은 중환자실의 문 앞에 서서 환자의 이름이 써 있는 이름표를 받아 들었다. '조윤호'라는 우리 아빠의 이름이 쓰여진 이름표를 엄마 목에 걸어드렸다. 운동선수들은 금메달을 목에 걸어드리고 효도하는데, 나는 중환자라는 사실을 증명하는 아빠의 이름표를 어느새 수척해지신 엄마께 걸어드려야만 했다.

드디어 차례가 되어 중환자실의 무균실 속에 계시는 아빠를 만났다. 차갑고 복잡한 갖가지의 기계들이 아빠의 몸을 휘감고 있었고, 입에는 산소마스크도 끼워져 있었으며, 목에는 여러 개의 링거 줄이 꽂혀있는 모습을 마음이 여리고 겁이 많은 언니가 보지 않기를 바랐다. 하지만 언니는 만삭의 몸으로 시흥에서 인천까지 그 먼 거리를 면회시간마다 와서 아빠를 만났다. 눈이 빨개지면서도 엄마 앞에서는 꾹 참고 집으로 돌아가는 버스 안에서 울었다.

우리는 중환자실의 보호자대기실에서 엄마와 나, 신랑, 셋째,

막내가 번갈아가며 2명씩 교대로 생활했다. 형부와 언니는 가게를 운영하고 있던 터라 면회시간마다 와서 아빠를 뵙고 갔다. 매일 아침이면 의사 선생님과 면담이 있었는데 언제나 절망적인 말뿐이었다. 하지만 우리는 흔들림 없이 서로를 위로하고 희망을 주며 기도에 전념했다. 누가 있어도 상관없었다. 보호자 대기실에서 무릎을 꿇고 아빠가 계시는 무균실쪽으로 서서 두 손 모아 마음속으로 간절히 기도드렸다. 백혈구 수치가 떨어졌다고 하면 백혈구 수치를 올려달라고 기도했고, 그러면 정말 신기하게 바로 다음날 의사 선생님은 백혈구 수치가 올라갔다고 말씀하시는 것이었다. 또 하루는 혈소판 수치가 떨어지기 시작했다면서 이제 백혈구 수치와 적혈구 수치도 떨어질 것이라는 말씀에 또다시 혈소판 수치를 올려달라고 기도했다. 신기하게도 다음날이면 의사 선생님도 혈소판 수치가 올라갔다고 하셨다. 또 한 가지 감사한 것은 백혈구 수치가 정상으로 회복이 안 되고 폐렴치료가 어려웠던 상황 속에서도 폐혈증으로 진행되지 않은 것이다.

그렇게 아빠는 날로 좋아지셨고, 기적적으로 일주일 만의 중환자실 생활을 끝으로 일반병동으로 옮기셨다. 아빠의 일을 아시게 된 여러 의사 분들과 간호사 분들께서도 일반 병실로 오신 것을 축하해 주셨다. 일반병실에서 약 2주간의 폐렴치료로 퇴원하신 뒤 폐렴이 나으면 곧바로 항암 치료를 계속하자고 하셨다. 그러나 아빠의 체력이 항암 치료를 견뎌낼 수 있을 것 같지 않았고, 의사 선생님께서는 아빠의 상황을 나쁘게만 말씀하셨기 때문에 의사 선생님과 면담을 하고 오는 날이면 우리 가족은 너무나 우울했다. 만나 뵐 때마다 너무 부정적인 말씀만 하셨고, 아빠가 폐암환자라는 현실을 이미 들어서 다 알고 있는데도 자꾸만 되새겨 주시는 것 같아서 화가 나기도 했다. 오래오래 건강하게 사실 것이라는 우리의 기대와 희망과 믿음을 한순간에 절망으로 바꿔 버리는 것이었다. 물론 선생님께서 아빠에게 최선을 다해주신 것에 대한 감사함은 있었지만 암환자에게는 절대적으로 희망과 긍정의 용기가 중요하다는 가족의 의견으로 많은 고심 끝에 병원을 옮기게 되었다.

병원을 옮긴 후 만나 뵌 의사 선생님은 참으로 신중하시고 세심하셨다. 보호자와 환자의 질문과 생각을 끝까지 들어주셨고, 부정맥과 갑상선이 있으신 아빠의 상황을 고려해 다른 진료과 선생님께 정밀적인 진료를 받게 해주셨다.

현재 아빠는 폐렴의 잔재가 보이는 데다 암이 활동을 멈춘 상태라 지금까지 항암을 쉬고 있다. 얼마 전에 전체적인 검사를 해보았다. 검사결과 암은 그대로라고 한다. 정말 감사하게도 더 이상의 전이 없이, 커지지 않고 암덩어리가 '동작 그만' 해버렸다.

항암 치료를 쉬는 동안 아빠는 점차 건강을 되찾아가셨다. 이젠 모자나 가발을 쓰지 않아도 될 정도로 머리카락도 자라났고, 그렇게나 좋아하시는 노래도 자주 흥얼거리신다.

2006년 12월 20일에 언니는 결혼 7년 만에 예쁜 공주를 낳았다. 21시간의 대수술과 35회가 넘는 방사선 치료로 언니가 앞으로 아기를 갖지 못할 것이라며 포기했던 형부의 기쁨은 말로 표현할 수 없을 정도였다. 치료로 지치고 힘든 아빠와 엄마께 첫 손녀가 주는 기쁨과 웃음은 그 무엇과도 비교할 수 없었다. 온 집 안에 기쁨이 가득했다.

2007년 1월 27일에 친지 분들과 함께 아빠의 환갑모임을 열었다. 가수 뺨치는 아빠의 노래도 두 곡이나 들었고, 우리 네 자매와 형부와 신랑의 합창곡도 들려드렸다.

앞으로 어떤 치료가 기다리고 있을지, 또 어떤 어려운 고비들이 있을지 순간순간 두렵지만 어떤 것이든지 우리 가족은 사랑의 힘으로 이겨낼 것이다. 죽음의 나락에서 살아났고, 암과의 싸움에서 당당히 이겨낸 언니처럼 아빠도 이미 죽음의 나락에서 살아나셨고, 앞으로도 지금처럼 암과의 싸움에서 꼭 이겨내리라 믿는다.

"이 세상에 부족한 것은 기적이 아니라 감탄이다"라고 영국의 어느 소설가가 말했다고 한다. 작은 일에 감탄하고 감사할 때에 기적을 만드는 큰 힘을 발휘하는 것은 아닐까? 죽음의 나락까지 몰리더라도 그 속에서 사소한 감사함으로나마 희망을 꼭! 부여잡고 힘을 낸다면 기적의 주인공이 될 것이라고 생각한다.

언니를 치료해주셨던 A대학 병원의 고마우신 교수님과 간호사 분들, 현재 아빠를 치료해주시는 B센터의 여러 선생님들과 간호사 분들, 아빠를 위해 항상 기도해주시고 염려해주시는 많은 분들께 말로는 다 표현 못할 만큼 머리 숙여 깊이 감사드린다. 그분들의 정성과 순발력과 지혜로움으로 인해 우리 가족은 새 삶을 얻을 수 있었고, 이런 분들이 계시기에 기적은 반드시 존재하는 것이다. 그리고 이렇게 우리 가족은 또 하나의 기적을 만들고 있는 중이다.

마지막으로 종종 불안함이 엄습해 올 때마다 믿음으로 일으켜 세워주시고 감사함의 평안을 허락하시는 우리 하나님 아버지께 더욱 감사의 기도를 드린다.

  조설아 님은 2001년 9월에 뇌종양을 진단받은 조경하 님의 동생이자 2006년 3월에 폐암을 진단받은 조윤호 님의 따님이십니다. 한 집안을 연달아 기습해온 암이라는 사태에 대해, 그것도 언니가 다 나을 때쯤 아버님 또한 발병한 상황에서 온 가족이 포기하지 않고 단합해 의료진을 믿고 따라 간호하고, 기도함으로써 좋은 결과를 이끌어냈습니다.

* 주치의 소견

  조경하 님은 25세의 젊은 나이에 건강하게 지내던 중 갑자기 간질 증세를 보여 뇌종양을 진단받은 후 수술을 받기 위해 내원하신 분입니다. 보기 드문 미모를 지닌 젊고 아름다운 여성으로 열애 끝에 결혼한 지 얼마 되지 않은 인생의 황금기에 발병하여 안타까움이 더했고, 그럼에도 불구하고 변함없는 남편의 사랑과 어머니 및 여동생의 아낌없는 정성이 기억에 남는 분이었습니다.

  뇌종양이 크고 대뇌 심부에 위치하여 접근이 쉽지는 않았으나, 완전 제거가 가능하고 방치되면 심한 신경학적 결손이 예상되어 수술을 결정하였습니다. 비교적 긴 시간 동안의 어려운 수술 후 다행히 수술용 현미경으로 보이는 종양은 모두 절제할 수 있었습니다. 하지만 안타깝게도 거대한 종양을 절제한 후라서인지 수술 후 종양 절제부에 뇌출혈이 고이면서 위기를 넘기기도 했습니다.

  조직학적 결과가 악성 종양에 가까운 소견을 보여 종양 절제부를 중심으로 방사선 치료를 추가적으로 시행했으며, 신경학적 결손이나 간질이 없이 건강한 모습으로 퇴원하여 수술 후 6년이 지난 현재는 1년에 한 번씩 경과를 관찰하고 있는 상황입니다. 당시 조경하 님이 희망을 잃지 않고 용기를 내어 뇌수술을 결정한 점, 젊은 남편이 보여준 용기와 지극한 사랑, 어머니와 여동생의 안타까운 마음과 헌신적인 정성, 6주간의 입원 치료와 이후 현재까지의 통원 치료 기간 동안 보여준 주치의인 저에 대한 흔들리지 않은 신뢰 등이 환자가 현재까지 건실한 가정의 아내로서, 어머니로서 건강한 생활을 할 수 있는 힘이 되었으리라 생각합니다.

　뇌종양은 종종 치료가 쉽지 않고, 이로 인해 환자는 많은 어려움을 겪을 수밖에 없는 질병 중 하나입니다. 하지만 최선을 다해 담당 주치의와 환자 및 가족이 합심하여 최선을 다해 치료에 임한다면 이와 같이 좋은 결과를 얻을 수 있습니다.

　저에게 보여준 조경하 님과 가족들의 신뢰, 치료 기간 동안 내내 볼 수 있었던 남편의 변함없는 사랑과 어머니 및 여동생의 환자에 대한 사랑과 헌신에 경의를 보내면서 이 글을 맺습니다.

— 김명현(A대학 병원 신경외과)

✻ 주치의 소견

　조윤호 님께서는 진행성 비소세포폐암으로 타 병원에서 항암 치료를 실시하였으나 심각한 합병증의 발생으로 고생하시던 중 향후 치료에 대한 2차 의견을 구하고자 본원에 내원하셨습니다. 처음에는 폐암을 진단받은 뒤 많은 어려움을 경험하였으나, 환자 본인의 용기 있는 선택과 가족의 애정 어린 지원으로 현재 양호한 상태를 보이고 계십니다.

　암이라는 질환을 진단받고 용기 있게 현실을 받아들이기는 상당히 어렵습니다. 하지만 이런 상황에서도 자꾸 현실로부터 도피하기보다는 어렵지만 용기 있게 현실을 받아들이고, 적극적으로 치료에 임하는 경우 좋은 결과를 기대할 수 있습니다. 나아가 어려움을 극복하신 환자와 가족의 모습은 주변에도 좋은 귀감이 될 것입니다.

— 한지연(B센터 폐암센터)

서로에 대한 의지로 암을 극복한 모자

오 칠 순

안녕하세요. 저는 2001년 골육종 진단을 받은 뒤 두 번의 재발을 거뜬히 이겨내고 지금은 정상생활을 하고 있는 이창석 환아의 엄마입니다. 저 역시 암진단을 받았지만 얼마 전에 치료를 종결한 상태입니다.

언제부터인가 둘째 아이가 밤만 되면 다리가 아프다며 잠에서 깨곤 했습니다. 큰 아이도 자주 그랬기에 전 성장통이라며 대수롭지 않게 넘겼습니다. 그런데 2001년 8월 2학기 개학일을 며칠 앞둔 어느 날, 둘째 아이는 청천벽력과도 같은 '골육종' 이란 암 진단을 받았습니다. 저희 가족은 너무나 놀라 모두가 미칠 지경이었습니다. 며칠 후에 있을 막내 늦둥이 딸아이의 돌잔치를 기다리며 행복한 시간을 보내고 있던 터라 가족들에게는 더더욱 큰 충격이 아닐 수 없었습니다. 우리 가족과 그 지독한 암의 전쟁은 그렇게 시작되었습니다.

2003년 5월, 둘째 아이는 항암 치료에 이어 암 부위만을 잘라내고 그 부위에 다른 사람의 뼈를 심는 동종골이식수술을 받고 제 발로 걸으며 우리 가족들 앞에 굳건히 섰습니다. 그런데 1년

"

5개월 만에 들이닥친 재발소식, 그것도 '절단', 즉 '사지절단술'을 해야 한다는 선생님의 무시무시한 말씀이 있었습니다. 그 부위만 수술하면 안 되냐고 떼를 썼지만 선생님은 지금 절단하지 않으면 어쩌면 의족 끼울 다리조차 남지 않을 거라고 하셨습니다.

그 때 아이의 나이가 열다섯, 한참 뛰어다녀야 할 나이인데 너무나 기가 막히고 숨이 막혀 곧 숨통이 끊어질 것만 같았습니다. 울고 싶었습니다. 소리 내어 엉엉 울고 싶었습니다. 선생님 앞에서 울기 시작해서 서울에서 대구의 집까지 그리고 그 다음날 아침까지 울었습니다. 그러나 아이는 울지 않았습니다. 본인인 아이가 더 슬프고, 아프고, 울고 싶었을 텐데, 그저 참는 듯했습니다. 오히려 엄마는 선생님 앞에서 우느냐며 창피스럽다고 했습니다. 아이는 치료를 다시 시작하면 된다면서 엄마에게 걱정을 하지 말라고 했습니다.

아이는 절단도 받아들였습니다. 오히려 선생님께서 일주일의 시간을 줄 테니 마음을 가다듬으라고 하셨지만 아이는 일찍 마음을 먹었습니다. 절단하기로. 이왕 절단을 해야 한다면 하루라도 빨리 절단수술을 받자. 수술을 하고 빨리 항암 치료를 시작해서 그 나쁜 암세포들이 더 이상 활개치지 못하도록 완전히 박멸해 버리자면서 아이는 대퇴부 조금만을 남겨둔 채 절단수술을 받았습니다.

참으로 대견했습니다. 아니 정말로 대단했습니다. 엄마인 저는 가슴이 찢어지고 피를 토할 것 같은데 아이는 아무렇지 않다고 했습니다. 어떻게 다리 하나를 목숨에 비교하느냐며, 걸을 때 조금 불편할 뿐이라며 오히려 엄마를 위로했습니다. 그렇게 또 9개월의 항암 치료를 마쳤고, 이젠 암과의 전쟁은 끝나는구나 싶었습니다. 비록 암이 아이의 다리는 빼앗아 갔지만 그 귀중한 생명을, 목숨을 우리 가족들에게 보내주어 우리는 감사하며 좋아했습니다. 이제 암이란 존재는 멀리, 아주 멀리 우리 아이에게서 떠나갔다고 생각했습니다.

그런데 또 웬일입니까? 2006년 4월 전화기 속에서 약하게 들려오는 담당 교수님의 음성. 아이와 저는 미리 짐작을 했습니다. 교수님께서 직접 전화를 하실 이유가 무엇인지. 아니나 다를까. 폐에서 전이 소견이 보인다며 빨리 수술을 해야 한다고 하셨습니다. 무슨 철천지 원수가 졌기에 또 왔단 말인가? 하느님도 무심하시지. 부처님도 무심하시지. 참으로 무섭고도 무서운 것이 암이란 생각이 들었습니다. 주위에서 어떻게 하냐고, 이제는 모든 것이 끝났다고 생각했습니다. 하지만 아이와 우리 가족은 또다시 희망을 버리지 않았습니다. 아이는 끝까지 암과 싸워서 이기겠다고 했습니다. 전 고마웠습니다. 강한 의지력을 보여준 아이가 너무나 고마웠습니다. 어른들도 견디기 힘들다는 폐수술을 아이는 잘 견뎌 주었습니다. 아이는 참으로 대단했습니다. 참으로 위대했습니다.

또 힘든 항암 치료가 시작되었습니다. 치료과정의 반이 지났을까? 전보다 더 엄청난 회오리바람 같은 것이, 드라마나 소설책에서 있을법한 말도 안 되는 일이 우리 가족 앞에 들이닥쳤습니다. 이번에는 5년 동안 최선을 다해 아들 간호하는 일밖에 몰랐던 제가 암이라는 거였습니다. 유방암 2기. 아이의 치료가 끝나지도 않았는데 내가 또 암이라니. 어떻게 하나? 이 일을 어떻게 하나? 사랑스런 우리 세 아이는 어떻게 하나? 또 아픈 아이의 간호는 누가 하나? 눈 앞이 캄캄하고 눈물만 흘러내렸습니다. 몇 번의 재발소식이 있었을 때도 눈물 한 번 보이지 않던 아이가 제가 암진단을 받던 날에는 그렇게 구슬프게 소리 내어 울 수가 없었습니다. 지금도 그 때 아이의 울던 모습을 생각하면 제 뼈가, 제 살이 다 찢겨나가는 듯한 고통이 느껴집니다.

시간이 지나 지금 이렇게 몇 장의 글을 쓰고 있지만 어떻게 그렇게 많은 일들이 우리에게 스쳐지나갔는지, 얼마나 고통스럽고 힘든 시간들이었는지 지금도 믿겨지지가 않습니다. 책을 써도 몇 권은 썼을 만큼의 힘든 치료과정, 아픔과 고통, 시련, 좌절을 겪으면서도 희망을 버리지 않고 있었습니다만, 전 그만 힘이 빠져버렸습니다. 두려웠습니다. 그리고 슬펐습니다. 그 동안 아이의 치료를 오랫동안 지켜봐왔기에, 또 얼마나 힘들다는 것을 잘 알기에 더욱 무섭고 두려웠습니다. 하지만 정신을 차렸습니다. 수 년 동안 겪어온 아이의 고통에 비하면 유방절제술 정도가 대수냐 싶어 저는 용기를 내어 차가운 수술대 위에 누웠습니다.

어쩌면 눈물이 그렇게도 쉴 새 없이 흘러내리는지. 너무 울어서 마취를 못 하겠다며, 이제 그만 울고 마취 좀 하자며 저의 눈물을 닦아주시던 마취과 선생님이 생각납니다. 그렇게 비 오듯이, 수도꼭지에서 물이 새듯이 눈물 흘려대던 그 못난 아줌마가 바로 저입니다. 그 힘든 과정을 극복하고 이렇게 열심히 씩씩하게 살고 있습니다 하고 말하고 싶습니다.

선생님들의 따뜻한 사랑에 수술은 성공적이었고, 아이와 함께 항암 치료를 시작했습니다. 아이는 8층 소아암 병동에서, 저는 7층 암병동에서 저의 치료가 끝나면 제가 아이를 간호해 주고, 아이의 치료가 끝나면 아이가 저를 간호해 주고, 우리는 그렇듯 서로에게 의지하고 위로하면서 힘든 치료를 잘 견뎌냈습니다.

아들과 저는 당당히 해냈습니다. 그리고 부족한 저에게 병원에서는 '장한어머니상' 까지 주셨습니다. 이 글을 빌어 끝까지 치료를 맡아주신 A병원 암병동 교수님 이하 모든 선생님 분들께 감사드립니다. 마지막으로 현재 암투병 중이신 분들께 전합니다. 끝까지 용기 잃지 마시고 힘내세요. 암환자 여러분 파이팅.

오칠순 님은 2001년 8월에 골육종을 진단받은 이창석 군의 어머니이
시자 당신 또한 2006년 9월에 유방암 2기 진단을 받으셨습니다. 열다섯
살의 나이에 골육종으로 다리를 절단해야 한다는 진단을 받았음에도 어
머니 앞에서 의연한 모습을 보인 아들 이창석 군이 폐암으로 전이된 증
세까지 보이자 오칠순 님은 열심히 간호하시던 중 유방암에 걸리셨습니
다. 결국 모자가 한 병원에 입원하여 서로에게 의지함으로써 이 엄청난
고난을 이겨냈습니다.

제가 처음 본 이창석 군은 밝고 침착한, 나이에 비해 성숙한 사고력을
지닌 소년이었습니다. 이제는 6년이 지나 청소년이 되었고, 곧 성인이 됩
니다. 12살 소년이 감당하기에는 너무 힘든 치료를 시작하여 몇 번의 고
비를 넘겨 암을 이기고 여기까지 왔습니다.

처음에 진단받았을 때는 다리를 절단하지 않아도 된다는 소견이 나왔
기에 어머니는 암진단의 충격에서 조금 안도하셨습니다. 이창석 군 또한
구토와 고열 등이 수반된 힘든 항암 치료 과정을 잘 견뎠고, 다리를 절단
하지 않는 사지구제술도 잘 받았습니다. 치료를 끝내고 재발하였을 때는
차마 꿋꿋하게 싸워온 이창석 군에게 다리를 절단해야 한다는 말을 할
수 없더군요.

어머니 역시 실망이 크셨지요. 그러나 저희 의료진을 믿고 삶의 희망
을 버리지 않겠다며 치료 의지를 보여 주셨습니다. 치료 과정에서 폐로
전이된 결절제거수술도 두 번이나 받았고, 그 사이 어머니도 유방암 진
단을 받아 수술을 받으셨습니다. 어머니와 아들이 한 병원에서, 각자 다
른 층에서 항암 치료를 받게 된 것입니다. 이 엄청난 상황에도 용기를 잃
지 않고 묵묵히 치료를 견뎌낸 이창석 군은 제가 본 어린이 환자들 중에
서 가장 잘 견딘 어린이입니다. 힘들다고, 그만하겠다고 울만도 한데 한
번도 그런 내색이 없이 치료받는 모습으로 오히려 의료진을 너무 미안하
게 했습니다. 게다가 처음 진단받고 힘들어하는 동생들과 놀아주고 격려

해 주는 모습은 커다란 감동이었습니다. 그 힘든 치료를 이겨낸 이창석 군에게 이제는 좋고, 기쁘고, 행복과 사랑으로만 가득 찬 앞날이 오기를 바랍니다. 창석아, 고생했다, 파이팅!

— 구홍회(A병원 소아과)

* 주치의 소견

1. 오칠순 님은 우측 유방에 종양이 만져져서 집근처 병원에서 조직검사를 받은 결과 유방암으로 판정된 환자임.

2. 진찰 결과 유두 부근에 3~4㎝ 정도의 혹이 만져졌으며, 겨드랑이 림프절의 종대는 관찰되지 않았음.

3. 종양이 유두와 가깝고, 정밀검사 결과 종양 주변부에 또 다른 악성 종양이 의심되어 유방 전절제술 및 감시림프절 절제술을 계획하였음.

4. 수술 중 액와부에서 감시림프절 2개를 찾아 조직검사를 한 결과 미세전이가 나타나 유방 전절제술과 액와부 림프절 곽청술을 시행하였음.

5. 이후 여덟 번의 항암 치료를 마쳤으며, 현재까지 추적검사 중 이상 소견은 발견되지 않았음.

처음에 암이라는 진단을 받은 후 많이 두렵고 힘들었을 텐데도 이를 용기 있게 받아들이고 올바른 치료를 선택하신 점, 또한 전폭적으로 환자를 지지해주신 가족들, 약 6개월간의 수술과 항암치료 동안 주치의에 대한 신뢰 등이 오칠순 님이 지금까지 건강하게 지내실 수 있었던 힘이라고 생각합니다.

우리 주변에는 암 진단을 받고도 현실에서 도피하여 종교 치료를 비롯하여 여타 보조 치료에만 의지하는 분들이 있습니다. 하지만 올바른 항암치료 방법은 암에 걸렸다고 해서 포기하거나 도피하지 말고 병원에 내원하여 전문가와 상담 후 환자, 의사 그리고 가족이 합심하여 치료하는 것입니다. 끝으로 암을 이겨낸 가족수기와 같은 행사를 통해서 많은 암환자들에게 희망을 주고 항암 치료에 대한 올바른 인식을 전달하게 되어 기쁘게 생각합니다.

— 남석진(A병원 유방외과)

세 번의 암과 16년간 싸운 아내

윤 종 석

27년 전 같은 동네에서 지금의 아내와 친지의 중매로 만나 결혼했다. 그 후 맞벌이로 정말 바쁘게 열심히 살고 있었다. 또한 결혼 10년 만에 조그만 셋방에서 정원이 아름답고 조금은 넓은 아파트로 이사해 사랑하는 아내와 예쁜 두 딸과 함께 정말 행복으로 충만한 시간을 보냈다. 그때가 아마 1992년 4월 봄이었던 것 같다.

이런 우리에게 질투의 신이 저주를 내렸음일까? 이상한 조짐이 조금씩 보이고 있었다. 어느 날 밤, 그 날도 이것저것 정리하고 늦게 잠자리에 들려고 하는데 욕실에서 세수를 하던 아내가 놀란 표정으로 얼굴을 감싸 쥐고 나오면서 "여보! 코피가 많이 나요. 목에서 피도 넘어오고요" 하는 것이 아닌가. 나도 놀랐지만 피곤해서 코피가 나는 것이라고 그냥 안이하게 생각했다.

"회사 일도 힘들 텐데 이사한다고 힘들었나 보네. 며칠 푹 쉬면 괜찮을 거야."

그렇게 이야기하고 별생각 없이 그런 줄만 알고 있었는데, 그 후로도 그런 증상을 가끔 보이고 있었다. 그런데 더 이상한 것은 한쪽 귀가 안 들려 이비인후과에 가면 귀에서 물만 빼고는 특별한 이상이 없다고 하는 의사의 소견이 있었다. 퇴근해 집에 오면 너무 피곤해 하는 아내. 뭔가 좀 이상하다는 생각이 여러 번 들었다. 그러던 어느 날 아침, 회사에 출근해 회의를 준비하는데 여직원이 황급히 나에게 다가왔다.

"빨리 가보셔야겠어요. 사모님의 출근 버스가 사고를 당했데요. 많이 다치지는 않았지만 사고 처리에 보호자가 있어야 한데요. 빨리 가보세요."

나는 많이 다치지는 않았다는 말에 일단 안심이 되었다. 사고가 난 버스는 반대 차선에서 달려드는 차를 피하려다 가로수를 들이받았고, 그 과정에서 아내는 무릎 부근에 지름 5㎝ 정도가 함몰되는 상처를 입었다. 아픔의 고통보다는 황당한 사고를 당한 게 어이없었던지 날 보고 미소를 짓고 있었다. 하지만 순간 나의 머리를 스치는 것은 조그만 교통사고 상처보다 얼마 전부터 아내에게서 코피가 나던 것과 그 밖의 여러 가지 증세가 석연치 않았다.

"기왕에 이렇게 병원 신세를 지게 되었으니 퇴원하면 종합병원에 가서 당신 코피 나는 것 정밀검사나 한 번 해보지."

아내는 고개를 끄덕이고 있었고, 우리는 얼마 후 다가올 어린이날과 어버이날의 오붓한 시간을 생각하며 행복한 단꿈을 꾸고 있었다. 교통사고 당시 입은 상처 또한 많이 좋아져 병원에서 퇴원하게 되었고, 여러 가지 좋지 않은 증세로 전주 소재 대학병원에 예약을 해서 함께 가기로 했던 날, 바쁜 회사일 때문에 항상 허둥대는 내가 안쓰러웠는지 겁은 나지만 혼자 다녀오겠다면서 아내는 그날도 따스한 배려를 아끼지 않았다.

"별일 없을 거야. 걱정 말고 다녀와. 다녀와서 전화 해줘."

나는 회사에 출근하면서 별일 없을 거라고 생각은 하면서도 일이 손에 잡히지 않았다. 창문 너머 회사 정원에 정말 화사하게 피어난 꽃들을 보면서 담배연기를 길게 뿜어내며 먼 허공을 쳐다보고 있었다.

따르릉 따르릉 따르릉……. 정신없이 울려대는 전화벨 소리를 들으며 내 아내의 전화임을 직감할 수 있었다.

"여보세요? 아, 흑흑—."

분명 아내의 목소리였다.

"왜 그래? 무슨 일이야? 답답하니까 이야기 좀 해봐!"

아내는 전화를 툭 끊어 버리고 말았다. 불길한 생각이 머리를 스쳤다. 정신없이 집에 가보니 아내는 침대에 엎드려 흐느끼고 있었다. 뭐라 해줄 말이 없었다. 정말 모든 것을 원망하듯 아내는 절규하고 있었다.

"진정하고 어떻게 된 일인지 말 좀 해봐."

"몰라! 몰라! 흑흑—"

한참을 울고 나더니 조금은 안정이 되었던지 서서히 병원에 다녀온 이야기를 하고 있었다. 결과는 조직 검사를 해봐야 알겠지만 의사의 육안으로는 분명 암인 것 같다고 했고, 너무 늦게 찾은 것이 안타깝다는 듯 동정의 눈빛을 보내고 있더란다. 그리고 조직 검사용 샘플을 떼어놓고 왔다고 했다.

"에이, 결과도 안 보고 미리 겁내서 난리야! 아닐 거야. 걱정하지 마! 애들 생각해서라도 우리 침착하게 행동하자."

이렇게 다짐한 뒤 우리는 침착하게 다음 단계의 수순을 천천히 밟고 있었다. 일주일 후 결과 보는 날, 담당 교수의 부름을 기다리던 나는 너무 초조하고 힘이 들었다. 드디어 간호사가 우리 부부를 불렀다. 우리는 담당 교수 앞으로 떨리는 마음으로 다가갔다. 담당 교수는 우리를 자리에 앉게 하더니 차트를 한참 동안 보고 있었다.

"환자와 어떻게 되십니까?"

"네, 남편입니다."

"그러시군요. 예상했던 대로 부인은 암입니다."

순간 나는 망치로 머리를 맞은 것 같은 느낌에 현기증이 일고 있었다. 간호사에게 부탁해 물을 한 잔 마신 뒤, 차근차근 담당 의사에게 말을 건넸다.

"무슨 암입니까? 치료할 수 있는 정도인가요? 치료방법은 어떤 것인가요?"

나는 정말 횡설수설 하고 있었다. 집에서 울던 것과는 달리 의외로 담담한 아내는 "살 수는 있는 건가요?" 하면서 한숨을 푹 쉬고 있었다. 아내를 밖으로 내보낸 뒤 나는 담당 교수에게 자세히 물어 보았다.

"무슨 암인가요?"

"네 비인두강암 3기입니다. 여자분들은 좀처럼 걸리지 않는 암인데 이상하군요. 혹시 담배 태우십니까?"

"아닙니다. 헌데 어떤 방법으로 치료합니까?"

"네, 암에 걸린 부위가 신체의 가장 중요한 부분(머리)으로 수술은 불가능합니다. 항암 치료까지 하지 않고, 방사선 치료만으로도 비교적 치료가 잘 되는 암입니다. 하지만 좀 늦은 것도 같네요."

의사와의 면담을 마친 후 밖으로 나와 아내의 얼굴을 보니 정말 눈물이 왈칵 나올 것 같았다.

"의사 선생님 말씀이 치료가 잘 되는 부분이고, 조금은 힘들지만 치료가 잘 되는 암이래. 걱정하지마! 그리고 환자의 의지가 첫째라고 하니까 힘내!"

나는 이런 상투적인 이야기만 해 줄 수밖에 없었다.

집으로 돌아오는 차 안에서 머리를 스치고 지나가는 수많은 생각들이 정말 마음을 답답하게 만들어 숨이 멈출 것 같았으며, 또한 온몸을 꽉 붙들어 매고 있었다. 우리 주변의 사람들이 암에 걸려 투병하다 운명을 달리하는 경우를 몇 번 보았기 때문에 정말로 아내가 죽는다는 생각밖에는 아무것도 떠오르지 않았다.

왜 나에게 이런 시련을 주는 것일까, 왜 하필이면? 내 아내가 죽는다면 나는 어떻게 되는 것일까? 실컷 고생만 시켜놓고 살만하니까…….

차창을 스치는 봄의 싱그러움이 참으로 아름다웠다. 잠시 차를 조그만 개울가에 세워놓고 우리는 한참 동안 말없이 먼 하늘만 보고 있었다. 무슨 말을 해서 위안을 주어야 할지. 아무 생각도 나지 않았다. 눈 앞에 까맣게 밀려오는 막막한 생각뿐, 세상을 원망할 뿐이었다. 이젠 어떻게 해야 하나? 지푸라기라도 잡고 싶은 심정이었다.

"정말 용기 잃지 말고 힘내. 우리 힘내자! 애들 생각해야지."

아내는 소리 없이 눈물을 흘리고 있었다.

이러고만 있을 때가 아니라는 생각이 들어 우리는 회사에 휴가원을 낸 뒤 그날 저녁에 양가 부모님과 가까운 친지에게만 말씀드리고 나서 애들 문제 등을 부탁드렸다.

나는 다음날 전주 소재 다른 종합병원에서 다시 검사를 해보고 싶었다. 혹시나 오진이 아닐까 싶어서였다. 난 부랴부랴 다른 종합병원에 수속을 밟아서 담당 의사를 만났다.

의사는 내시경으로 암 부위를 살펴보더니 분명 육안으로 보는 자신의 소견으로는 암이 아니라고 했다.

"그러면 그렇지. 암이 아니지."

나는 약간은 흥분하고 있었다. 그러면서 그 의사는 다시 한 번 조직 검사를 해보자고 했다. 그때 생각에 어느 의사는 육안으로 암이라 판명하면서 조직 검사결과까지 암으로 판명이 되었다는데 암이 아니라고 단언하는 것도 문제가 있어보였고, 조직 검사한다고 자꾸 암에 흠집을 내는 것도 안 좋을 것 같아 양해를 구하고 그 병원을 나오고 말았다. 그 병원을 나오는데, 아는 선배한테 연락이 왔다. 익산 소재 대학병원에 아는 분이 있어 연락을 해놓았으니 거길 가보라는 것이었다.

우리는 너무 지쳐 있었지만, 그 소리에 정신이 번쩍 들었다. 곧 그 병원에 가서 담당 의사를 만나서 이런저런 면담을 하는데, 그

분은 차분하게 우리에게 상황을 자세하게 설명해 주었다. 자기가 육안으로 보는 소견 역시 암이라 했다. 순간 생각되는 것은 정말 암이라면 이렇게 자꾸 시간만 보내면 안 될 것 같다는 것이었다.

그래, 서울로 가자! 나는 굳게 결심을 했다.

아무래도 서울은 정보도 빠르고, 시설도 지방보다는 훨씬 나을 것 같은 생각이 났기에 나는 그 의사 분께 서울에서 치료를 하면 어떻겠냐고 물어보았다. 그분은 내 생각에 전적인 호응을 보여주었다.

서울 소재 병원에 가기 위해 다음날 최초로 결과가 나왔던 전주의 병원에 가서 소견서와 검사결과 샘플 등을 요구했더니 담당 의사는 그냥 자기 병원에서 치료를 하지 왜 어렵게 하느냐며 불쾌한 눈치를 보이고 있었다. 나는 담당 의사를 한참을 설득했다.

"나는 보호자로서 최선을 다하고 싶습니다. 병원과 의료진을 신뢰하지 못해서가 아니라 어쩌면 잘못될지도 모를 환자의 남편으로서 평생 후회를 하며 살고 싶지 않습니다. 아무래도 의료 시설이나 정보는 서울이 낫지 않겠습니까?"

나는 의사에게 매달려 애원했다. 한참을 듣던 의사는 소견서를 써주었다.

서울에 있는 친지에게 병원 예약을 부탁했고, 아내의 회사에 진단서를 첨부해 휴직계를 제출했다. 우리는 모든 자료를 가지고 그날 밤 서울로 향했다. 다행히 접수가 빨리되어 다음날 일찍 아내는 이비인후과에서 검사를 받을 수 있었다. 분주하게 이곳 저곳을 다니고, 담당 교수와 접견하게 되었다.

차트와 소견서를 한참을 훑어보던 교수는 대뜸 "왜 그곳에서 치료하지 서울까지 왔어요?" 하는 것이 아닌가. 내가 듣기에는 죽을 사람을 뭐 하러 서울까지 데리고 왔느냐고 그런 소리로 들렸다. 무척 기분이 언짢았지만 아무 대꾸도 하지 않았다. 검사의 최종 결과는 비인두강암이 확실했다. 전주에 있는 대학병원에서는 황당한 상황이어서 물어보지도 못했던 비인두강암에 대한 설명을 담당 교수는 자세하게 해주었다.

코의 구멍에서 성대까지 연결되는 목젖 인근에 생긴 종양이라고 했다. 귀가 안 들리는 것은 목젖 인근의 구멍을 종양이 막아 귀 속에 습기로 인해 물이 차서 안 들리는 것이라고 했다. 항암 치료는 하지 않고, 방사선 치료만 하기로 했다. 곧 이비인후과에서 방사선과로 이관되었다. 담당 의사는 여의사로 부드럽고 정감이 가는 말투와 적극적인 자세가 환자에게 희망과 보이지 않는 의지를 주고 있었고, 보호자인 나에게도 다소나마 안정과 신뢰를 주고 있었다.

최초 검사에서 치료과정까지 오는 과정은 말할 수 없이 힘들었으며, 긴장의 연속이었다. 우리에게 작은 관심을 가져주는 사람에게 너무 감사했고 고마웠다. 대기실에서 마주치는 환자와 보호자는 동병상련으로 위로의 말을 주고받고, 여러 가지 정보도 공유하고 있었다.

우리는 서울에 있는 친지의 도움으로 치료 기간 동안 그 친척

집에서 머물 수 있었다. 병원에서 방사선 치료 전에 안면부 보호용 마스크도 제작했고, 연습 치료도 하는 가운데 담당 의사의 여러 가지 주의사항이 있었다. 침샘이 파괴되어 침이 안 나오니 항상 물을 준비해 수시로 섭취해야 했고, 치료하기 위해 환부에 그려놓은 그림이 지워지지 않게 하기 위해 아무리 덥고 끈적여도 샤워도 할 수 없었다. 그리고 무서운 이야기는 치아를 제대로 관리하지 못해 이가 상하거나 잇몸에 상처가 났을 때는 턱이 내려앉아 치료가 불가능해 안면부가 기형이 되는 상태가 벌어질 수 있으니 식사 후 양치는 필수사항이었다.

1992년 6월부터 방사선 치료가 개시되었다. 처음으로 치료실에 들어갔을 때 우리는 무척이나 긴장이 되었지만 실제 치료 시간은 10여 분 정도였다. 그렇게 치료 과정을 확인하면서 나는 어쩔 수 없이 다시 지방에 있는 집으로 내려왔다. 직장도 그렇거니와 집에 남겨둔 어린 딸들도 걱정이 되었기 때문이었다.

서울에 아내를 남겨놓고 혼자 집에 내려와서 아이들과 지내는 시간이 너무 지루하고 힘이 들었다. 하지만 엄마 없는 티를 내면 안 되었기에 옷도 깨끗하게 입혀야 했고, 머리도 아침마다 손질해주었으며, 도시락까지 준비해 챙겨 주었다. 아내의 빈자리는 너무 크게 보였다. 그러면서도 주말이면 서울에 올라가 아내와 시간을 가졌다.

그렇게 1개월 15일 정도의 방사선 치료 기간 중 처음 15일 정도는 먹는 것도 그렇거니와 생소한 환경에 적응하며 잘 견디어주었지만, 이후 조금씩 힘들어하기 시작했다. 우선 침샘이 말라물의 섭취량이 많아졌고, 음식도 식도가 부어 넘기기 힘들어 했으며, 뜨겁고 매운 것은 전혀 먹지 못했다. 다만 밥에 물을 말아서 몇 수저 넘기거나 멀건 죽을 끓여 간단히 넘길 지경이었다. 더욱 힘들어하는 것은 성대가 부어 말이 안 나와서 의사소통이 어려웠다. 아내는 정말로 너무 고통스러워했다. 이렇게 살 바에는 차라리 죽는 게 낫겠다고 입버릇처럼 말했다.

그렇게 해서 6주간의 힘겨운 치료를 마쳤다. 아내가 치료를 마치고 집으로 온다는 말에 나는 정말 기분이 좋았다. 그렇게 잘 견뎠으니 벼슬을 하고 귀향하는 사람처럼 여겨졌기에 나는 정말 아내를 기쁜 마음으로 맞이하고 싶었다. 그래서 꽃집에서 제일 예쁜 장미꽃을 골라 한아름 가슴에 안겨주었다.

목은 시커멓게 방사선 열에 데어 있었고, 먹지 못해 몸은 야윌 데로 야위어 있었다. 너무나 초췌한 모습에 할 말을 잃었고, 도저히 목이 메어 무슨 말을 어떻게 해야 할지 망설이고 있었다. 식탁에서 밥을 같이 먹어도 참 미안한 마음이 많이 들었다. 음식물이 종이를 씹는 것 같았으며, 너무 역겹고 목이 아프다고 했다. 그렇게 고통스러워하는 사람 앞에서 맛있게 쩝쩝거리며 먹을 수도 없는 데다, 밥상에서 투정부리는 어린애들 달래듯 씻어서 불어서 그렇게 한 수저라도 더 먹이고 싶었다.

이렇게 4, 5개월을 견디며 정말 힘든 투병 생활을 하고 있었다. 매일 수시로 죽염물로 가글을 한 뒤 넘기도록 했고, 조금씩 나아지는 상태를 보면서 야채즙과 생선즙을 만들어 섭취하게 했다. 그러자 상태가 조금씩 호전되어 가고 있었다.

나는 무엇보다 집의 분위기와 환경에 변화를 주고 싶었다. 전자파와 관련된 전자렌지나 전기장판 등을 모조리 치워 버렸고, 새로 장만한 아파트를 팔고 새로운 집을 찾아 이사했다. 새집인데도 방바닥에 눅눅한 습기가 항상 있었고, 시멘트와 화공약품 냄새가 나는 새집이 영 마음에 들지 않았기 때문이었다. 그리고 주말이면 어김없이 도심을 잊어버리기 위해 공기 좋은 산과 강으로 여행을 떠났다. 아내에게 잠시나마 쾌적한 공간을 주기 위해서였고, 나 또한 힘든 시간을 잠시 잊고 싶어서였다. 그리고 어느 지인의 소개로 사찰의 주지 스님을 알게 되어 시간이 되면 그곳을 찾아 자연에 심취했고, 많은 가르침을 배워 심신의 허약함을 튼튼하게 채우고 있었다. 또한 집안 어른들께서도 암에 좋다는 온갖 것을 가져다 먹이려고 했고, 좋은 풀뿌리 하나라도 캐려고 집안 식구들 전부가 산과 들을 헤맸다. 이 지면에 일일이 나열하지는 못하지만 민간요법을 비롯해서 좋다는 것은 아마 거의 다 해보았을 것이다.

병원에는 1개월에서 3개월 주기로 내원해 환자의 컨디션과 치료 후 암의 진행 상태를 검사받았다. 이런 어려운 과정을 보내면서 아내는 방사선 치료의 후유증에서 조금씩 회복되었고, 어느덧 조금씩 암의 암울한 터널에서 벗어나기 시작했다. 결국 치료 1년 후에는 다니던 직장에도 복직해 정말 즐겁고 행복한 마음으로 직장생활을 했다. 그 후 3년을 더 직장생활을 했지만, 회사 측의 유리한 조건 제시로 명퇴를 했다.

아내의 성격은 더욱 적극적이고 긍정적으로 변해갔고, 운동과 취미생활을 정말 열심히 했다. 무엇보다 온가족의 식단을 책임지는 주부로서 철저하고 완벽하게 일했다. 인공조미료는 전혀 쓰지 않았고, 천연 재료로 맛을 냈다. 육식보다는 생선과 채식위주로, 밥은 매끼 잡곡을 섞어 지었다. 그리고 일일 메뉴를 꼼꼼하게 만들어 그 계획대로 본인은 물론 식구들의 건강을 책임지고 있었다. 항상 시골집에서 직접 키운 싱싱한 채소를 가져다가 푸짐하고 맛있는 밥상을 마련해 주었다. 건강을 찾아가는 아내가 너무나 소중하고 고마웠다.

나는 직장이 건설 회사였기에 객지 생활을 많이 했는데, 또 먼 곳에 있는 공사현장으로 발령이 나 그곳에서 3년 동안 몸 고생 마음고생하며, 주말부부의 끈을 놓지 못했다. 가까이서 돌봐주지는 못했지만 해가 갈수록 건강이 좋아지는 아내에게 늘 미안한 마음뿐이었다. 하지만 직장상사의 특별한 배려로 집 가까이에 있는 공사현장을 아내를 지켜보며 3년 동안 출퇴근 할 수 있어 너무 행복한 순간순간도 있었다. 아내도 결혼 생활 중 그때가 제일 행복한 시기였다고 자주 말을 했다.

아내가 투병 생활한 지도 8년이 지나고 있었다. 병원에 가는 횟수도 적어지면서 병원에서는 완치 판정을 했다. 우리 식구는 뛸 듯이 기뻐했다. 그 많은 고통을 어떻게 견디었는지 모를 정도로 세월은 그렇게 훌쩍 흘러가고 있었다.

아내가 처음 아팠을 때 올망졸망 했던 꼬맹이 딸들도 엄마의 힘든 투병과 아빠의 바쁜 회사 일로 서로가 얼굴조차 보기 힘든 상황에서도 구김 없이 건강하고 예쁘게 자라주었고, 마침내 본인들이 원하던 서울의 대학에 우수한 성적으로 진학하게 되었다. 내가 근무하던 공사현장 또한 어느덧 4년의 세월이 흘러 막바지 단계에 이르고 있었다. 그 당시 다른 회사도 마찬가지였지만 내가 다니던 회사도 한창 구조조정에 열을 올리고 있어 뒤숭숭한 분위기였고, 그 공사 현장이 마무리 되면 나는 또 다른 현장을 찾아서 객지로 나가야 했다.

사실 나이가 들어 회사를 다닌다는 것에 어려운 점도 있었지만 그때의 사정상 그만 둔다면 애들 학비라든가 생활비가 상당히 부담스러울 시기였다. 결국 아내와 상의해 그만 두는 쪽으로 결정을 보았다. 그리고 애들이 객지 생활하는 곳에서 새로운 삶의 터전을 마련해 아이들이 편안하게 학업에 전념할 수 있도록 뒷바라지를 하기로 하고서 집을 정리해 서울 생활을 하기로 했다.

특별한 연고는 없었지만 친척이 사는 인근에 터를 잡고 아내와 이마를 맞대고 생각하고 준비한 장사를 하기로 했다. 다행히 위치가 좋고 유동인구가 많은 곳에 상가를 얻어 아내의 음식솜씨만 믿고 우리는 음식점을 개업했다. 아내와 나, 종업원 3명을 두고 정말 정신없이 장사했다. 물밀듯이 밀려오는 손님들이 귀찮을 정도로 장사가 잘 되었다. 너무 피곤하고 힘이 들었지만 자식들을 가르치고, 우리 네 식구가 모여 산다는 것에 위안을 받으며 힘든 줄 모르고 서로 다독여 가며 그렇게 1년을 넘게 장사를 했다.

그런데 아내는 가끔 마른 기침을 했고 체중이 줄었으며 얼굴이 유난히 꺼칠해졌다. 당연히 힘이 들어 그런 줄 알았다. 그러던 어느 날, 요식업에 종사하는 사람들은 의무적으로 '보건증'이라는 것을 발급받아야 했다. 잠시 시간을 내어 우리 부부는 지정된 보건소에서 신체검사를 받았다. 며칠 후 보건증을 찾으러 갔을 때, 내 것은 나왔는데 아내의 것은 나오지 않았다. 폐에 이상이 있으니 큰 병원에 가서 정밀 검사를 해보라는 소견이 대신 나왔다. 나는 가슴이 덜컥 내려앉았고 식은땀이 흘러 내렸다.

"분명 아닐 거야. 한 번 아팠던 사람인데 무슨 이상이 또 있을라고."

나는 중얼거리며 혼자 위안을 가지려고 무진 애를 쓰고 있었다. 그때가 2002년 5월 초쯤 되었다.

며칠 후, 우리 부부는 그 동안 다니던 병원에 입원해서 CT를 찍고, 여러 가지 조직 검사를 받았다. 검사결과가 나오기 전에 면담 과정에서 담당 교수는 X레이 사진으로 볼 때 폐에 종양이 있다고 했다. 나는 제발 암이 아니기를 간절히 바라고 있었다.

며칠 후 종양에 대한 조직 검사결과 폐암 3기라는 소견이 나왔다. 더 중요한 것은 오른쪽 폐에서 왼쪽 폐 쪽으로 약간 전이되어 수술도 불가능하다고 했다. 그때 당시 모 대기업 회장이 폐암으로 세상을 떠나 그 병원 영안실에 있었고, 그 무렵 유명 연예인이 폐암으로 세상을 떠났기에 이젠 정말 아내를 잃는구나 하는 불길한 생각이 자꾸 떠올라 미칠 지경이었고, 이럴 바에는 그냥 아내와 같이 죽고 싶다는 생각뿐이었다. 하지만 아내는 너무 담담하고 얄미울 정도로 침착해 뭔가 잘못 알고 있는 줄 알았다.

담당 교수는 보호자를 찾았다.

"말씀은 들으셨겠지만 한쪽 폐에만 암이 있다면 수술이 가능하겠지만, 전이가 된 상태에서는 수술의 의미가 없습니다. 약물 치료밖엔 없습니다. 어떻게 하시겠습니까? 치료하시겠습니까?"

담당 교수는 나의 뜻을 물어보았다. 당연히 치료를 해야 되는데 새삼스럽게 나에게 물어본다는 게 이상했다. 지금 생각해보면 치료해 봐야 환자에게 고통만 줄 뿐 희망이 보이지 않는 상황이라 판단되어 자기 소견을 나에게 정중히 간접적으로 표현했다고 생각된다.

"최선을 다하고 싶습니다. 항암제도 맞고 방사선 치료도 받아야죠. 최선을 다해주십시오, 선생님!"

나는 담당 교수에게 간곡히 애원했다. 나는 오기가 발동했다.

"꼭 살려 내야지! 어떻게 우리가 살아왔는데! 할 수 있을 거야!"

혼자 몇 번을 다짐했다. 그리고 아내의 어깨를 두드리며 "당신은 또 해낼 수 있을 거야. 용기 내!" 하면서 겉으로 내색하지 않고서 힘들어하는 아내에게 용기를 주었다.

치료 계획을 듣고 집에 와서 학교에 다녀온 아이들을 조용히 불렀다. 차마 아이들 앞에서 말을 하고 싶지 않았지만, 그래도 알려야할 의무가 있었기에 두 아이에게 말을 꺼냈다.

"오늘 검사결과가 나왔는데 결과가 좋지 않다. 최선을 다하겠지만 너희들도 엄마에게 용기 많이 주고, 시간 나면 집일도 많이 도와야겠다. 우리가 힘을 합해 최선을 다하면 좋은 결과가 있을 것이다. 최선을 다하자!"

나는 명령하듯이 아이들에게 몇 마디 툭 던지고 말았다. 이 말을 듣고 아이들이 충격을 받아 울고불고 할 줄 알았다. 하지만 아이들이 침착하게 내 말을 깊이 새겨들은 다음, 정말 어른스럽게 행동했다. 마음속으로 너무 든든하고 대견스러웠다.

며칠 후, 너무 답답해 우리 부부는 평소 가끔 찾았던 스님을 방문했다. 스님은 깜짝 놀라셨다.

"또 어찌 그런 일이……."

스님께서 걱정을 많이 해주셨다. 그리고 어느 산에 가면 좋은 물이 있으니 그곳에 가자고 하셨다.

차를 타고 3시간 정도 가보니 상당히 높은 산이 있었다. 아내와 나, 그리고 스님은 땀으로 범벅이 되어 정상에 올랐다. 그리고는 조그만 옹달샘에서 물을 떠 벌컥벌컥 몇 사발을 마셨다. 너무도 절박한 그때였기에 샘물까지도 감사해 하면서 그렇게 마시고 있었던 것이다. 지금 생각하면 스님은 용기와 끈기를 불어 넣어 주시려고 억지로 그 높은 산까지 우리 부부를 끌고 올라가셨던 것 같았다.

우리는 오랜만에 모든 것을 잊은 채 치료 전에 온천욕도 한 다음, 기분 좋게 고향에 다녀올 수 있었다. 이렇게 치료 전 마음의 준비를 하고서 처음으로 병원에 가서 항암제를 투여하기 전에 정말 마음속으로 기도를 하고 있었다. 실제로 주사를 맞으며 눈물로 기도하는 사람도 봤고, 힘내라며 용기와 격려를 주는 사람도 있었다.

하얀 시트에 누워 있는 아내, 정말 안타까운 생각이 들어 미칠 것 같았다. 간호사가 와서 링거 주사 바늘을 꽂는 순간 아내는 그렇게 담담하더니 눈물을 보이고 있었다.

"아이고 무슨 죄가 많기에 이렇게 고통을 주는 것인지."

아내는 나지막이 혼잣말을 하고 있었다. 아내는 항암제를 맞으며 방사선 치료를 6주 동안 했다. 방사선은 다행히 가슴 부분에 쏘이는 치료로서 예전에 받았던 안면 부분에 했던 방사선 치료와는 차이가 있어 후유증을 별로 느끼지 못하고 있었기에 너무 다행이었다.

병원에 가면 암환자가 왜 그리 많았던지. 머리가 빠지고 구역질을 하며 음식을 못 먹어 힘들어하는 사람, 퉁퉁 부어오른 사람…… 정말 비참한 광경이었다. 더욱이 내가 사랑하는 아내가 조금 있으면 저렇게 변할 것이라고 생각하면 정말 어떻게 해야 할지 대책이 없었다.

항암제와 병행해 6주 동안의 방사선 치료를 마친 뒤 1개월에 한 번 투여하는 항암제를 맞으며 1년이 넘게 생활하는 동안 아내에게 너무 미안한 생각과 내가 대신 아파주고 싶은 충동을 종종 느꼈다. 항암제를 계속 투여하면서 어느 날부터 머리카락이 한 웅큼씩 빠져 갔고, 식욕도 점점 없어져갔으며, 기운마저 잃어가는 모습이 영락없이 전에 내가 보아왔던 암환자들과 닮아 있었다.

그러나 그렇게 힘들어 하면서도 매사에 의욕은 대단했다. 하고자 하는 것은 꼭 해야 했고, 죽음을 초월한 듯한 여유 있는 마음가짐 또한 누구도 흉내 낼 수 없는 그런 사람이었다. 과연 나도 저런 상황에서 저럴 수 있을까? 하는 생각을 참 많이 했고, 그 의연한 태도가 나를 몇 번이나 놀라게 하고 있었다.

일반적으로 암환자들이 항암제를 투여하다보면 부작용이 참 많은 것 같았다. 이 부작용으로 인해 중도에 포기하고, 포기하다 보면 병세가 악화되어 목숨을 잃는 경우가 많다고 들었다. 하지만 아내는 한 번도 항암제를 거르지 않고 맞았다. 지금 생각하면 본인의 의지도 그랬겠지만, 처음 아프고 나서 체력을 많이 비축했던 것 같다. 입맛은 없어 했지만 매끼 식사도 잘 했다.

가게를 빨리 정리하고 싶었다. 모든 일에 집중이 되지 않는 것도 그렇거니와 주방에서 일어나는 상황을 아내가 책임지고 있었는데 그 공백이 너무 커서 내 힘으로는 감당이 되지 않았기 때문이었다. 그리고 투병하는 아내 곁에서 힘이 되어주고 싶었다. 그렇기에 하루 빨리 가게와 서울 생활을 정리하고 싶었다.

하지만 내 마음만 분주했지 쉽게 되지 않았다. 가게를 내놓았어도 나의 어려운 입장을 알고 거저먹으려고 했지 선뜻 하겠다고 나서는 사람은 없었다. 그렇다고 비싼 임대료를 그냥 주어가면서 가게를 놀릴 수도 없었기에 식당은 나와 종업원들과 우리 아이들이 시간을 내어 꾸려가야 했다. 그래서 힘든 항암주사와 방사선 치료 중에도 병원에는 아내가 대중교통을 이용해 주로 혼자 다녔다. 그 때는 정말 미안했고 안타까운 마음뿐이었다.

치료가 없는 날에는 집에서 쉬어도 되겠지만, 한사코 말려도 답답해서 못 있겠다면서 머리에는 가발을 쓰고 립스틱까지 바르고서 밝은 표정으로 식당일을 해냈다. 정상적인 사람도 해내기 힘든 일을 하면서 얼마나 힘들고 귀찮았을까 생각하면 그 때 상황이 떠올라 금방 눈시울이 붉어진다.

아내에게는 대단히 미안한 이야기지만 그래도 그런 삶의 의욕이 있었기에 암을 초월하는 힘이 생겨서 빠른 회복과 치료가 잘 되었다고 좋게 생각하며, 또한 모든 것을 현실로 받아들이고서 식구들 마음 편하게 대해준 아내에게 다시 한 번 고맙게 생각하고 싶다. 그 당시 아내의 암 발생 요인을 생각해 보면 바쁘다는 이유로 불규칙한 식생활과 행동, 쉽게 받아들이지 못한 주위의 열악한 환경, 스트레스 등 여러 가지 복합적인 이유가 있었던 것 같다. 전문가는 아니지만 거의 그런 여건에서 암이 발생한다는 이야기를 몇 번 들은 적이 있어 이런 생각을 하게 된다.

그런데 어느 날 이웃에 살던 둘째 처남이 급하게 우리를 찾아왔다. 평소에 목 부분이 약간 부어오르고 코가 막히는 증세가 있어 병원에서 진찰을 받은 결과 좋지 않은 결과가 나와서 다음날 병원에 가서 정밀 검사를 한다고 했다. 며칠 후 아내와 같이 병원에 다녀온 처남 부부는 심각한 표정이었다. 조직 검사결과 아내가 10여 년 전에 처음으로 앓았던 비인두강암이라 했다.

나는 참으로 황당하고 어이가 없었다. 집 인근 종합병원에 내가 직접 가서 검사와 치료 계획을 보고 들었다. 턱 쪽에 전이된 종양을 제거한 뒤 방사선 치료를 하면 완치율이 아주 높은 그런 암이라고 의사는 장담했다. 옛날과는 많이 발전되고 개선된 느낌도 많이 받아서 모든 식구는 안심하고 계획대로 치료를 받기로 했다. 더욱이 자기 누나의 암투병을 곁에서 지켜본 터라 힘들어도 참고 견디며 자기 누나의 뜻대로 운동과 음식 등에 있어서의 모든 방식을 따르고 서로 의지하며 그렇게 생활을 하고 있었다. 그때 나이 38세. 한창 일할 나이에 너무 안타까웠지만, 내 아내의 병세에 비하면 가벼운 것이라 생각되었다.

처남은 그 당시 결혼한 지 얼마 안 되어 아이도 어렸고 맞벌이 부부였다. 그래서 조카아이는 주로 우리 집에서 키우다시피 했다. 아내는 자신도 힘들어 했지만 동생을 더 안타까워하며 남 몰래 눈물 흘리는 모습을 보였다. 우리 부부는 상의해 처남에게 서울 생활을 정리하고 고향에 가서 몸이 좋아질 때까지 요양을 하라고 타일렀다. 처남 부부는 쉽게 결정해 직장과 서울 생활을 정리하고 고향에 우리보다 먼저 도착해 가벼운 마음으로 열심히 생활하고 있었다.

어느 날 부동산에서 가게를 보자고 했다. 가게를 하고자 하는 사람은 고향 인근 사람으로 매우 적극적으로 접근했다. 즉시 계약을 하고 가게를 정리했다. 매우 흡족한 조건으로. 이렇게 해서 가게는 정리되었지만 살고 있는 집이 좀처럼 나가지 않았기 때문에 시간이 많았다. 그래서 그간 바쁘다고 미루었던 것들을 여유 있게 실천하고 있었다. 백화점 쇼핑도 하고, 인근 산에도 가고, 멀리 교외에도 나가서 맛있는 음식을 먹어 보기도 하며 정말 오랜만에 행복하고 달콤한 시간을 보내고 있었다. 그런데 정말 거짓말 같은 사태가 또 일어나고 있었다.

어느 날 밤, 고향에서 다급한 전화 한 통이 걸려왔다. 아내가 전화를 받더니 아연질색하며 말 그대로 무너지고 있었다. 아내는 물을 한 잔 마시고 나더니 "둘도 모자라 또, 이게 무슨 날벼락이냐!" 하고 울부짖는 것이 아닌가!

자초지종을 다 듣고 나니 정말 기가 막혔고, 어떻게 생각하면 창피하기도 했으며, 그 드라마 같은 현실에 뒤척이며 밤을 지새웠다. 다름이 아니라 고향에서 사업하는 첫째 처남이 한쪽 귀가 안 들려 병원에 다니며 물을 빼냈지만 차도가 없어 큰 병원에서 검사했더니 자기 누나와 동생과 같은 비인두강암이라는 결과가 나왔다고 했다. 다음날에 소견서와 서류를 준비해 급히 서울로 오게 했다.

아내가 그 동안 치료 받았던 병원에 특진을 신청해 담당 교수와 면담을 했다. 암 중에서 가장 치료가 잘 되는 암이라며 안심을 시켰고, 일가족이 이런 암에 걸린다는 게 참으로 이상하다는 듯 고개를 갸우뚱거리며, "나머지 식구들도 여기에 와서 검사 한 번 해 보시죠. 비용은 걱정하시지 말고요." 이렇게 담당 교수는 걱정을 해주었고 격려를 해주었다. 우리 부부는 좋지 않은 병원 생활의 경험으로 큰 처남의 낯선 병원 생활에 지장이 없도록 모든 절차와 과정을 지켜보았다. 한 달 보름 동안의 길고 긴 방사선 통원 치료를 내가 손수 운전해 데려다 주면서 치료를 무사히 마치게 했다.

치료 과정 중 힘들어하는 모습과 치료 후 후유증으로 고생하는 모습은 이미 내 아내와 둘째 처남을 곁에서 보면서 너무 익숙해졌기에 웬만해선 당황도 걱정도 되지 않았다. 석 달 넘게 그렇게 생활하니 살던 집이 나가고, 애들이 거처해야 할 방을 구해 이사까지 마친 다음 우리 부부는 바로 이삿짐을 싸서 고향에 있는 집으로 이사했다.

생각하기도 싫은 서울생활, 너무 힘들었던 시간의 연속, 끝까지 아이들 뒷바라지 못한 채 떼어놓고 오던 날 정말 피눈물이 나는 것 같았다. 서울 생활 4년 만의 귀향이었다.

그렇게 내려와서 1년 뒤였을 때였다. 우리 집 근처에는 산책하기 좋은 야산이 있었다. 조그만 산이지만 우리가 자연을 누리며 충분히 만끽할 수 있는 정말 좋은 산이었고, 무리 없이 2시간 정도의 산책을 할 수 있는 좋은 환경의 그런 산이었다.

새벽에 일어나 산책을 하고 주말에는 야외로 나갔다. 우리의 식생활은 예전부터 했던 그대로 변함없이 그렇게 하고 있었지만, 암을 예방하고 항암 효과가 있다는 것은 철저하고 꼼꼼하게 적었다가 구입하고 만들어서 섭취하려고 노력했다. 경제적으로 많은 여유는 없었지만 아내는 시간나면 취미생활을 즐기며 나름대로 행복한 시간을 보내고 있었다. 더욱이 서울에 있는 애들이 졸업하고 취직해 가끔 우리 부부에게 행복한 시간을 선물해 얼마나 좋았는지 몰랐다.

2005년 5월쯤 어느 날, 아내는 목 부근과 오른쪽 귀 밑, 턱 쪽에 콩알만한 멍울이 잡힌다고 했다. 만져보니 정말 있었다. 순간 나는 가슴이 철렁 내려앉았다.

"이거 또 재발했구나. 만약에 재발했다면 이번엔 끝장이다. 하지만 얼마 전 병원에서는 이상이 없다고 하지 않았던가?"

나는 미친 사람처럼 혼잣말을 하면서 마음을 진정시키고 있었다. 그리고 전에 목 쪽에 작은 혹의 경우 검사를 몇 번에 걸쳐 했지만 이상이 없다고 했기에 조금은 걱정이었지만 안심이 되었고, 다음 정기 검진 때 병원에 가서 다시 보기로 마음먹었다. 그리고 두 달 뒤 친구들과 강원도 쪽으로 가서 4박 5일의 즐거운 휴가를 보내고 왔다. 그런데 아내가 콩알만한 혹이 조금 더 커졌다고 했다. 많이 돌아다닌 것이 무리가 되었나 싶었고, 가리지 않은 음식이 문제였던 것 같았으며, 그 밖에도 별의별 생각이 다 들었다. 급히 서울에 있는 병원에 예약을 하고 검사를 받기로 했다. 10년이 넘도록 동행해 병원의 검사결과에 수십 번 조마조마한 순간을 느꼈지만 그날만은 완전히 탈진해 거의 쓰러질 것 같은 현기증을 느끼며 애간장을 태우고 있었다. 다행히 이비인후과 담당 의사는 조직 검사결과 섬유종으로서 별것 아니라고 했다. 하지만 계속 관찰을 해야 한다고 했다.

"감사합니다. 고맙습니다."

의사에게 코가 땅에 닿게 인사를 하고 정말 안도의 한숨을 쉬고 있었다. 그런데 몇 달이 지났을까. 귀 밑쪽의 조그만 혹이 없어지기는커녕 조금씩 커져가고 있었다. 불길한 마음에 다시 병원을 찾았고, 급기야 담당 의사는 수술을 해 제거하자고 했다. 그래서 2005년 10월에 수술을 받았다. 수술이라고 했지만 조직 검사 겸 종양제거의 간단한 수술을 해 3일 만에 퇴원했다. 조직 검사결과도 심각한 상태가 아닌 역시 섬유종이라는 종양이었다. 그리고는 다시는 그런 일이 없기를 빌고 또 빌면서 홀가분한 마음으로 일상생활을 하고 있었다.

그런 와중에 서울에서 치료 후 고향에서 요양을 하던 둘째 처남은 한동안 컨디션이 무척 좋아보였다. 그래서 얼마 후 사업하는 바로 위의 누이 집에서 일을 도와주고 있었다. 그런데 어느 날 만난 둘째 처남은 안색이 좋아 보이지 않았고 온몸에 통증이 있다고 했다. 순간 느낌이 좋지 않아서 급히 병원에 가보라고 종용했다. 결과는 온몸에 급속도로 암이 전이되었다고 했다. 정기 검진을 얼마 남겨두지 않은 상태에서……. 상태는 더욱 악화되었고, 결국 항암제로 2주일을 버티다가 온가족을 뒤로하고 그만 세상을 등지고 말았다.

아내는 심적으로 많은 충격을 받았고, 너무 괴로워했다. 옆에서 지켜보는 나 역시 지치고 힘들고 안타깝고 감당하기 어려운 상황이었다. 다행히 큰 처남은 치료가 잘 되어 정상적인 생활을 할 수 있게 되었기에 우리 집 가까이에 조그만 사업체를 인수해 예전보다 왕성하게 일을 하고 있었다. 그 덕에 조금은 보람도 있어서 아내나 나는 그나마 위안이 되는 것 같았다. 그런데 9개월 쯤 뒤, 아내의 수술했던 부위가 이상하게 벌겋고 약간 부어 있었다. 더군다나 하루가 다르게 커져 가더니 나중에는 정말 계란만 하게 커져 있었다.

난 불안해지기 시작했다. 다시 병원을 찾아 담당 의사에게 검사를 의뢰했다. CT 및 PET 촬영, 조직 검사 등을 했다. 결과는 악성종양은 아니었고, 전에 걸렸던 암과는 상관이 없는 육종이라는 혹이라 했다. 하지만 그냥 놔두면 자꾸 커져서 수술도 곤란할

지경에 이를 수도 있다고 했다. 수술을 한 뒤 치료 방사선과와 협의해 방사선 치료를 함으로써 뿌리를 제거해야 한다고 했다.

또다시 눈앞이 캄캄했지만 2번의 큰 투병에 비하면 아무것도 아닐 것 같아 우리 부부는 가벼운 마음으로 수술에 임했다. 아침 9시에 수술실에 들어가서 오후 4시에 회복실로 옮겨졌다. 저녁에 회진하는 담당 교수는 수술이 잘 되었으며, 귀 밑의 턱 부분에 있던 혹과 목 부분에 있던 갑상선의 일부를 제거하는 수술을 병행했다고 했다. 또한 수술시 턱뼈에 붙어있는 세포를 긁어 내었기 때문에 상처가 조금은 깊고 커서 보기가 전과는 많이 틀릴 거라고 말했다. 과연 어떻게 되었을까? 수술부위가 궁금했다.

다음날 조마조마한 마음으로 수술부위를 보게 되었다. 오른쪽의 턱에서 목 일부까지 많이 함몰되어 있어서 상태가 안 좋았던 것을 느낄 수 있었다. 생각보다 상처가 심해 보였다.

여자의 본능 때문일까. 아내는 "얼굴이 어떻게 생겼어요?" 하면서 거울을 보여 달라고 몇 번을 이야기했다. 그렇게도 흉한 모습이 걱정되는 것 같았다.

"얼굴이 비뚤어져 있어도 더 이상 아프지만 않았으면 좋겠어. 내가 데리고 사는데 무슨 걱정이야."

전에 아팠던 부위에서 전이된 악성 종양이 아니었기 때문에 편하게 농담까지 주고받을 여유가 있었다. 생각보다 쉽게 회복이 되어갔다. 하지만 걱정이 많이 되었다. 앞으로 받을 방사선 치료가 문제였던 것이다. 15년 전에 그 부위에 방사선 치료를 했기에 더욱 걱정이 앞섰다. 침샘이 많이 파괴되어 물이 없으면 아무 음식도 못 먹는 사람이 이제는 어떻게 할까? 정말 많은 생각이 머리를 스치고 있었다.

하지만 15년 전의 장비에서 많이 변해 있었고, 치료 방법도 많이 향상되어 있음을 알 수 있었다. 의료진의 심사숙고 끝에 위험하기는 했지만 치료를 시행하기로 했다. 한 번의 치료 경험이 있었기에 힘든 것을 잘 참아 주었다. 그런데 2주가 지나면서 목소리가 변하기 시작했다. 그리고 목이 부었고, 음식물도 삼키기 힘들어했다. 매번 느끼는 것이었지만 안타깝고 마음이 아팠다.

부드러운 음식을 섭취하고 수시로 죽염수로 가글을 하니 시간이 가면서 상태는 조금씩 나아지고 있었다. 방사선 치료 후 6개월이 지났지만 현재 목소리는 완전히 회복되지는 않았다. 하지만 그래도 의사소통은 불편 없이 하고 있다.

3개월 주기로 폐암 부위와 턱 쪽의 치료 부위를 함께 검사받으러 조마조마한 마음으로 병원 문을 들어서지만 시간이 지날수록 긴장이 더해가고 더욱 힘들어진다. 최종 1개월 전 정기검사에서 폐암은 치료 후 만 5년이 지난 지금 이상이 없다고 했다. 담당 의사는 사실 처음에는 심각한 상태였는데, 몸 관리도 잘했고 치료가 너무 잘 되어서 이제는 자기 볼 일이 없을 것 같다고 농담까지 했다. 턱 부분의 수술 후 방사선 치료 또한 잘 되었다고 한다.

오랜만에 담당 주치의 선생님과 이런 저런 이야기를 제법 했다. 예전에 처음 치료하셨던 여의사분은 미국에 유학을 가셨다는데 아마 할머니가 되셨을 것이고, 당시 패기 넘치던 젊은 의사 분들은 중년이 되어 항상 여유 있는 미소로 환자들을 보살피고 있었다.

요즘 마음이 너무 홀가분하고, 정말 날아갈 것 같다. 방심하는 것도 아니고 긴장의 끈을 놓아서도 안 되지만 요즘은 정말 살맛이 난다. 16년 동안 우리 부부는 긴장의 연속에서 살았다. 이제는 조금 여유로운 시간을 가지고 싶다. 아무런 일이 없다면 더욱 좋겠다. 이제는 그만 한숨 놓고 싶다, 정말로.

항상 암에 대한 관심으로 여러 가지 자료도 보고 책도 읽었다. 무엇보다 치료에는 본인의 마음가짐과 의지가 가장 중요한 것 같다. 그 동안 우리 부부에게 관심과 격려와 사랑을 주신 모든 주위 분들과 친지 여러분들께 머리 숙여 인사드리며, 이 지면을 통해 그 동안 잘 돌봐 주신 의사 선생님들과 간호사님들께 감사의 말씀을 드리고 싶다. 항상 그렇게 멋지고 밝고 아름다운 모습으로 여러 환자들의 등불이 되길 빌면서, 오늘도 우리 부부는 뒷동산을 한 바퀴 돌아와 예쁜 꽃들을 심고 가꾸며, 한바탕 웃고 나서 손을 꼭 잡고 며칠 전 갑자기 위암수술을 받은 친구의 병실로 발길을 옮긴다.

* 윤종석(남,54세)

윤종석 님은 1992년 5월 비인두강암 3기를 진단받은 뒤 치료받아 완쾌한 뒤, 폐암과 인파선 종양 진단까지 받으신 박상순 님의 남편이십니다. 아내는 물론 처남들까지도 암으로 고생하던 와중에도 아내에 대한 사랑에 힘입어 직장을 휴직하고 생활습관은 물론, 집안 내외부의 환경까지 바꿔하며 오직 가족을 완쾌시키겠다는 일념으로 활동, 마침내 결실을 이루어내셨습니다.

* 주치의 소견

박상순 님은 과거에 비인두강암에 대해 방사선으로 치료되셨던 적이 있는 40대 여자 분이었습니다. 제가 처음으로 박상순 님을 보게 된 것은 2002년도에 본원으로 오셨을 때였고, 당시 검사 결과 6㎝ 정도의 오른쪽 폐암 덩어리와 종격동, 경부 림프절, 그리고 왼쪽 폐에 전이성 병변이 새로 발견되었던 것으로 기억합니다. 향후 치료 없이 방치될 경우 암덩어리가 커지면서 상대정맥이 막히는 증상이 나타날 수 있어서, 본원에서는 우선 그 부분의 방사선 치료를 먼저 실시하였고, 이어서 일반적으로 독하다고 인식되는 항암제 주사를 투여하였는데, 다행히 잘 견뎌내신 것으로 기억합니다.

제가 특별히 박상순 님에 대해 기억하는 점은, 그 후 현재까지 재발이 없으셨다는 점입니다(이는 드문 경우입니다). 물론 턱 부분의 새로운 덩어리(섬유종)가 생겨서 수술을 받은 적이 있지만(수술 후 현재까지 무병 상태입니다), 항암제 치료 후에도 지금까지 재발하지 않고 있음은 항암제를 무기로 치료하는 우리 의사들이나 치료를 받는 환자들에게 향후 항암제만으로도 암을 조절할 수 있을 것이라는 희망을 주는 것 같습니다.

— 김상위(A병원 종양내과)

신은 늘 견딜 수 있을 만큼의 고통을 주신다

인 우 진

정확히 2년 전 이 시간쯤, 나는 무균실에 있었다.

상상할 수 없었던 고통을 받으면서도 이런 생각을 했었다.

'신은 늘 견딜 수 있을 만큼의 고통을 주신다.'

2년이 흘렀고, 지금 내 곁에는 사랑하는 아내가 생겼으며, 예전처럼 오토바이를 타고 복싱을 한다. 처음 암극복 수기를 접수한다는 신문 광고를 보고 이런 생각이 들었다. 항암 치료를 받았던 사람들 중 '극복' 이라는 단어를 쓰는 사람이 얼마나 될까? 지금 이 글을 쓰고 있는 나는 두 번의 암재발로 인해 무균실에서 자가골수이식까지 했다. 치료가 끝난 지 2년이 지났지만, 어느 의사의 말처럼 암을 '평생 같이 가는 친구' 라 생각한다. 그래야만 조심할 수 있고, 그래야만 또 견딜 수 있기 때문이다. 내 글이 현재 고통받고 있는 암환자들에게 조금이나마 위로가 되기를 빌며, 2001년으로 기억을 돌려본다.

이비인후과는 처음이었다. 어려서부터 태권도와 여러 가지 운동으로 다져진 나는 30살까지 큰 병원에는 가본 적도 없었다. 조그마한 병원에서 축농증 판명을 받고 한 달 동안 약을 먹었지만 광대뼈의 통증은 심해지기만 했다. 소견서를 가지고 A대학 B병원을 찾아가서 조직 검사를 받아야 한다는 말을 들었을 때도 이게 암이라는 생각은 결코 하지 않았다.

코에다가 무언가를 집어넣는다는 것은 참 불쾌하다. 워낙 민감한 부위라 더했으리라. 일주일이 지나고 결과를 들으러 갔을 때, 보호자와 같이 오라는 말을 들었다.

"선생님. 제가 올해 서른 살인데, 보호자가 따로 어디 있겠습니까? 그냥 말씀해 주세요."

선생님은 차분하게 이 병이 다발성골수증이라는 것과 입원을 해서 빨리 치료를 해야 하며 다른 검사도 해야 한다고 말했다. 얼굴에 암이 생긴다는 말은 들어보지도 못했고, 우리 가족 중에도 암에 걸린 사람 또한 없었다. 그때 내 심정은 지금 잘 기억이 나지 않는다. 요 며칠간 이 글을 쓰면서 기억하려 해도 기억나지 않는다. 아마도 무균실에서의 고통 때문에 그때의 기억은 묻혔나 보다. CT와 MRI 촬영을 할 때는 꼭 관에 넣어진 채 화장터로 들어가는 기분이었다. 혹시 내 가족 중에 누군가가 그런 촬영을 한다면 그냥 들여보내지는 않을 것이다. 그런 것이 정신적인 고통이라면, 골수검사는 육체적인 고통에 속한다. 그것도 이제 시작이라는 것이 나를 더 힘들게 했다.

치료는 잘 되는 암이라고 했는데 왜 이리 준비기간이 더딘지. 빨리 좀 했으면 하는 것이 모든 환자들의 소원일 것이다. 그래도 이를 악물고 버텼다. 다행히 골수에는 이상이 없었다. 하지만 지금부터는 24번의 방사선 치료가 나를 기다리고 있었다. 펜싱 선

수들이 쓰는 투구 같은 것을 내 얼굴에 맞게 만들었고, 2분 정도
의 치료가 시작되었다. 두 번의 치료가 끝날 때쯤 후유증이 나타
나기 시작했다. 아마도 얼굴에 방사선을 맞으니 다른 환자들보
다 힘들었을지도 모르겠다. A대학 B병원에는 방사선 치료실이
없기 때문에 서울 병원으로 가야 했는데, 이것 또한 큰 고통이었
다. 차를 타면 어지럽고 메스꺼웠다. 몰래 환자복을 벗고 오토바
이를 타고서 치료를 받고 오는 날이면 병원은 난리가 났다. 담당
선생님께 보고가 안 된 것인지는 잘 모르겠지만, 그런 나를 한
번도 혼내시지 않으셨다.

혀가 헐기 시작하더니, 나중에는 짠맛과 단맛을 구별하기가
힘들었다. 방사선실의 그 알 수 없는 냄새를 지금도 기억한다. 치
료가 끝나면 몸은 젖은 휴지처럼 늘어지고, 무언가를 먹어야 하
는데 혀의 감각이 없으니 무엇을 입 안에 넣어야 하는지 고민했
다. 목이 마르다 못해 타는 듯한 갈증을 느꼈다. 그렇게 시간은
조금씩 흘러갔다.

24번의 치료가 끝나던 날, 난 오토바이와 함께 제주행 배에 있
었다. 아무도 없는 갑판 위에서 밤하늘을 보며 울고 또 울었다.
그 동안 겪은 고통에 울고, 지금 배 위에 있는 나를 보며 울었다.
큰 배에서 일어나는 검은 파도를 보면 실수라도 해서 떨어지면
끝이라는 생각이 들었다. 끝이라…… 그 동안 얼마나 많은 상상
을 했는가? 암환자들은 많은 상상을 한다. 어떻게 살 것인가란
생각보다 어떻게 죽을 것인가라는 상상을 많이 한다. 이유는 없
다. 그냥 암에 걸리면 그렇게 된다. 방사선 치료가 끝인 줄 알았

는데 수술까지 가야 한다는 말을 들었을 때 너무 두려웠다. 남들보다 정신적으로나, 육체적으로나 훨씬 강하다고 자부해왔지만 수술에 대한 두려움은 그것과는 관계가 없었다.

술에 취해 이를 악물고 울던 기억이 난다. 신이 내게 벌을 주신 것이라 생각했다. 너무 강하게 살았기에 시험하는 것이라 생각했다. 수술을 앞둔 며칠 동안의 시간이 더욱 더디었던 것 같다. 4시간의 수술이 끝난 뒤 며칠 동안의 고통은 컸다. 오른쪽 코에서 3m의 거즈를 꺼낼 때는 골수검사 때의 고통과 비슷했다. 오른쪽 눈은 며칠이 지나서야 뜰 수 있었고, 화상을 입은 것처럼 얼굴에 열기가 있었다.

17일 만에 퇴원을 했고, 지금의 정상적인 얼굴로 돌아오는 데는 8개월이 걸렸다. 나를 오랜만에 보는 사람들은 교통사고가 났냐고 물어보기도 했고, 복싱시합 나갔냐고 농담하기도 했다. 어떤 이는 암을 이긴 사람이라고 떠들기도 했고, 치켜세우기도 했지만 나는 그냥 웃기만 했다. 다시 내 생활로 돌아왔고, 정기검사에도 이상은 없었다. 2002년 월드컵이 시작됐고, 체력을 회복한 나는 부모님 몰래 아마추어 복싱시합에도 나갔다. 오른쪽 얼굴을 안 맞기 위해 특이한 자세로 연습하던 것이 생각난다. 주위에서는 미친 짓이라고 했지만, 어쨌든 동메달이라도 땄으니 사람들은 나를 타이슨이라고 부르기도 했다.

그렇게 3년이 지났을 때였다. 언제부터인가 옆구리에 통증이 있는 것을 느끼기 시작했다. 스파링 뛰다가 맞은 것이려니 생각했지만 너무 오래된 데다 통증이 너무 심하다는 생각이 들었다.

절친한 친구가 개인병원 X레이 기사인데, 그 친구가 일하는 병원에서 사진을 찍었다. 의사에게 가기 전에 그 친구가 사진을 보며 이런 말을 했다.

"우진아, 뼈 한 개가 안 보인다."

사진을 자세히 보니 10번 갈비뼈 하나가 무언가에 덮여 잘 보이지 않았다. 뼈가 녹은 것인지, 아니면 무언가에 덮여있는 것인지 의사도 몰랐다. 그냥 그 사진을 들고 Y대학병원에 가야 했다. 올 것이 왔구나 하는 생각만 들었다. 흉부외과라는 곳도 처음이었다. 양성이든 악성이든 무조건 수술해야 한다는 말을 들었을 때, 그리고 몸 전체를 검사해야 한다는 말을 들었을 때, 모든 것이 무너지는 것 같았다.

왜 이리 미련했을까? 아파오기 시작한 지가 언제였던가? 지금 벌려 놓은 일들은 어찌해야 하나? 돈은 얼마가 들려나? 이런 생각들이 내 머릿속을 가득 채우기만 했다. 부모님한테는 차마 직접 찾아가서 말씀드릴 수가 없어 전화로만 알렸다. 어차피 입원하면 뛰어오실 테니까.

처음과 같이 모든 검사가 다시 시작되었다. 3년 만에 다시 그 예전 모습으로 돌아온 것이다. 골수검사를 할 때 복싱에서 쓰는 마우스피스를 물었다. 그것을 물고도 신음소리가 병실 밖으로 새어나갔다. 다른 환자들은 그 소리를 들을 수가 없어 모두들 나가버렸다. 끝났다는 말과 함께 누군가가 내 입 속에서 마우스피스를 빼내주었다. 어머니였다. 일부러 이 모습 안 보이려고 오후에 오시라고 했는데, 그 모든 소리를 듣고 계셨던 것이었다. 오랜

만에 어머니의 눈물을 본 것 같다.

　나는 집안사정으로 인해 어렸을 때부터 어머니와 떨어져 살았다. 어머니는 이 모든 것이 자식을 거두지 못한 자신의 업이라며 눈물을 흘렸다. 골수검사 결과 골수에는 이상이 없지만 척추에도 전이가 되어 있는 상황이었다. 척추가 신경을 건드리기 전에 항암제 치료를 해야 한다고 했다. 오토바이와 관련된 일을 하다 보니 주위에 사고로 죽거나 다친 사람들이 많다. 그중 친하게 지내는 형이 한 명 있는데, 오토바이 사고로 강원래처럼 휠체어를 타는 형이었다. 과연 내가 그 형처럼 휠체어를 타고서 살 수 있을까? 내가 만약 그런 운명이라면 지금 남아 있는 약간의 돈이라도 가난한 내 가족들에게 남겨주고 스스로 생을 마감해야 하는 것 아닌가? 치료하면 나을 수 있을까?

　혼란스러운 질문들과 상상들이 나를 괴롭혔지만 그 어디에도 답은 없었다. 그 답을 모르니 더 힘들었다. 만약 그 때 누군가가 나에게 지금의 내 모습을 이야기해 주었다면 견디기가 훨씬 수월했을 것이다. 모든 것을 혼자 상상하고, 결론을 내려야 했기에 더 힘들었을지도 모른다. 암환자를 혼자 내버려 두어서는 안 된다. 혼자 버티는 것이 힘들어서가 아니라 자꾸 상상을 하기 때문이다. 상상은 머리를 어지럽게 만들고, 결국 오답이 나오기 때문이다.

　처음 수술에 비하면 견디기가 수월했다. 수술 다음날 의사 회진 때, 나는 의자에 앉아 있었으니까. 일주일 후 퇴원을 했고 한 달 후부터 항암 치료가 나를 기다리고 있었다. 나와 가깝게 지내는 선배 중 박강성이란 가수가 있다. 권투하면서 알게 된 형인데, 현재 타고 있는 오토바이를 내가 수리해주어서 더욱 가깝게 지낸다. 독실한 기독교신자인 그 형은 자기와 인연이 되는 사람들에게는 한 번쯤 하나님 이야기를 한다. 한 달이라는 시간 동안 벌여놓은 일들을 최대한 마무리 지어야 했다. 얼굴 본 지가 몇 달이 되어서 그 형은 지금 내 상황을 알지 못하고 있었다.

강성 형님 집에서 커피를 마시며 현재 나의 상황을 이야기할 때 형의 표정은 크게 변하지 않았다. 형은 얼마 전 암으로 세상을 떠난 '선녀와 나무꾼' 의 김창남 씨 이야기를 했다. 그리고 아픈 사람들을 위해 기도했던 것이며, 건강이 좋아져 지금 멀쩡하다는 사람들의 이야기들도 들려주었다. 내게 자신의 이름을 쓴 새 성경책과 찬송가를 쥐어주며, "형이 널 위해 죽도록 기도하마. 너도 한 번만이라도 교회에 나가라" 하고 말했다. 그리고 그 후 나는 그 형과의 약속대로 교회에 두 번 나갔다.

항암 치료를 앞둔 한 달 정도의 시간은 꽤 혼란스러웠다. 척추에는 급한 대로 4번의 방사선 치료를 마친 상태였다. 수술비 걱정부터 치료가 끝난 후의 상황까지 상상해야 했다. 내 몸이 먼저가 아니었다. 이런 생각들을 하는 사이에 한 달이라는 시간은 흘러갔고, 2005년 12월에는 1차 항암 치료가 시작되었다.

목이 두꺼워 주사바늘로 혈관을 찾는 것이 쉽지 않아 5번 만에 성공했다. 시작부터 고통스러웠다. 6인실 병실은 나이드신 분들이 많아서 일찍 주무시고 일찍 일어나니 젊은 나로서는 밤에 잠을 잔다는 것이 쉽지 않았다. 기침소리에도 잠을 깨기 일쑤였다. 일주일에 5봉지의 항암제가 투여된 뒤 퇴원했다. 크게 어려운 것은 없었으나 퇴원을 하고 며칠 후 머리가 빠지기 시작하더니 몸이 급속도로 붓기 시작했다. 소화가 너무 안 돼 밥을 먹으면 무조건 걸었다. 뛰지를 않고 걷기만 하니 체력이 얼마나 나빠졌는지도 알 수 없었다. 그때 이곳 구리시를 참 많이도 걸었다.

2차와 3차 치료도 큰 어려움 없이 끝났다. 그 동안 몸무게는 늘어서 90kg 가까이 되었고, 누가 봐도 아픈 사람처럼 얼굴은 하얗게 변해 있었다. 벌거벗은 내 몸을 보며 이런 생각을 했다.

'이제 8부 능선을 넘었으니, 퇴원하면 복싱을 전보다 더 열심히 해서 이 몸을 근육질로 만들어야지.'

지금 생각하면 그 때 어떻게 그런 생각들을 했는지 모르겠다. 지금껏 했던 모든 치료가 앞으로 남은 무균실에서의 고통과는 비교가 안 된다는 것을 그 때는 정말 몰랐다. 무균실에 대해 어느 정도로 몰랐었냐하면 서울 C대학병원에 입원한 뒤 무균실 담당자와 상담을 하고 나서 나는 바로 짐을 싸서 퇴원해야 했다. 치료비가 이천만 원 정도 든다는 말에 나는 웃기만 했고, 어머니는 울기만 했다. 그 동안의 수술비와 치료비는 가지고 있던 돈으로 근근이 해결했었다. 가지고 있던 오토바이를 처분해서 앞으로의 병원비도 어느 정도 가지고 있었다. 하지만 이천만 원은 없었다. 전셋집 보증금 삼천만 원이 나에게는 전부였다.

짐을 싸는 나를 보고 병원관계자가 나를 불러 의료보호 제도를 알려주면서 병원 내 사회복지사와의 면담도 알선해 주었다. 퇴원을 해서 동사무소를 찾았고, 의료보호 신청을 했지만 내 마음처럼 금방 될 것 같지는 않았다. 전셋집을 내놓고 며칠 동안 허송세월하고 있을 때였다. 동사무소에서 의료보호(기초생활보호대상자) 적용이 되었다는 연락이 와서 입원을 하려고 짐을 챙기는데 병원에서 연락이 온 것이었다. '사랑의 리퀘스트'와 '하트앤하트 재단'에서 치료비를 지원해 준다는 전화였다.

한참을 울었다. 세상이 고마웠다. 어머니의 울음소리도 들리지는 않았지만, 전화기 너머로 느낄 수가 있었다. 가지고 있던 돈으로 치료를 끝낼 수 있는 것이 너무 고마웠다. 짐을 싸는 내 어깨가 그토록 가벼울 수 없었다. 이 글을 쓰고 있는 요 며칠 전, 지방의 한 아저씨가 토지보상금으로 받은 30억을 내가 수혜 받기 몇 달 전에 '사랑의 리퀘스트'에 기부한 사실을 신문에서 읽었다. 아마도 그 분의 도움도 있었으리라. 만약 그 분이 이 글을 읽으신다면 지면으로나마 감사를 전하고 싶다. 만약 사시는 곳을 안다면 당장 내려가서 약주 한잔 올리고 싶다. 정말 그 분과 나에게 도움을 준 재단에 감사드린다.

무균실의 시설은 깨끗하고 간호사들도 훨씬 친절했다. 군대막사처럼 갇혀있는 것만 빼고, 그리고 모든 음식물이 다시 가열되어 뜨겁게 올라오는 것 빼고 일반병실보다 좋았다. 큰 병실에 아저씨와 나 둘뿐이었는데, 그분과 많은 이야기를 하지 못했다. 내 몸에 항암제가 들어가기 전 그 아저씨의 몸 상태는 최악으로 가는 중이었고, 그 최악이라는 것이 어떤 것인지 나는 알 수 없었다. 작은 약 두 병만을 맞았을 뿐인데, 이제껏 경험하지 못한 고통들이 밀려오기 시작했다. 차라리 구역질은 버틸만했다. 어차피 많이 먹지를 못하니 나오는 것도 쉽게 나왔다. 더 이상 나올 것이 없는데도 목에서 무언가를 뱉어내니 그것이 모두 내 목 혈관으로 들어가고 있던 저 약들일 것이다.

　체중이 많이 나가는 데다 평소에 운동으로 다져졌던 내 몸에는 근육통이라는 고통이 있었다. 정말 몸이 산산이 부서지는 것 같았다. 하루에 한 번 두 시간씩 어머니가 면회를 오지만 옆에 있으면 어머니의 몸에서 나는 체취가 나를 힘들게 했다. 백혈구 수치가 100이하로 떨어지니 모든 냄새에 민감했고, 그 냄새에 구역질을 하고 나면 몸은 만신창이가 되었다. 몸에 저항력이 없으니 배변을 느끼면 버틸 수 있는 시간이 짧았다. 하루에 열 번도 넘게 설사를 했고, 기저귀하는 내 모습을 보이기 싫어 이를 악물고 화장실에 갔다. 간호사들은 만류했지만 난 용감했다. 용기는 의지를 낳고, 몸은 그 의지를 따른다고 생각했다. 치질균과 요도균은 꼬박 이틀 동안 나를 괴롭혔고, 노란 위액을 토할 때는 온몸의 기가 모두 빠져나가는 것 같았다. 같이 있던 아저씨는 몸이 회복을 하니 무언가를 먹어야 했고, 그 냄새는 나를 더욱 어렵게 했지만 그 아저씨 또한 내가 무언가를 먹었을 때 어려웠을 것이다. 백혈구 수치가 최저로 나왔을 때 내 몸에서 조혈모를 뽑아냈고, 이것은 5차 치료 때 다시 이식을 한다고 했다. 의식이 있을 때는 고통스러웠고, 타는 듯한 갈증과 설사 때문에 잠에서 깨어났으며, 의식이 생기면 다시 고통이 시작됐다. 그리고 이것이 반복될 뿐이었다. 신이 내게 다가와서 이쯤에서 그만하자고 제의하면 주저 없이 그랬을 것이다. 주저 없이.

옆 병실에 여자 환자 중 예쁘장한 스무 살 여자가 있었다. 화장실에 갈 때마다 가끔씩 마주치곤 했는데, 문득 지금 그 여자가 생각난다. 복도에 쭈그리고 앉아 울고 있던 그 여자를 생각하면 지금도 코끝이 찡해진다. 그녀는 내가 5차 치료를 끝내고 퇴원해서 몇 달 후 다시 병원에 찾아갔을 때도 무균실 안에 있었다. 아마도 맞는 골수기증자가 없었을 것이다.

시간은 그렇게 흘러갔고, 3주 정도의 치료가 끝났다. 일주일 후 5차 치료가 시작되지만 마음은 한결 가벼웠다. 너무 많은 고통을 겪었지만 나를 도와준 세상이 있기에 그 고통을 다시 겪을 수 있었다. 5차 치료는 더 힘들 것이라 했지만 두렵지 않았다. 사실 5차 치료는 4차 치료보다 더 힘들었지만 지금 생각하면 어떤 것이 4차 때의 고통이고, 또 어떤 것이 5차 때의 고통인지 분간이 안 된다. 2년이라는 시간 동안 그런 이야기들을 거의 하지 않았다. 입 밖으로 꺼내면 안 되는 불문율처럼 내 몸 안에 간직하고 있을 뿐이다.

내가 이렇듯 고통받았던 이야기를 하면 사람들은 암을 이긴 사람이라고 말할 것이다. 하지만 암을 이긴 것이 아니라 견디었다는 것이 맞는 표현일 것이다. 겸손해야 하며, 겸손하지 못하면 다시 찾아오는 것이 암이다.

5월 마지막 주에 나의 8개월에 걸친 투병 생활은 끝났고, 나는 완치판명을 받았다. 다음 달에 정기검사를 앞두고 있는데, 지금도 나는 확신하지 못한다. 2년이라는 시간 동안 많은 것이 바뀌었다. 사랑하는 사람이 생겼고, 얼마 전 결혼도 했다. 샌드백을 5

라운드 이상 칠 수 있는 힘이 생겼고, 여전히 오토바이를 타고 여행을 떠난다. 세상을 전보다 여유 있게 볼 수 있는 눈을 가지게 되었고, 나보다 불쌍한 사람들이 전보다 많이 보이기 시작했다. 강하게 살아야 한다는 생각보다는 살아남는 것이 강하다는 생각으로 바뀌었다. 그 많던 나쁜 상상들이 모두가 헛것이었음을 요즘의 행복을 통해 알게 되었다. 신께 기도할 것이고, 신이 또 주신다면 기꺼이 받아들이며 견딜 것이다. 그것이 내가 할 수 있는, 그리고 해야만 하는 것이니까.

이 글을 사랑하는 나의 아내와 가족, 그리고 나를 도와준 세상의 따뜻한 분들께 바치며.

인우진 님은 2001년 6월 다발성골수증을 진단받았습니다. 30세가 될 때까지 큰 병원을 가본 적이 없다고 할 정도로 건강이 넘치시던 인우진 님은 어느 날 갑자기 축농증인 줄 알았던 증세가 '얼굴에 생기는 암'임을 알게 되자 큰 충격을 받으셨습니다. 하지만 '신은 늘 견딜 수 있을 만큼의 고통을 주신다'는 확신을 갖고 힘든 항암 치료를 용기 있게 이겨냈을 뿐만 아니라, 다시금 복싱을 할 수 있을 정도로 회복되셨습니다.

＊ 주치의 소견

인우진 님은 형질세포종으로 수술과 방사선 치료를 받았으나, 갈비뼈와 척추에서 재발하여 항암 치료와 자가조혈모세포이식을 받고 현재 정기검사결과 재발 없이 잘 지내고 있는 환자입니다.

장기간 힘든 치료를 받으면서도 언제나 밝고 씩씩한 모습을 보여주신 환자 분께 감사드립니다.

— 최정혜(C병원 혈액종양내과)

어려움 속에 행복의 향기가

김 교 녀

암에 대한 좋은 정보를 검색하다가 우연히 대한암협회에서 수기를 공모한다는 창을 보게 되었습니다. 지금의 나처럼 투병 중인 환우들과 또 혹시나 치료 후 다 나았다고 방심을 한 채 몸을 혹사하거나 관리하지 않는 사람이 있을까봐 글재주도 없고 두서가 없어도 조금이나마 도움이 될 수 있을까 싶어 씁니다. 나아가 불행 속에서도 가족간의 사랑에는 더욱 따뜻함이 있고, 행복 또한 더욱 진해질 수 있기에, 암에 걸렸다고 해서 꼭 불행한 것만이 아니라 그 속에도 희망의 불꽃은 존재한다는 것 또한 전하고 싶어서 두드리게 되었습니다.

저는 3번째 재발한 유방암과 지금도 싸우고 있지만 그래도 나는 행복한 사람에 속한다고 내 자신을 다독거립니다. 길가다가 갑작스런 사고로 말 한마디 못하고 가는 사람, 얼굴도 모르는 강도에게 당하는 사람을 생각하면 그래도 본인이 아프다는 사실을 알고 미리 준비하며 정리할 수 있다는 것도 어떻게 보면 더 재미있고 더 알차게 살 수 있게 해준다는 장점도 있는 것 같아서, 그리고 인생의 참맛을 보고 갈 수 있으니 더 행복하지 않을까 생각합니다.

첫번째 항암 치료 후 14년 동안 이제 완치되었다는 생각에 내 몸을 아끼지 않고 정상인과 똑같이 착각하며 산 것 같습니다. 8년 넘게 동네 새마을 문고에서 봉사를 하고, 한 달에 한 번씩은 노인어른들 급식봉사도 하면서, 2002년 월드컵 때는 수원 구장에서 관중안내 봉사도 했을 뿐만 아니라 제과·제빵 국가기술 자격증도 획득하고, 운전면허증도 취득해 운전도 하고 다니며, 몸이 약간은 힘들어도 나도 저 사람들과 다를 것이 없다는 착각에 빠진 채 환자라는 의식을 부정하고 싶은 쪽으로 나아갔습니다. 이렇듯 나 자신을 사랑할줄 모르는 내가 건방져 보였던지 14년 만에 다시 암이라는 망치로 얻어맞고서야 '그래, 나는 몸을 관리하고 사랑해 줘야 하는 환자였지. 왜 그 중요한 것을 잊고 살았을까?' 하는 후회가 들더군요.

1990년 12월 4일, 유방암이라는 판정을 받게 되었죠. 늦가을 11월 어느 날 누워있는 나의 왼쪽 유방을 4살짜리 딸아이가 누르고 가는 바람에 너무 아파 문지르는데 유방 끝에 콩알만한 혹이 있음을 알게 되었습니다. 다음날 집 근처에 있는 S병원에 진료를 의뢰하니 조직 검사를 하고 여러 가지 검사를 하는데 결과가 나오기까지 한 달 가까운 시간이 소요되어 그 사이에 시댁 식구들이 알게 되었습니다. 그래서 큰시누님 남편의 알선으로 바로 A병원에 입원까지 금세 가능하게 되었죠.

그곳에서 의사 선생님의 진료결과 유방암으로 판정받았습니다. 수술하려면 이것저것 검사할 것도 있는 데다 선생님 또한 다른 수술도 있으셨는지 일주일 후인 12월 10일로 날짜를 잡았죠. 당시 내 나이 29세, 4살짜리 어린 딸이 엄마를 간절히 필요로 하고 있었는데……, 건강에는 언제나 자신만만했었는데……. 암이라는 것 자체를 부정하고 싶었죠. 그때만 해도 암에 걸리면 얼마 못살고 죽는다는 인식이 있었던 판에 친정식구들과 시댁식구들은 암이라는 병을 처음 접하다 보니 가히 무시무시한 사건에 접하게 된 셈이었습니다.

친정에서는 8남매 중에 일곱번째이지만 딸 다섯에 막내딸이기에 동생이 한 명 있어도 막내로 통했죠. 시댁에서는 4남4녀 중 맏며느리로서 시댁식구들과 전혀 갈등 없이 사랑으로 잘 지내는 편이었고요. 식구들이 많다보니 병문안 오는 사람들도 많고, 그분들이 고마워 나는 누워 있기보다도 앉아있는 시간이 많다보니 힘들 때도 있었습니다. 그럴 때마다 남편은 환자가 편히 쉬게 해주어야 하는데 편히 쉬지 못하니 이제 그만들 오라며 화를 내기도 했고요. 그럴 때면 시댁식구들에게 미안했습니다. 이런 점 때문에라도 병문안 가는 사람들은 말을 장시간 하게 한다거나 오래있는 것은 피해줘야 합니다.

수술까지 3일이 남은 12월 7일은 4주년 결혼기념일이었는데 병실로 남편이 장미꽃 한 다발을 들고 와서 외식하자고 데이트 신청을 하더군요. 속으로는 기쁨보다 울고 있는 내 자신을 보았습니다. 병원에서 기념일을 보내게 되니 남편에게도 미안했죠. 남편은 한 달 가까이 병원의 좁은 보호자 침대에서 웅크리고 자면서 서울에서 평택까지 출근하는데 참 안쓰러웠습니다. 드디어 수술 날 아침, 그때는 교회는 안 다녔지만 할 줄 모르던 기도가 저절로 나왔죠. 수술한다고 열었을 때 암이 아니기를, 이 침대로 돌아왔을 때 왼쪽 유방이 보존되어 있기를 바랐습니다.

주위 사람들이 자면 안 된다며 깨우는 소리에 눈을 뜨니 왼쪽 가슴은 붕대로 감겨져 있고 식구들이 팔과 다리를 주무르며 나에게 말을 걸고 있었는데 아— 이제는 끝났구나, 수술도, 왼쪽 가슴도 하는 생각이 들더군요. 그 순간 남편과 딸이 생각나면서 통증이 밀려와 호소했더니 간호사가 통증 안정제를 놓아주었습니다. 정신이 들고 오랜 시간 후 담당 의사가 오셨는데 엉뚱한 질문으로 선생님을 웃게 했습니다. 대를 이어야 하는 맏며느리 관념 때문이었을까요? "의사 선생님 저도 아기 낳을 수 있나요?" 하고 질문했더니 웃으시면서 대답하기를 "유방암 수술은 아기 낳는 것하고 아무런 관련이 없어요. 얼마든지 낳을 수 있으니 걱정 마세요" 하시며 어깨를 두드려 주고 나가시는데 그나마 한 가지 걱정은 덜은 듯 했습니다.

저는 겨드랑이의 임파선까지 수술했기에 팔을 올렸다 내렸다 하는 운동을 열심히 하지 않으면 팔을 못 쓰게 된다고 들었습니다. 그래서 운동을 하려면 당기고 몹시 아팠습니다. 그럴 때마다 4살짜리 딸을 위해 살아야 한다, 운동을 안 하면 안 된다 하는 생각으로 열심히 한 결과 지금은 정상인의 팔이 되었습니다. 저보다 조금 젊은 아기 엄마도 있었는데 그 분은 팔이 붓고 아파서 운동을 잘 안했더니 팔을 못 올리는 것이었어요. 그래서 우리 딸이 생각나면서 "아— 아이가 약이구나. 제일 큰 치료제구나" 하고 깨닫게 되었습니다.

수술 후 2주 후에 첫번째 항암제를 맞고 퇴원하게 되었습니다. 항암제 치료를 6번, 약 6개월에 걸쳐 3주마다 한 번씩 맞기로 했습니다. 주사를 맞기 전에는 항상 피검사를 했습니다. 치료를 받으러 가는 중에는 먼발치에서 A병원 건물만 보여도 속이 울렁거리고 구토증세가 나타났습니다. 항암 치료를 받을 때마다 병원 부근에 사는 넷째 언니가 꼭 같이 와서 주사 맞다가 토하면 까만 봉투를 쥐고 받아내고, 먹는 것도 챙겨주면서 수고 많이 했습니다. 그래도 다행이었던 것은 남들처럼 머리가 안 빠져서 가발이 필요 없다는 거였습니다. 머리가 다 빠진 분들은 상태가 심해서 독한 약을 썼지만, 저는 초기라서 머리 안 빠지는 순한 약을 쓰나보다 라고, 그러니 완치율이 높은 거라고 늘 그렇듯 저에게 유리한 쪽으로 넷째 언니는 격려와 힘을 주곤 했습니다. 그런데 재발된 뒤에 알게 된 것인데 머리가 빠지고, 안 빠지고는 약 성분이 다르기 때문이지 독하고 안 독하고 한 것이 아니라는 것이었어요.

아무튼 치료 후 6개월에 한 번씩 정기검진을 받았는데, 계속 정상으로 나오는 데다 점점 몸도 마음도 정상으로 회복됨에 따라 둘째를 가지고 싶은 욕심이 생겼습니다. 그래서 담당 의사 선생님과 산부인과 의사 선생님께 제가 이렇게 독한 약물로 치료한 후에 임신해도 괜찮은 것이냐고 물었습니다. 선생님들은 2년이 훨씬 넘었으니 상관없다고 했습니다. 그래서 교회 예배 참석 때마다 3개월 작정하고 기도도 하고 산부인과도 다녔을 뿐만 아니라 배란이 문제 있다고 해서 배란 주사까지 맞고 하니 정말 임신한 것처럼 입덧이 시작되더군요. 하지만 병원에 가서 확인하면 상상임신으로 나왔습니다. 이런 일을 두 번이나 겪다보니 서서히 포기하는 마음이 들더군요. 독한 항암제를 맞았으니 제 몸이 불임이 된 것이라 생각되면서 남편에게도 나에게서는 둘째는 포기하라고, 나는 불임인 듯하다고, 어머님도 아들은 꼭 있어야 한다하시니 당신이 원하면 이혼해 주겠노라고, 그러니 새장가 가서 아들 낳고 잘 살라고 했습니다. 그러자 남편은 버럭 화를 내더군요. 자식이 없는 것도 아닌데 왜 그런 말을 하느냐며 다시는 그런 소리 하지 말라는 남편이 속으로 상당히 고마웠습니다.

그렇게 마음을 비우고 평온을 찾은 93년 추석 전날, 몸살기운이 돌아 감기약을 지어 하루치를 먹어도 효과가 없어 혹시나 하고 다음날 산부인과를 갔습니다. 그런데 검사결과 임신 4주라는 소식에 놀랐습니다. 남편에게 말을 하니 이제 그만 미련을 버리라고, 또 상상임신이겠거니 하고 안 믿으려 하는데 산모수첩을 보이니 그제야 축하한다며 손을 잡더군요. 시댁식구, 친정식구 모두 기뻐 놀래면서도 한편으로는 몸도 약하지 않느냐면서 걱정도 하시더군요. 그래도 94년 6월 18일, 시어머니 생신 이틀 전에 3.6kg의 건강한 아들이 태어났습니다. 정말 이 세상 행복이 모두 나에게 온 듯이 행복한 나날이 계속되었습니다. 출산조리후 건강이 걱정되어 A병원에 정기검진을 하니 모두 정상이라면서 1년에 한 번씩 정기검진을 오라하시더군요. 유방암은 5년이 넘으면 완치로 본다는 의사 선생님 말씀에 안심하게 되었습니다.

그래도 정기검진은 1년에 한 번씩 필수라고 했는데, 7년 동안 정기검진을 해도 항상 정상으로 나오니 이제는 완치되어 재발은 없으리라 믿기 시작했죠. 그러다 보니 정기검진도 소홀히 하게 되고, 봉사하며 알게 된 사람들과 또 딸이 학교를 다니게 되니 자연히 딸 친구 엄마들과도 어울리며 취미로 서예도 배워 작품도 한 점 내보고, 또 어울리다 보니 먹는 것도 기름기 많은 삼겹살이나 인스턴트식품도 잘 먹게 되었습니다. 말 그대로 건강한 사람들과 다를 것이 없다는 생각에 내 몸을 위하지 않고 함부로 대하면 무서운 결과가 뒤따른다는 것을 인식하지 못한 탓이었죠.

2004년 4월 어느 날, 수술한 왼쪽 유방위쪽 어깨 옆에 작은 혹이 만져져 B대 병원 유방클리닉을 찾게 되었습니다. 조직 검사 결과 악성으로 판독이 나왔습니다. 현기증이 순간 지나갔습니다. 처음 치료 때에는 몰라서 금방 받아들였지만 지금은 그 치료가 얼마나 고통스럽다는 것을 알기에 한숨만 자꾸 입을 통해 내뿜고 있었습니다. 그 때는 4살이었던 딸이 이제 고등학교 2학년이었던지라 대학입시라는 중요한 문을 앞에 놓고 있었는데, 엄마 때문에 충격을 받아 공부가 더 힘들어지면 어떡하나! 둘째인 아들은 11살에 테니스 선수로 커보겠다면서 작년부터 시작해 이제 제법 선수 모습을 갖추어 나가고 있는데, 대회 때마다 따라다니며 응원도 해주고 먹는 것도 챙겨주어야 하는데, 아침저녁 학교에 등·하교할 때 자주 없는 버스 기다렸다 타고 다니기엔 너무 어리고 힘들 텐데 어떡해야 하나! 남편은 23년 넘게 사립학교

한 곳에만 근무하다가 올해 처음 낯선 공립학교로 발령받아 적응이 어려운지 많이 힘들어하는데, 거기다 아내인 나까지 큰 바윗돌을 휘두르게 되었으니 미안해서 어떡하나! 하는 생각이 꼬리를 물었다. 그 밖에 몇 개월 전까지만 해도 나를 너무나 힘들게 했던 고통이 또다시 밀려와 무엇 때문인지 또 누구 때문인지 원망하며 4주 동안 겪었던 그 힘든 일들이 눈물과 함께 떠올랐습니다.

남편이 시작한 부동산 공부 교재 사놓은 것이며, 학원비 내놓고서 조금 하다가 시간이 안 되어 중단하고 있던 것을 내가 해보겠노라고 시작해 밤늦도록 공부하고 살림하면서 정말 바쁘고 힘들게 지냈는데 이 때 원하지 않는 임신이 되고 말았답니다. 키울 자신이 없어 죄를 범하는 것이지만 할 수 없다 했더니 남편은 자기가 키우겠노라고 사정을 했지요. 그러나 현실은 틀리다고 생각되어 유산을 결심하게 되었습니다. 그래서 지금 그 죄값을 치르는지도 모르는 일입니다.

그 때 마침 항상 친하게 잘 지내던 동서와 크게 말다툼 한 뒤, 못나서 이용당하거나 무시당한다는 생각에 억울함이 들어 나쁜 소리 하며 속상해서 혼자 울부짖기도 하고, 시험은 내일모레인데 몸은 중절수술로 만신창이가 되었습니다. 정말 왜 그랬어야만 했는지? 왜 허무한 욕심을 부리느라 몸 관리를 소홀히 했는지 모를 일입니다. 내 몸이 이렇게 된 것은 그 무엇도, 그 누구 때문도 아니고 오로지 내 탓이라는 것을 시간이 조금 흐르니 깨닫게 되었습니다. 모두가 내 잘못이라는 것을, 욕심도 내 몸을 망치는

독이었다는 것을, 하나님께 지혜와 평안을 구하지 못한 채 날뛴 것이 모두 내 잘못임을, 인생이란 행복 뒤에 불행의 그림자가 뒤따라오고, 불행 뒤에는 행복의 웃음이 다가오리라는 것을 조금은 알게 되었습니다. 불행하다고 해서 언제까지나 불행한 것만은 아니고, 행복하다고 해서 그 행복이 계속 되는 것이 아니라는 그 말이 생각나 지금 내 앞에 놓인 현실을 기꺼이 받아들이고 이겨나가겠노라는 용기를 내보기로 했습니다.

사람들은 먼저 수술 받은 A병원으로 가면 예전 자료도 있으니 낫지 않겠냐고 했습니다. 하지만 수술 후 매일같이 방사선 치료를 33회나 받아야 하는데 집에서 10분 거리인 대학병원을 놔두고 왜 하필 다섯 시간 정도나 소요되는 거리를 가야 하나 싶어서 B대학병원에서 수술을 한 뒤 항암제를 투여하기 시작했습니다. 처음 맞았을 때는 그런대로 괜찮았습니다. 하지만 의사 선생님에게서 이 약은 몸의 털이 모두 빠지는 부작용이 있다는 소리를 듣고 나자 넷째 언니가 진짜 머리카락으로 된 가발을 두 개나 사주었습니다. 예전에도 그리고 이번에도 시어머니와 친정어머니가 번갈아 오셔서 살림을 해주셨습니다. 두 어머님이 계신 것이 저에겐 다행이고 큰 힘이 되었습니다.

두번째 항암주사를 맞고 온 뒤 얼마 안 되어 머리가 한 웅큼씩 빠지기 시작했습니다. 긴 머리카락이 세면대에 빠지는 것이 겁이나 B대학병원 내의 봉사미용실로 달려갔습니다. 바리캉으로 밀어버린 두상을 보니 기분이 묘했습니다. 예상은 했지만 그래도 휘청거리는 마음이었습니다. 집에 돌아와 스카프와 모자를 쓰니 11살짜리 아들이 손바닥으로 만지작하면서 우리 엄마 퇴원해서 좋겠다고 놀리듯이 웃는데, 그나마 충격받지 않아 다행이다 싶었죠. 친정 엄마는 "그까짓 머리 하나도 없으면 어때, 병만 낳게 되면 되는 거지" 하셨지만 눈가가 촉촉해짐을 저는 보았습니다. 밤늦도록 야간 자율학습을 하고 온 딸은 엄마의 헤어스타일을 보는 순간 목이 메는 것 같더군요. 그것을 보니 저놈은 철들었네 하는 생각에 저 또한 가슴이 메어왔습니다.

친구로 맺어진 이웃 미소 엄마, 또 1997년부터 2004년도까지 새마을 문고 봉사를 함께 하며 친하게 지내던 사람들이 자주 찾아주고, 용기도 주고 하더군요. 아직은 사회에서 저 혼자가 아니라는 생각을 주는 고마운 사람들입니다. 남편 또한 제가 또 아프고 돈 쓰게 되어 미안해하니 돈이란 이렇게 필요할 때 쓰자고 버는 거니까 돈 걱정일랑 절대 하지 말고 오로지 꼭 나으리라는 신념으로 굳게 마음먹고 자기 곁에서, 아이들 곁에서 오래오래만 있어 달라며 두 손을 꼬옥 잡아 주었습니다. 이렇듯 따뜻한 마음의 소유자인 남편을 나는 사랑합니다.

항암제를 맞으면서 방사선 치료도 함께 받게 되었습니다. 방사선 불빛을 쪼일 때면 누워서 기다리는데 저절로 하나님을 찾게 되었습니다. "하나님, 보잘것 없는 저이지만 남편과 우리 아이들에게는 정말로 제가 필요하다네요. 제발 살려주세요. 우리 딸 대학교 들어가는 것을 볼 수 있기를, 우리 아들 중학교 교복 입는 모습도 볼 수 있기를 가슴깊이 소원합니다. 살고 싶어요" 하고 하나님께 애원을 하곤 했습니다. 이 소원을 올해에 이루었습니다.

어느 날 시어머니께서 급하게 전화를 하셨죠. 애비가 왔으면 빨리 좀 와보라고, 둥굴레를 캐러 산에 갔다가 굉장히 큰 산삼을 캤는데 산삼을 발견하는 순간 이것은 우리 큰며느리 주라고 하늘에서 내린 것이라는 생각이 들어 조심스럽게 캐가지고 누가 보면 뺏어 갈까봐 품에 넣고 급히 집으로 오셨다는 것이었습니다. 나는 죄송한 생각에 "어머님 드시든가 팔아서 용돈 쓰세요" 하고 말하며 먹기를 거부했는데 어머니는 완강하셔서 결국 산삼을 가지고 오셨습니다. 주먹만한 빨간 알맹이 꽃이 탐스럽게 핀 굉장히 큰 산삼이었죠.

산삼 먹기 전에 절을 세 번 한 다음, 이파리는 쌈 싸먹고 씨는 데려서 애비주고, 산삼뿌리는 밥 먹지 말고 빈 속에 꼭꼭 씹어서 먹으라고 이르시며 살아생전 한 번 보기도 힘든 산삼이 너무나 귀해 당신도 드시고 싶으셨을 텐데, 그리고 아들들과 딸들도 생각나셨을 텐데 저에게 건네 주셨습니다. 늘 걱정만 끼치는 못난 며느리도 자식이라고, 나는 너만 건강하면 소원이 없겠다고 하시며 누가 유방암에 무엇이 좋다고 들으시면 아무리 멀어도 가서 구해다 주시는 저희 시어머님이십니다. 그 사랑과 정성의 어머님 은혜에는 언제나 고개가 숙여지며 고맙고 감사합니다. 하지만 그 다음에 병원에 가서 의사 선생님께 치료 중에 산삼을 먹게 되었는데 괜찮을 까요 하고 질문 드렸더니 먹은 것은 어쩔 수 없다하시며 다음부터는 먹지 말라고 하시더군요. 그 뒤로 시동생께서 또 장래삼이라고 여섯 리를 가지고 오셨는데 정성과 고마움은 마음으로 먹고, 결국 남편과 아이들을 먹였습니다.

이렇게 해서 모든 항암 치료가 끝나고, 검진결과도 좋게 나오니 기뻤답니다. 암이 재발하는 것을 막는 차원에서 호르몬 치료제를 먹는 것을 한 달에 한 번씩 하던 중에 또 정기검진을 했습니다. 간과 폐에 이상이 있다고 CT 결과가 판독되어 유방클리닉에서 지하 1층에 있는 종양혈액내과로 넘겨주셨씁니다. 또다시 암담한 마음으로 남편과 친구와 저는 종양혈액내과의 C교수님을 찾아뵙는데 이제는 완치란 기대하기 힘들다면서 심각하게 말씀셨습니다. 눈물이 펑펑 쏟아졌습니다. 치료를 안 받게 되면 3개월에서 6개월 정도 살 수 있고, 치료를 받게 되면 경과를 봐가면서 알 수 있다고 하셨습니다.

집에 돌아온 남편은 믿기 어려운지 의사가 오진일 수 있다며 다른 병원에 가보자고 야단했습니다. 그래서 지푸라기라도 잡는 심정으로 B대학병원에서 모든 검사자료를 들고 D병원을 찾아갔습니다. 하지만 똑같은 이야기에 실망을 하고 돌아오게 되었습니다. 결국 A대학병원 C교수님께 진료받기로 결정하고, 그 의사 선생님만 철저히 믿고 따르기로 다짐하고 또다시 기나긴 치료를 시작했습니다.

이제 나에게는 행복이 떠나버린 슬픔이 계속될 것 같아 싫었습니다. 치료는 1주째와 2주째에는 항암제를 맞은 다음 3주째는 쉬는 식으로 해서 한 사이클인데, 두 사이클을 치료받으면 피 검사, X레이 검사, CT 검사 또 가끔은 뼈 검사까지 했습니다. 폐에 있는 것은 혹시 결핵일 수 있다면서 호흡기 내과로 넘겨졌습니다. 그곳에서는 가래 검사와 폐내시경을 했는데 결핵균은 전혀 안 나왔지만 내성이 있는 결핵이 있을 수 있다며 9개월간 약을 복용해 보자고 하셨습니다. 항암제만도 버거운데 결핵약까지…….

마음이 많이 힘들었습니다. 다행히 고3인 딸이 학교에서 12시 넘어서 들어오니까 암이 재발된 것을 숨길 수 있어 다행이었습니다. 그래도 눈치로는 엄마가 많이 힘들다는 것을 느꼈는지 이 엄마가 불쌍해 혼자서 공부하다 말고 집쪽을 보며 눈물이 자꾸 나와 힘들었다는, 수첩에 쓴 일기를 한참이 지난 후에 우연히 보게 되었습니다. 엄마가 자식 눈에 눈물나게 한 것이 한없이 미안하고 미안했습니다.

항암제가 제 몸에 잘 맞는지 검사결과는 상당히 좋아져 간에 있는 암덩어리도 아주 작아지고, 폐에 있던 것도 없어져서 의사 선생님도 무척 기뻐하시며 기적이라고 표현해 주셨습니다. 할렐루야—. 이렇듯 삶에 희망이 보이게 되면서 이 세상이 모두 행복해 보였습니다. 의사 선생님은 처음에 치료 결정을 내리실 때는 굉장히 냉정하게 느껴졌는데 치료 들어간 후에는 얼마나 세심하고 자상하시던지, 검사 들어간 후에는 직접 미리미리 결과를 살펴보시고 결과가 안 좋게 나오면 예약 날짜가 아니라도 하루라도 빨리 치료할 수 있도록 손수 전화주시고, 검진 결과가 심히 걱정이었던 환자에게는 결과가 좋게 나오면 며칠 더 걱정할까봐 미리 걱정하지 말라고 전화주시는 분이셨습니다. 이렇듯 모든 환자에게 관심과 세심함으로 대하시는 선생님께, 또 주사실의 간호사님과 G간호사님 또한 언제나 넘치는 친절로 대해주시니 정말로 감사드립니다.

항암제 치료는 끝났고, 다시 호르몬 주사를 한 달에 한 번씩 1년 동안 맞았는데 한 달에 한 번꼴로 검진했습니다. 그런데 이번에는 오른쪽 가슴에 작은 혹이 그리고 기침을 몇 달간 해서인지 성대결절과 늑막에 물까지 차서 심각했었는데 이제는 계속 반복되는 일로 무뎌졌는지 다가오는 일들을 거부하지 않고 일이 오면 오는 대로 받아들이니 마음이 편안하고 조바심과 걱정이 안 되었습니다. 다시 약을 바꾸었는데 나에게 잘 맞는지 지난 검진결과에서 좋게 나왔습니다.

작년에 딸아이는 엄마의 건강문제로 놀래서인지 대학을 실패했습니다만, 결국 어려움을 딛고 한 해 더 고생해 올해에는 춘천 K대학교에 차석장학생으로 합격해 부모에게 기쁨을 주어 자랑스럽습니다. 또, 아들아이는 중학교에 입학해 이름표를 손수 달 수 있는 행복을 주었습니다. 우리 아이들이 있어 저는 참 행복합니다. 큰 아이는 철이 들은 것 같아 덜 걱정되지만 작은 아이가 대학교 입학할 때까지 살아서 엄마노릇과 뒷바라지 할 수 있게 해달라고 하나님께 계속 떼를 써 보렵니다. 하나님은 인간의 간절한 기도는 확실히 들어주신다는 것을 믿거든요.

저처럼 지금 치료 중인 암환자 분이나 완치되었다고 믿고서 자신이 환자라는 생각을 잊고 사시는 분들에게 말하고 싶습니다. "암환자는 자기 몸 관리에 노력한 만큼 살 수 있다"는 것을 저는 너무 늦게 깨달았다고 말입니다. 또한 다른 환우들은 몸 관리를 철저히 하시면 얼마든지 완치할 수 있을 것이라고요. 그리고 모든 것에 감사하는 생활을 하니 하루가 또 매 시간이 소중하고 행복하다는 것을, 아프기 전에는 몰랐던 행복과 감사와 고마움이 많아진다는 것을 알게 되었습니다. 내가 치료를 포기하지 않고 받을 수 있으니 감사하고, 끊임없이 사랑으로 치료비 대주는 남편에게 감사하고, 잘 먹고 잘 자고, 휴식할 수 있어 감사하고, 걷고 운동할 수 있으니 감사하고, 사랑받고 줄 수 있는 남편이 있어 감사하고, 딸과 아들이 있으니 감사합니다. 양쪽에 어머니가 살아계셔서 감사하고, 형제자매들이 많아 좋은 데다 내가 얼마나 행복한 사람이었는지 요즘에서야 더욱 느끼게 되어 감사합니다. 운동을 하다가, 또 길을 걷다가 들꽃을 보거나 들풀만 보아도, 바람결이 내 얼굴을 스치는 것을 느낄 때도, 눈부신 햇살이 내 눈을 감게 해도, 빨갛게 지는 석양을 볼 때에도 내 입술에서는 천지를 창조하신 하나님께 감사드리는 고백이 나옵니다. 이 아름다운 천지를 볼 수 있고 또한 느낄 수 있으니까요.

항상 마음을 비우고 긍정적으로 생각하며, 늘 마음에 평안이 있기를 기도합니다. 제가 넘어야 할 산은 많지만, 완치란 불가능하다 해도 전혀 두렵지 않습니다. 가족이 있고, 오늘과 내일이 있고, 운동하며 세상을 보고 느낄 수 있는 육체가 있기에 이 시간이 행복하니까요. 지금은 17년째 덤으로 살고 있는 제2의, 제3의 인생을 건강한 모습으로 견뎌주는 저의 육체에게 속건강을 주지 못해 미안하다면서 사랑으로 달래주어야겠습니다.

저의 이야기를 읽어 주시어 감사합니다. 건강 복 받으세요.

김교녀 님은 1990년 12월에 처음으로 유방암을 진단받고 완쾌된 뒤 재발하는 상황을 겪었습니다. 처음에는 '반드시 죽는 병'에 걸렸다는 생각에 절망했으나 아이들 때문에라도 반드시 살아야 한다는 생각으로 치료에 임하셨습니다. 하지만 첫번째 완쾌 후 잠시 생활 관리를 소홀히 하여 재발, 이번에도 앞서의 경험을 바탕으로 항암 치료를 포기하지 않았을 뿐만 아니라, 가족의 뜨거운 염려와 도움 덕에 지금은 안정화 단계에 있다고 하십니다.

* 주치의 소견

김교녀 님은 1992년경 타 병원에서 유방암 수술 및 항암 화학 요법을 받으셨으며, 2004년 4월경 흉벽 및 폐로 암이 전이되어 수술 후 항암 화학 요법 및 방사선 치료를 시행받았으나, 2005년 4월경 간으로의 전이를 비롯한 암의 진행소견을 보여 저에게 의뢰, 항암 화학 요법을 11월까지 시행하여 좋은 치료반응을 보였습니다. 이후 호르몬 치료를 받으시던 중 2006년 12월 폐로의 전이가 진행되는 소견을 나타내어 지금까지 항암 화학 요법을 시행 중입니다. 암은 현재 진행 소견 없이 비교적 안정화되어 있는 상태이며, 몸의 전반적인 상태는 매우 좋으셔서 일상생활에 거의 지장이 없으십니다.

김교녀 님의 경우 유방암 수술을 받으시고 상당기간 후에 암이 재발되셔서 다른 환자분들보다 더욱 충격이 클 상황이었으나, 강한 투병의지를 가지고 치료에 임하셨습니다.

특히 환자분은 항암 화학 요법을 받으시면서 여러 가지로 힘든 가운데도 저를 포함한 의료진을 대할 때 항상 미소를 잃지 않으셨으며, 저희들의 치료방침에 전적인 신뢰를 보여주셨습니다. 이러한 환자분의 긍정적 태도와 의료진에 대한 깊은 신뢰가 좋은 치료경과를 가져 오지 않았나 생각됩니다.

또한 독실한 기독교인이신 환자 분의 깊은 신앙심도 치료에 큰 역할을 한 것 같습니다. 환자분들이 암진단을 받게 되면 일단 매우 당황하게 되는 것은 인지상정인 것 같습니다. 그러나 담당 의료진을 전적으로 신뢰하면서 치료에 임하는 것이 최선의 방법임은 의문의 여지가 없음을 말씀드리고 싶습니다.

— 최진혁(B병원 종양혈액내과)

아내를 살리기 위해 나도 살아야 했다

김 대 중

며칠째 장맛비가 주룩주룩 내리더니 햇살이 화사하게 빛나는 8월말의 어느 날 아침, 이날따라 흥겨운 휘파람을 불며 아내를 조수석에 태우고 A대학병원으로 최종결과를 보기 위해 채비하고 대문을 나섰다. 신경과 의사와 마주 앉아 검사결과를 듣는데 말을 할 듯 말 듯 하더니 정형외과를 가라고 하신다. 시간이 왜 이렇게 더디게 가는지……. 한 시간 남짓 기다렸을까? 검사결과는 또 마찬가지다. 이번에는 재활의학과이다. 여기 저기 돌다보니 시간이 많이 흘렀고, 그래서인지 신경이 날카로워지면서 왠지 모를 불길한 예감마저 든다. 담당 의사 선생님께서는 아내 없는 곳에서 상담하는 것이 좋겠다고 하신다. 무슨 심각한 일이 있다는 것을 직감하니 이런 중대한 일을 나 혼자 감당하기에는 짐이 너무 무거웠다. 아내를 옆에 둔 채 솔직히 말해 달라 요청했다.

의사 선생님은 '루게릭'이라는 생소한 병명을 말하면서 움직일 수 있을 때 여행도 하고, 먹을 수 있을 때 맛있는 것도 먹으라고 하셨다. 루게릭 환자들은 대개 짧으면 3년, 길게는 5년 이내에 모두 사망에 이른다고 하셨다. 현대의학으로는 손도 써 볼 수 없는, 이미 의사의 손을 떠난 아주 지독한 병이라는 청천벽력 같은 충격적인 소식까지 전하신다. 마치 내 일이 아니고 다른 사람의 일인 양 아무런 느낌도 없이 그냥 앉아만 있다가 진료가 끝났다는 말에, 그제야 정신을 차리고 황급히 어떠한 처방도 없는 것이냐고 물었다.

약이 하나 있기는 하지만 진행을 조금 늦추는 효과뿐이라며 별로 입증되지도 못했고, 고가이면서 우리 나라에는 아직 수입되지 않았을 거라는 말만 듣고 황망히 돌아서야 했다. 갑자기 왜 살아야 하는지도 모르겠고, 왜 하필이면 우리에게 이러한 일이 일어났는지 생각하니 삶의 의미마저 잃어버렸다. 7, 8여년 걸쳐 신경통이나 근육통인 줄만 알고 병원처방, 한방, 침, 뜸 등을 했지만 별로 효과를 보지 못했다. 오히려 엄지와 검지 사이의 근육이 약간 함몰되고, 이 손가락으로 종이를 잡으려면 그냥 흘러내리는 상황이 벌어졌다. 그래도 살기에 조금의 불편함이 생겼다는 생각뿐이었는데, 이러한 사형선고라니 믿기지 않았다. 수긍이 가지 않아 오진이라고 강력히 부인하면 할수록 아내를 위해서 어떻게 할 수조차도 없는, 그냥 그대로를 지켜보아야 하는 상황이었다. 이런 식으로 아내를 보내고 난 뒤 혼자 살고 있는 내 모습을 상상하게 되다니.

지난 20여 년간 아웅다웅 하면서 살아온 삶이지만 같이 함께한 삶 자체가 이렇게 소중할 줄은 몰랐다. 포기할 수 없다는 마음과 새로운 삶에 대한 결심으로 매일 아침 가벼운 운동, 전신의 관절에 대한 지압 마사지와 호흡운동, 혀 운동 등을 약 2시간씩 꼼꼼히 했고, 오후에도 같은 방법으로 반복했다. 이 병은 누구나 예외 없이 중증으로 진행되며 근육과 운동신경이 없어지므로 모든 관절이 이탈된다는 것이다. 심지어 척추까지 이완되어 앉아 있을 수도 없는 데다 누워 있어도 30분 정도마다 좌측으로, 우측으로 체위 변경을 해야 하는데 척추는 척추대로, 팔은 팔대로, 게다가 목의 근육도 없어져 갓난아이 목처럼 힘이 없어 머리는 머리대로 전부 이완되어 체위를 잘못 변경하게 되면 엄청난 고통으로 신음을 하게 되면서 전신이 다 땀으로 흠뻑 젖기도 한다. 먹는 것도 식도 근육이 없어져 힘이 빠지면서 음식물을 삼키는 것도 힘들어졌다. 횡경막의 근육도 없어지므로 인공호흡기에 의존해야 하고, 혀 역시도 굳어져 말조차 못하게 되었다. 손가락 하나도 환자 자신의 의지로 움직이지 못할 정도니 대소변 등 어느 하나 힘들어도 소홀히 할 수 없는 간병생활이 시작되었다. 특히 언어소통을 못 하므로 그저 눈으로만 감지해 응급처치를 해야만 하는 아주 힘들고 고통이 수반되는 간병이다.

이 병의 환자의 특징은 의식과 감각만은 죽을 때까지 살아 있어 파리나 모기가 피를 빨아도 눈으로 보고만 있을 뿐 전혀 대응하지 못하고 보고 있어야만 한다. 평균 10~20분 간격으로 보살펴야 하므로 증세가 심할수록 그 시간이 단축되어 24시간 간병이라고 생각해야 한다. 행여나 가래로 인해 기도가 막혀 호흡곤란이 일어날 때는 삶의 고통의 처절한 극한을 보여주는 아내 앞에서 나라고 해서 성한 곳이 한 군데나 남아있겠는가? 간병하는 사람, 특히 남편들은 간병하다가 먼저 세상을 떠난 사람들이 많다고 하는 것을 보면 육체적 고통은 물론이거니와 얼마나 엄청난 스트레스가 수반되는가를 알 수 있을 것 같다. 이러한 시간이 5년 넘게 흐르면서 팔다리와 허리가 망가질 대로 망가졌고, 식욕까지 없어지면서 무엇이라도 억지로 먹으면 더부룩하면서 항상 몸이 나른하고 현기증이 나며 매스꺼움 등이 일어나 간병하기가 힘들어지는 이상 신호를 발견했다.

그래서 2003년 10월경, 동네 병원에서 내시경 검사를 의뢰했더니 암 초기진단 소견서를 건네며 큰 병원으로 가보라고 했다.

B대학병원에 입원한 뒤 하루를 금식하니 다음날 아침 수술예정이라고 했다. 집도 의사가 회진하며 내시경수술이 아닌 위전절제수술을 해야 한다고 하기에 이러한 상황이라면 언제쯤 아내의 간병이 가능하겠느냐고 물었다. 그랬더니 간병은 더 이상 못하게 된다는 말만 하고 가셨다. 그렇다면 나는 선택을 해야 하지 않겠는가? 아내의 삶이 나에게는 더 중요하기에 서둘러 퇴원하고 말았다. 그 후 C병원에서 여러 가지 검사를 했으나 담당 의사 선생님께서도 위전절제수술만이 완전하지만 복강경수술은 회복이 빠르므로 한 6개월 후면 간병도 가능하다 했다. 그래서 2004년 2월 24일로 수술 날짜를 예약했다.

집으로 돌아오던 길에 함박눈이 고요히 내려앉는 것을 보면서 내 마음도 차츰 안정을 찾는 듯했다. 많은 방황과 갈등의 시간이 흐른 뒤 수술실 앞 하늘색 철문을 보는 순간 이승과 저승이 연결되는 문처럼 느껴졌다. 그 순간 이 모든 문제를 하나님께 부탁한다는 기도와 함께 수술실로 들어갔다. 수술 2주 후 딸네 집에 있던 아내를 보는 순간 반가움이 앞서기보다 몸무게가 형편없이 줄었고 먹는 능력도, 숨쉬는 능력도 현저히 떨어졌음을 보면서 앞으로 다가올 역경이 심히 걱정스러웠다. 그래서 수술 후 4주 만에 집으로 데리고 와서 또다시 본격적인 간병생활을 시작했다. 알아듣지도 못하는 소리로 말하는 아내의 간병 요청을 듣다 보면 아침 식사를 오후 5시에 하는 경우도 있었다. 이런 날은 저녁에 아내를 잠자리에 들게 한 뒤 새벽 1시에 먹을 때가 많았다. 허기진 상태에서 간병할 힘이 조금도 남아 있지 않아 식사를 하고 난 후 바로 간병을 하게 되면 귀에서는 반드시 귀청이 찢기는 듯한 이명이 일어났고, 정신은 혼미해졌으며, 매스꺼움과 터질 듯한 심장의 맥박이 일어났다. 전신은 땀으로 흠뻑 젖고 역류현상은 한동안 계속 되므로 차라리 굶고 간병하는 것이 더 나을 때도 있었다.

수술 6개월이 지난 2004년 8월 정기 검진 때의 일이다. 체중이 수술 이전 상태를 회복하고, 병리 검사도 이상이 없다고 하니 담당 의사 선생님께서는 이렇게 먹지도 못하고 간병하면서도 모든 것이 완벽한 경우는 처음 본다면서 정말 특이한 현상이라고 했다.

수술 직후에는 역류현상이 조금 불쾌한 정도였으나 시간이 지남에 따라 점점 고통이 심화되면서 빈번하게 나타나곤 했다. 3년 정도가 경과하면서 역류현상이 몇 번 일어날 경우 심할 때는 매운 고추를 먹고 난 뒤 혀가 얼얼할 때와 같은 아픔이 목 밑과 가슴 부위에 나타나곤 했다. 그 후 3년이 지난 2007년 3월경, 담당 의사 선생님과의 상담결과 역류현상을 주의하라는 지시와 함께 과식 금지, 자주 소식, 식후 가벼운 운동, 무거운 것을 들지 말 것 등의 지시사항을 받았지만, 어느 것 하나 나에게는 그림의 떡일 뿐 지킬 수 없는 것들이었다. 이러한 기본적인 지시사항조차도 생각할 겨를도 없이 간병하다가 지난 3월 말경 아침에 팔과 손목이 아파서 힘을 못 쓰겠고, 아랫배에 힘을 주어야만 체위변경이 가능한 지경에 이르렀다.

이렇게 간병하다 보면 역류현상이 몇 차례 일어났지만 참고 서 체위변경을 마치고 난 후부터 진통이 시작되었다. 처음 겪는 일이라 괜찮아지겠거니 했으나 약 5분 뒤부터 본격적인 진통이 시작되었다. 정말 죽을 것 같은 고통이었다. 맥박이 뛸 때마다 그 고통이 더해지고 숨쉬는 것조차 고통을 더하는, 정말 어쩔 수 없 는 고통에 눈물만 흘렀다. 머리에서부터 흐르는 땀방울을 주체 할 수 없었고, 움직일 수도 없는 고통이 한 시간 가량 지속되다 가 지쳐 쓰러졌는데, 깨어나 보니 진통은 사라졌으나 그 후유증 으로 힘이 다한 듯 무릎에 힘이 없어 서 있다가도 주저앉기를 여 러 번 했다. 수 주일에 한 번씩 오는 진통도 이렇게 심각한데 말 기 암환자의 진통은 매일 여러 번 계속된다니 암으로 죽기보다 는 고통으로 죽는 것이 아닌가 싶기도 하다.

그러나 어찌할 수 없는 나의 운명. 아내는 내 목숨을 걸고 간 병할 수밖에 없는 나의 선택이었다. 4월 중순경에는 아내의 대변 을 처리 할 때 진통의 전조현상이 나타나기 시작했으나 뒷마무 리를 다 못 마치고 2차 진통이 시작되더니 한 시간 가량 계속되었다. 그러다가 조금 괜찮나 싶어 뒷마무리를 짓자마자 3차 진통이 시작되었다.

지쳐 쓰러진 후 깨어나 보니 체중이 3kg이나 줄었다. 지금까지 수술 전이든 수술 후든 잘 먹지도 못하고 쉬지도 못한 상태에서도 체중을 잘 유지했으나 이런 고통이 있는 한, 또한 계속 간병을 하는 한 체중은 줄어들 것이고 이러한 끔찍한 고통도 피할 수 없을 것이었다. 게다가 시간이 갈수록 그 빈도와 강도가 더해진다는 상상만으로도, 아니 그 현실에 온몸에 전율이 퍼졌다. 의사 선생님의 지시사항을 잘만 지켜준다면 초기 암 수술환자들은 시간이 갈수록 좋아지는 것이 당연하나 나는 기본적인 지시사항조차 생각할 겨를도 없이 목숨 바쳐 간병했다.

이렇기 때문에 3~5년 사이에 사망한다는 루게릭 병 환자인 아내를 18년 동안이나 생존하게 만들 수 있지 않았나 생각해 본다. 물론 하나님의 커다란 은총이라는 것은 말할 것도 없지만 말이다. 나 또한 이런 상황에서 또다시 고통이 온다 하더라도 아내의 간병은 포기할 수 없으며, 이러한 운명에 대해서도 하나님께 감사한다.

오늘도 언제 닥칠지 모르는 고통을 예상하면서도 아내의 간병을 해야 하고, 행여나 생명이 다해 마지막 수기가 될지 모른다는 생각이 들기는 하지만 서투른 문장으로나마 며칠을 두고 쉬어 가며 짬을 내어 적어 보낸다.

부디 바라는데 암수술 환자들이여! 제 경험으로 보아서 의사의 지시는 생명을 지키는 수칙이므로 반드시 지켜야 한다는 사

실을 명심해 두시기 바랍니다. 부디 요양 잘 하셔서 건강하시길
바랍니다.

김대중 님은 2004년 2월 위암 초기를 진단받으셨습니다. 이미 부인께서 불치병인 루게릭 병에 걸려 몸을 움직이기는커녕 감정 표현조차 불가능하게 된 상황에서 아내를 하루라도 더 살게 해주겠다는 일념으로 간병, 그로 인한 피로와 스트레스가 쌓여 그만 위암에 걸리셨습니다. 다행히 수술 후 6개월 뒤면 부인의 간병도 가능해질 수술을 받음으로써 여전히 몸이 불편하신 와중에도 부인에 대한 간병을 18년 동안 지속해 오고 계십니다.

* 주치의 소견

김대중 님은 다행히 조기 위암으로 진단받았지만, 병변의 위치가 위의 상부에 있었기 때문에 위를 모두 절제하는 큰 수술을 받게 된 환자입니다. 대개 이러한 수술을 하게 되면 외래진료 시에 가족들이 같이 오게 되는 경우가 많은데, 김대중 님은 외래진료 때에 수술을 하고, 또 수술 후 진료를 볼 때마다 가족들을 같이 볼 수 없는 분입니다. 그 이유는 김대중 님에게는 다른 환자들에게는 없는 또 다른 부담이 있기 때문입니다.

김대중 님은 본인도 암환자이지만 그의 부인 또한 이렇다 할 치료 방법이 없는, 점차 전신의 근육을 움직일 수 없게 되고 호흡조차 힘들게 되어 24시간 다른 사람의 도움을 받으며 삶을 이어가야만 하는 루게릭 병 환자이기 때문입니다. 김대중 님을 1년에 2 번 만나 검사와 진찰을 마칠 때마다 김대중 님과 부인의 안부를 물으면 그분이 얼마나 힘들게 삶을 견뎌내고 있는지 알게 됩니다. 다행인 것은 김대중 님의 병이 완치될 수 있는 조기위암이었고, 수술 후에 본인이 식사 조절이나 생활의 조절을 통해 오히려 수술 전보다 좋은 건강 상태를 유지하게 되었다는 점입니다. 그로인해 그 자신이 암환자이면서도 삶의 동반자인 부인에게 전적으로 헌신할 수 있을 정도의 건강을 가지게 되었다는 것입니다. 검사 결과가 좋다는 이야기를 해줄 때 김대중 님이 기뻐하시고 감사해 하시는 이유는 부인을 계속 돌볼 수 있는 힘을 얻기 때문입니다.

의사가 사람을 영원히 건강하게 살게 할 수는 없습니다. 하지만 다른 사람의 생명을 돌보는 일을 돕는다는 것은 분명 기쁜 일입니다. 그렇기에 김대중 님이 나에게 늘 감사해 하시지만, 나는 오히려 생명이 얼마나 소중한지를 의사인 나 자신에게 일깨워 주시는 김대중 님에게 감사하는 바입니다. 생명의 수여자이신 하느님께서는 분명 이렇듯 선한 김대중 님이 부인과 함께 다시금 젊음과 활력이 넘치는 건강한 상태로 낙원과 같은 땅에서 영원한 삶을 즐길 수 있는 기쁨을 보증해 주시므로 우리 모두에게 큰 위로가 됩니다.

— 김영우(C병원 위암센터)

새로운 삶이 펼쳐지다

김 상 수

안녕하십니까. 저는 부산시 사하구 하단동에 사는 김상수입니다. 1998년 11월 17일, 아내와 함께 아파트 뒷산에 올라갔습니다. 그제만 해도 날씨가 따뜻하더니 이날따라 약간 추웠고 강한 바람이 부는 초겨울날씨였죠. 하지만 옷은 평소대로 가벼운 운동복만 입은 채 줄넘기 300번을 하고 배드민턴을 하는 중이었습니다. 갑자기 왼쪽 가슴이 저려오면서 통증이 오며 구역질과 식은땀이 나며 어지러운 증세가 나서 넘어질 것 같았습니다. 급히 아내의 부축을 받아 부산 A병원에 입원해 정밀검사를 받아보니 고혈압과 당뇨에 협심증, 고지혈증, 비만, 부정맥 등 여러 가지 생활습관성 병들을 발견하게 되었습니다.

평소에 건강에 관심이 많아서 항상 탁구와 테니스로 체력을 단련하며 특히 술과 담배는 하지 않았습니다. 그러나 어릴 적 너무 가난해 못 먹고 자랐기에 먹는 것을 좋아했습니다. 특히 직장생활로 인해 잦은 회식으로 육식을 많이 했습니다. 생활습관성 병은 식생활을 바꾸고 운동을 하면 된다는 생각에 병원에서 퇴원해 그날부터 운동하고 소식을 하기 시작했습니다. 그 때까지

키 175㎝에 몸무게가 90㎏이었는데 피나는 노력 끝에 60㎏까지 몸무게를 줄였습니다. 하지만 약 30㎏을 빼는 과정에서 무리한 다이어트로 몸이 상당히 망가졌습니다.

협심증 치료가 가장 힘들었습니다. 준비 운동 없이 테니스를 하면 여전히 심장부위에 통증이 왔습니다. 여전히 관상동맥이 막혀있는 상태였습니다. 그래서 더 적게 먹고 운동을 더 심하게 했는데, 그런 과정에서 스트레스를 많이 받아서 그런지 약 5년이 지난 2003년 겨울에 테니스장에서 운동을 하던 중 침 속에 혈액이 섞여 나오는 것을 발견했습니다. 그리고 왼쪽 고관절부위에 통증이 심하게 왔습니다. 방사선 전문의원에 가서 CT와 골반사진을 촬영한 결과 왼쪽 가슴에 가로 7㎝와 세로 5㎝ 크기의 폐암세포와 왼쪽 고관절부위에 5.5㎝ 크기의 암세포가 뼈에 전이된 사실을 발견했습니다.

2004년 초에 상경해 분당에 있는 B병원에 입원해 15일 동안 정밀검사를 실시한 결과 병명은 암 중에서 비소세포암인 선암이며 골반뼈에 전이된 사실을 발견했습니다. 여기에 폐렴 증세도 있는데다 임파선으로까지 전이된 말기 암으로서 수술은 불가능하며 방사선 치료도 별 의미가 없고, 단지 항암 치료만 가능하나 소세포암에 비해 비소세포암에 대한 효능은 크게 기대하지 말라는 말씀을 흉부외과 C교수님에게서 들었습니다. 모든 검사 소견서는 혈액종양내과 D교수님께 넘겨졌습니다.

낙심할 수밖에 없었습니다. 도대체 내가 왜 이런 병에 걸렸나? 평생 담배 한 개비도 피우지 않았고, 술 한 모금 마신 일이 없으며, 항상 새벽마다 테니스장에서 운동을 열심히 했고, 교회에도 장로의 직분으로서 올바르게 살려고 노력했는데 이런 병에 걸리다니. 하늘이 무너지는 것 같았습니다. 마음이 답답하고 괴로워서 앞이 보이지 않았습니다. 깜깜했습니다.

그러나 좌절과 실망에 빠져 있을 수만은 없었습니다. 정신을 차린 다음 마음을 단단히 먹고 과거의 생활을 돌이켜 반성하며 나의 생활 습관을 돌아보니 몇 가지 잘못이 있었음을 발견했습니다. 생활습관을 고치기 위해서 너무 소식했습니다. 한 끼에 약 400kcal정도만 섭취했습니다. 그리고 몸무게를 줄이기 위해서 격한 테니스와 달리기 등으로 하루 3시간 이상 운동했고, 많은 스트레스로 인해 활성산소가 많아졌으며, 소식으로 인한 영양결핍으로 면역력이 저하된 것이 원인이었다는 사실을 깨닫고 스스로 반성하고 나름대로 분석했습니다.

분당에 있는 B병원 혈액종양학과 D교수님의 처방으로 CDDP와 그리고 겜시타빈(Gemcitabin) 1800mg을 6차까지 약 4개월 동안 투약했습니다. 암덩어리는 약간 줄어들었고, 골반뼈의 통증도 약간 나아졌습니다. 그러던 중 어느 날 테니스 시합 도중에 골반뼈가 안절되는 사고가 일어났습니다. 그리고 다시 몸 상태가 나빠지고, 골반뼈에 통증이 심해져 걷지도 못하게 되더니, 어느 날부터 갑자기 목소리가 변하면서 쉰 목소리가 나더니만 나중에는 목소리가 나지 않았습니다. 다시 분당의 B병원에 입원해 정밀검사를 하니 종양의 크기가 1cm 더 자랐다고 했습니다. 이번에는 약을 바꾸어서 탁솔이란 약으로 다시 항암주사를 하기 시작해 4차까지 받았으나 도저히 치료를 계속할 수가 없었습니다. 차라리 이대로 죽는 것이 좋겠다, 이렇게 고생하며 생명을 연장해봤자 아무런 삶의 가치가 없다고 생각했습니다.

머리털은 다 빠지고, 심한 구역질과 어지러움으로 나중에는 정신상태도 이상해지는 것 같았으며 사람도 만나기 싫고, 우울증도 생기는 등 정말 어려운 상태에 빠졌습니다. 부작용 때문에 도저히 치료를 계속할 수 없었습니다. 그러나 다시 마음을 정돈하고 나는 죽지 않는다, 나는 결코 암으로는 죽지 않는다, 나는 늙어서 기력이 다해 죽을지언정 암으로는 죽지 않는다고 마음먹었습니다. 결코 포기할 수가 없었습니다. 골반뼈가 골절되었기에 걸을 수가 없어 운동을 못하니 베란다에서 창문을 열어 놓고 무릎만 약간 올렸다 내렸다 하고 손뼉을 치면서 노래를 부르기 시작했습니다. 노래할 심정이 아니었기 때문에 처음에는 억지로 불렀습니다. 보통 10곡을 부르는데 처음에는 도미 씨가 부른 〈청포도 사랑〉 같은 신나는 곡을 불렀고, 다음엔 주로 찬송가 가사를 적어서 창문에 붙여놓고 불렀습니다.

운동해야 산다, 움직여야 산다는 생각에서 쉰 목소리로 손뼉을 치면서 노래 불렀습니다. 그리고 억지로 음식을 먹었습니다. 햇빛을 쪼이면서 나는 죽지 않는다, 나는 살수 있다고 마음의 각오를 다지면서 몸을 움직였습니다. 그리고 D교수님께서 부작용이 적은 약이라고 하시면서 표적항암제인 이레사란 알약을 처방해 주었습니다. 이레사는 2005년 9월부터 복용하기 시작했습니다. 이 약을 먹으면서 머리털도 안 빠지고, 밥맛도 생기고, 조혈모세포도 파괴되지 않으면서 구역질도 없었습니다. 부작용이라면 피부에 약간의 발진이 나지만 별로 심하지 않았습니다. 10알씩 포장되어 있어 혹시 잊어버려 못 먹을까봐 PTP포장의 알약 뒷면에 하루하루의 날짜를 적어두면서 충실하게 복용했습니다. 그리고 2달 후에 가서 사진을 찍고 혈액검사를 하고 나면 또 2달분을 처방받아 집에서 복용하니 정말 편리하고 고마운 치료약이라 생각했습니다.

D교수님에게 2달마다 찾아가서 검사결과를 물어보면 "좋아졌어요" 하시고, 또 2달 후에 검사결과를 물어보면 이번에도 또 "좋아졌네요"라고만 말씀하십니다. 선생님도 매우 기뻐하셨습니다. 그리고 약 2년째 계속해서 이레사를 복용하고 있습니다. 사실 암에 걸리기 전에는 기침을 많이 했습니다. 왜냐하면 저의 직장의 환경이 미세 약가루가 많은 종합병원이었으며, 특히 직책이 약국장이었기 때문에 그다지 좋지 않은 환경이었습니다. 기침은 약 20년 전부터 한 것 같습니다. 그러나 이레사를 복용한 후에는 기침이 완전히 사라졌습니다. 가슴이 답답한 것도 사라졌고, 4개월 후에는 목소리가 서서히 돌아오기 시작했으며, 머리를 비롯해 모든 뼈의 사진을 다시 찍었습니다만 전이된 곳도 없고, 골절될 골반뼈도 깨끗하게 치료되었습니다. 너무 기뻐서 가지고 다니던 지팡이를 던져버리고 다시 걷기 시작했습니다.

참고로 저의 하루 일과를 말씀드리겠습니다. 아침 5시경에 기상합니다. 먼저 하나님께 감사의 기도를 드리고, 맑은 생수를 약 500㎖를 마신 뒤 7시쯤에 아침식사를 합니다. 아침은 넉넉히 먹습니다. 딸기, 바나나, 사과를 믹서에 넣고 두유를 넣어 갈아서 한 잔 마십니다. 통밀빵에 견과류 잼을 발라 먹고 오트밀 죽과 두유 한 잔 그리고 녹즙(케일, 파슬리, 샐러리, 신선초, 돗나물, 사과) 한 잔을 마신 뒤 30분 후에 이레사를 한 알 복용합니다. 8시경에 부산 하단동 낙동강 고수부지에 가서 자전거로 약 40㎞를 약 1시간 30분 정도 달립니다. 따스한 햇빛을 쪼이며 낙동강에서 흐르는 깨끗한 물을 바라보면서 맑은 공기를 호흡하면 살아있는 것에 감사하다고 소리치며 혼자 웃으면서 하늘을 향해 소리칩니다. 마음 속에 기쁨과 희열이 밀려옵니다.

그리고 낮 12시 30분경에 점심식사를 합니다. 현미잡곡밥에다 미역국 혹은 시락국, 된장에 두부를 넣은 찌개, 상치, 취나물, 참나물, 콩나물, 감자, 고구마 삶은 것, 집에서 재배한 새싹채소 그리고 가끔 대구나 조기 같은 흰살생선 등을 한 달에 몇 번 정도 먹습니다. 식사는 천천히 약 30분 동안 합니다. 절대 소식도 그리고 과식도 아닌 만족할 때까지 적당히 먹습니다. 배가 부르다 생각되면 숟가락을 놓습니다. 그리고 집에서 피아노를 치며 플롯악기도 연주하고 글도 쓰고, 인터넷에서 다른 암환자들에게서 온 질문에 답글도 쓰면서 낮에는 1시간 정도 낮잠을 잡니다. 음악을 연주하는 동안에는 걱정이 사라집니다. 병에 대해서 집착하지 않고 기쁘게 살려고 노력합니다.

오후 4시경에 산책을 1시간 정도 합니다. 스트레칭과 걷기와 맨손체조, 그리고 6시 전에 저녁식사를 합니다. 아주 가볍게 감자나 고구마와 통밀국수에다가 과일 주스 한 잔과 당근 주스 한 잔 정도를 먹습니다. 그리고 절대 간식은 하지 않습니다. 그리고 틈틈이 생수를 마시는데 하루 2000cc 정도 마십니다. 음식은 매우 싱겁게 먹습니다. 저녁 8시 30분이 되면 잠자리에 들어가 9시가 되면 숙면에 빠집니다.

최근 분당의 B병원에서 검사를 한 결과 암의 크기가 가로 1.8cm, 세로 0.6cm에서 더 자라지 않은 채 약 2년째 그대로 있습니다. 암이 동면상태에 들어갔다고 합니다. 이제 암에게도 IMF가 온 모양입니다. 저러다가 있는 것도 완전히 없어지겠죠. 그날을 향해서 최선을 다할 것입니다.

모든 병이 나의 잘못된 생활습관으로 왔다면 가만히 누워서 "내 병 고쳐주세요" 하지 마시고 현대의학과 함께 자신도 힘을 다해 노력해야 합니다. 과거에 자신의 잘못된 생활습관이 무엇인가 깊이 반성한 다음, 기쁘고 즐거운 마음으로 현대의학과 더불어 생활습관을 바꾼다면 분명 좋은 결과가 온다고 생각됩니다. 암을 위시해 모든 질병을 치유하시기 위해 불철주야 노력하시고 연구하시는 모든 의료계 종사자 분들과 제약업계 여러분들께 머리 숙여 감사의 말씀을 올립니다. 최근 TV 프로그램에 출연하기도 하고, 잡지에도 나의 인터뷰 기사가 나가 전국에 계신 여러 암환자 분들이 나를 상당히 똑똑한 사람으로 착각하시고 저희 집으로 찾아오셔서 상담을 합니다. 그리고 500여 명의 암환자들 앞에서 간증도 하고, 장로교와 감리교 분교에서도 저를 초청해 주셨으며, 멀리 미국에서도 초청해 주셔서 간증을 합니다. 요즘은 병이 나기 전보다 훨씬 더 보람된 삶을 살고 있습

니다. 살아 있어야 할 목적이 있습니다. 수많은 암환자들을 위해
미력하나마 도움이 되는 사람이 되고 싶습니다.

　마지막으로 한 분에게 감사를 드리고 싶습니다. 나의 뒤에서
그림자처럼 나를 돌보아주는, 어려워 낙심할 때 함께 울고 손을
꼭 잡아주던 사랑하는 아내. 그녀의 사랑이 없었다면 나는 결코
살아 있지 못했을 겁니다. 사랑하는 나의 아내에게 감사의 말씀
을 드립니다.

* 김상수(남,65세)

* 김상수(남,65세)

　김상수 님은 2004년 1월 비소세포암 4기를 진단받으셨습니다. 진단을 받으셨을 당시에는 이미 폐렴증세까지 겹친 말기 암환자로 판명 났기 때문에 의료진마저 사실상 포기한, 절망적인 상황이었습니다. 하지만 담당 의사 선생님의 처방에 따른 항암제 복용과 '결코 암으로 죽지 않겠다!'는 마음가짐으로 불편한 몸을 움직여 가며 매일 조금씩 운동, 식습관과 생활습관의 변화, 여기 더해 노래를 부르며 기도를 하는 등 즐겁게 생활하려 노력함으로써 현재는 암세포가 커지는 것을 중단, 동면상태에 들어갔다고 합니다.

* 주치의 소견

　김상수 님은 왼쪽 대퇴부 통증과 객혈이 발생하여 받은 검진에서 폐암이 의심된다는 말을 듣고 2004년 4월에 정밀 검사를 위해서 본원을 방문하셨습니다. 정밀 검사에서 이미 좌상부 폐암이 진행되어 주변 림프절, 늑막, 좌측 골반뼈 및 좌측 폐의 다른 위치까지 폐암이 전이된 상태였기에 수술이나 방사선 치료 등에 의한 완치가 불가능한 상태였습니다. 따라서 적절한 약물 치료로 종양을 다스리기 위하여 항암 약물 치료를 권하였습니다.

　2004년 4월부터 4개월 동안 여섯 차례의 항암 치료로 환자분의 폐암 상태가 눈에 띄게 호전되었습니다. 하지만 잠시 항암 치료 없이 지내시던 중 폐암 세포가 다시 자라기 시작하여 2005년 6월에 항암제를 바꾸어 2차 약물 치료를 시작하였고, 3개월 후 추적검사에서 종양의 크기는 다시 감소하였음이 파악되었습니다. 김상수 님은 2005년 9월부터 비교적 부작용이 적은 경구항암제인 이레사로 교체하여 복용 중이시며, 2007년 6월 현재까지 폐암 세포의 크기가 줄어들어 일상 활동에 특별한 제한 없이 건강하게 생활하고 계십니다.

　전이된 폐암 세포의 경우 아직까지는 완전히 암세포의 뿌리를 뽑는 완치방법이 없기 때문에 항암 약물 치료로 병을 조절하여야 합니다. 그런데 과거의 항암제만 생각, 항암 치료에 대하여 부작용이 심하고 고생

만 하게 된다는 잘못된 인식을 접하는 경우가 있습니다. 그러나 부작용
은 줄이고 훨씬 효과적인 항암약제 및 여러 가지 복합적인 치료법들이
개발되었기 때문에 김상수 님과 같이 폐암 세포를 조절하면서 3년 넘게
건강하게 지내실 수 있습니다. 현재도 효과적인 항암 약제뿐만 아니라
새로운 항암 치료법들이 계속 연구되고 있어 많은 환자분들께 도움이 될
것이라고 기대하고 있습니다.

— 이종석(B병원 혈액종양내과)

절망의 늪에서 피워낸 희망의 꽃

박 유 선

"암 입니다."

" ? "

그 순간 초강력 쇠뭉치가 내 인생을 송두리째 뭉개버릴 듯이 막강한 힘을 휘두르며 다가오는 것 같았다. 어쩌면 평생 나와는 상관없을 것이라 여겼던 '암' 이란 단어가 어떻게 이 순간 왈칵 내 귓전을 때리며 뇌리를 파고드는가? 그러잖아도 진작 얻은 불치병으로 머리가 몹시 아픈데 또다시 절망의 순간은 그렇듯 소리 없이 찾아왔다. 한 사람의 생명이 걸린 중대한 문제라는 것을 뒤늦게 깨달으며 참담한 심정에 빠지니 참으로 말로 표현할 수 없었다.이게 꿈인지, 생시인지? 청천벽력이란 바로 이런 것일까?

A박사는 한껏 부드럽고 친절하게 말을 하노라 했지만, 어쩔 수없이 그 '암' 이라는 단어가 지닌 위협적인 의미로 인해 그의 목소리에서는 팽팽한 긴장감이 묻어 나왔다. 나는 영어를 알아 듣지 못한 사람처럼 무표정하니 미동도 않고 앉아 있었던 것 같다. 3개월 전에 시작한 유방암 검사결과를 듣기 위해 진료실에서 혼자 기다리는 내 앞에 의사는 마주 앉더니 그간 여러 병원을 거

치며 조사한 결과인 다른 한쪽 가슴의 '이상 없음'에 대해 먼저
쭈욱 설명해서 안심시켰다. 지금 생각하니 어떤 의미로 본다면
친절한 그 의사는 환자가 받을 충격을 완화시키기 위해서 고도
의 심리전을 편 것이 아닌가 싶다. 물론 마지막에 가서 다른 한
쪽 가슴에 '이상 있음'(유방암)에 대해 설명했다.

나를 포함한 이 세상 모든 사람들은 암이라고 하면 아직도 첫
째 '암 = 죽음'이라고 인식하고 있는 것이 상식이 아닐까? 의사
는 "수술하면 괜찮을 것"이라고 위로한다. 그 순간 나는 그 말을
액면 그대로 받아들이며 그렇게 믿은 것 같다. 저승사자나 다름
없는 암이라는 데 어쩐 일인지 모르기는 해도 나는 표정하나 흩
트리지 않고 의사를 바라보며 그러냐고 담담히 말을 받았으니,
오히려 의사가 더 놀라서 당혹감을 감추지 못한다. 어떻게 된 것
이 이 여자는 '놀라거나 슬퍼하는 감정의 제어장치가 고장이나
아무 느낌도 조율하지 못하는가 보다' 하고 생각하는 것 같았다.

아무 생각 안 하고 혼자 들어갔다가 하늘이 무너지는 것 같은
결과를 들으며 앞으로 해야 할 수술이라든가 또 다른 준비 등에
대해 담담히 의논했다. 그러는 나를 의사는 연민의 눈으로 바라
보며 "이런 중대한 일은 가족이 같이 와서 듣고 서로 의견을 나
누며 위로하며 이해하는 것이 환자를 위해서 절대 필요한 일입
니다"라고 했다. 나는 다음에는 그러겠노라고 약속했다.

방금 전만 해도 몸은 진료실에 앉아 있으면서도 이제 며칠 후
로 잡힌 한국 여행에 한껏 마음이 들떠있었던 나였다. 나는 여행
을 즐기며 삶의 활력소로 삼았는데, 4년 전 뜻밖에 자고 나니 내

삶을 송두리째 바꿔놓은 불치병에 걸려 의지대로 살 수 없게 되었다. 그로 인해 모든 일상사를 접어놓고 죽은 듯이 살아가며 어렵게 얻은 기회였는데…….

현대의학으로서는 치료 방법은 물론이거니와 약마저 없다는 절망의 불치병도 나를 창조하신 하나님의 은혜로 4년이란 시간이 흐르며 조금은 나아졌다. 특히 우리 부부는 때로는 300일씩 헤어져 살기까지 했기에, 정말 마음대로 휘젓고 다니며 살던 그이가 이제 집으로 돌아와 병든 나를 수발하느라 여간 고생한 것이 아니다. 그런 덕분에 부자유한대로 재충전을 위한 여행을 계획했던 것이기도 했다. 더욱이 나는 서울에서 큰 시상식에 참석할 예정이었고, 더불어 출판사와의 일도 있었기에 조금은 즐거운 마음에 사그라지던 희망이 보이는 듯싶었는데……. 그런데 꿈에도 생각하지 못할 사정으로 우리는 꿈에 부풀었던 여행, 가방만 들고 떠나면 될 찰나에 그만 모든 계획이 수포로 돌아가고 말았다.

정체 모를 서러움에도 울컥울컥 눈물을 잘 보이던 여리기 그지없는 내가 지난 시간 결코 암보다 가볍다고 할 수 없는 정신과 육체의 고통에 부대끼며 나도 모르게 얼마나 황량해졌던지…… 가슴은 정작 ‘놀라고 슬퍼해야 할 때도 모르고’ 그저 멀뚱해지고 말았으니, 사람의 처한 입장이라는 것이 얼마나 한 사람의 심성을 거칠고 메마르게 변화시키는지 참으로 두렵다. 모진 연단의 탓이랄까? 아니면 투병으로 인한 후유증이 남긴 오감의 상실이랄까? 혹은 좋게 말해 성찰이 깊어서라고 할까? 이 나이에 인

생을 통달한 것 같은 나 자신이 때로는 섬뜩하기까지 하다. 어떻게 이럴 수가 있을까? 나도 알 길이 없다

"재는 넘을수록 험하고, 내는 건널수록 깊다"더니 나의 인생에 있어서 누군가가 인내의 한계와 의지력을 시험하는 것 같은 억울한 마음이 흔들고 지나간다. 결국 녹녹치 않은 인생길에서 건강하나 믿고 살아온 날들인데, 또다시 구비 구비 숨어있던 모질고 무서운 병마가 아무 느낌도, 예고도 없이 나에게 덮쳐온 것이 어디 한 두 번이었던가 싶다.

그리고 그 후 나는 무엇을 잃고, 무엇을 얻었으며 과연 어떤 삶을 어떻게 영위해 가고 있는지? 나의 지난 시간과 현재를 놓고 볼 때 과연 내 의지대로 조절 할 수 있었던 것이 얼마나 되었던지 가만히 생각해 본다. 설령 그 모든 잘못된 것에 대해서 불평을 한다 한들 무엇이 어떻게 달라 질 것인지 하는 생각에 미치면 현재의 처한 입장에 그래도 불평보다는 감사할 따름이다. 이렇듯 일상을 아무렇지도 않은 듯이 살아가는 사람의 몸 안에서 이 순간에도 정말 어떤 일들이 벌어지고 있는지 그 누가 알고나 있을까 싶은 생각이 들면 말이다. 그러나 아무리 그래도 이쯤에서 절대로 그냥 물러설 수 없다면 이 또한 억지라고 누가 탓할 수 있을까?

대기실에서 기다리던 그이는 다소 불안한 눈빛으로 궁금한 것을 묻는다. 사실대로 말하면 교통사고라도 낼까봐 염려해 어느 정도 안정권에 든 다음에 말했다.

"의사가 그러는데, 암이라고 하네요."

그 순간 그이는 교차로의 빨간불 신호를 그대로 무시한 채 그
냥 막 가로질러 앞으로 돌진해 가고 있는 것이 아닌가. 나는 너
무나 놀라고 다급해서 얼마나 소리를 질렀던지 목구멍이 아파
서 견딜 수가 없다. 후둘거리기는 나보다 그이가 더한 것 같았다.
눈앞에서 교통사고가 일어날 뻔한 상황에는 그렇게 민감하게
허둥대며 있는 대로 소리를 질렀는데, 어떻게 좀 전에 진료실에
서 어쩌면 생명을 잃을지도 모를 진단 결과를 듣고도 눈물은커
녕 생명이 없는 로봇처럼 눈 하나 깜짝하지 않고 앉아 있을 수
있었을까 싶다. 눈앞에 보이는 작은 것에 이토록 연연하는 내가
내 안에서 벌어지고 있을 보이지 않는 그 어떤 것에 대한 반응은
이토록 다르게 나타내다니. 그래서 사람이란 것이 참으로 이해
할 수 없는 부분이 있는 것일까? 하지만 이럴 때 어떻게 해야 한
다는 것을 이미 오래도록 연습해온 사람처럼 그저 '미풍에 나뭇
잎 흔들리듯' 그런 상태를 유지하도록 노력해야 할 것이라고 마
음속으로 다짐하며 스스로에게 최면을 걸었다. 만약에 나까지
후둘거리면 내 가족들은 얼마나 더 견디기 어려울까 싶어서였
다. 아니, 더 솔직히 말하자면 그 무엇보다 더 많이 생각해야 하
는 것은 나 자신일 것이다. 또한 그렇게 아무렇지도 않은 것처럼
나의 병을 이기고 건강하게 살고 싶은 본능이 내 안에서 꿈틀거
리고 있었으니…….

그 첫번째 실천으로 그 길로 한국식품점에 가서 미처 다 사다
심지 못한 조선고추 모종을 사가지고 오니 여동생의 전화 메시
지가 남겨져 있다. 마음 쓰는 동생에게 사실 이야기를 하니 동생

은 대번에 울먹이며 "이 일을 어떡하면 좋아"라고 한다. 나는 그러는 동생에게 오히려 스피노자의 말을 인용하며 "내일 지구가 멸망하더라도 오늘 한 그루의 사과나무를 심어야 하는 거잖아"라고 했다.

동생이 어이없어 고개를 절레절레 흔드는 모습이 눈 앞에 보이는 것 같았다. 그 순간 나는 그렇게라도 해서 나 자신을 그 소름 끼치는 무서운 병마에 휘둘리지 않게 붙들어 가야 한다고 생각했던 것 같다. 어찌 되었든 앞으로 있을 수술과 치료를 잘 받고 빨리 회복하려면 마음을 다스리고 준비를 해야 할 것이었다. 내가 아무리 지난 4년간 결코 암보다 가볍다고 할 수 없는 어려운 불치병에 걸린 채 인생을 정말 깊은 성찰로 통달했다고 하더라도 어려운 상황에 부딪친 것만은 사실일 것이었다. 그렇다고 해서 이 문제가 울어서 해결이 날 문제도 아니니 겉으로는 그저 "괜찮아, 괜찮아" 하면서도 속으로는 천 갈래, 만 갈래 찢기는 마음 갈피 속에 온갖 상념이 끊임없이 불쑥불쑥 고개를 들이밀며 내 속을 들쑤셨다. 밤마다 꿈에 내 주위에서 암으로 저 세상으로 가신 분들이 차례차례 나타났다. 그것이 두렵다는 말이 아니라 아무튼 현재 입장에서는 심란하고 그리 유쾌하지는 않다.

어쨌든 이미 4년간이나 불치의 병으로 의지대로 살지 못해온 사람이라 또 병이 났다는 말을 하기 싫은 것이 그때의 내 심정이었다. 순간 나 자신이 너무 초라하고 불쌍하게 느껴져서였던 것 같다. 가족만 알고 조용히 잘 넘겨야지 하면서 차분히 나를 다독이며 돌아보았다. 생각하면 내가 아무리 무서운 병에 걸렸다고 하더라도 그것은 어디까지나 내 운명이요, 바꿔 말하면 인력으로 할 수 없는 일이었다. 하지만 자신의 건강하나 지키지 못한 헛똑똑이로서 가족에게 폐를 끼치게 된 것에 참으로 미안하기 그지없다.

나는 수술 날짜를 받아놓은 뒤 쓸데없는 신경 소모를 막으려고 한쪽 눈을 감고 지냈다. 내 속에서는 집채를 집어 삼킬 듯이 높은 파도의 격랑이 얼마나 대단한지도 모르고 흔들림 없는 것 같은 내 겉모습에 가족들은 정말 아무렇지도 않은 것인 양 받아들이는 것 같았다.

사람들은 대개의 경우 암이라는 진단을 받으면 첫째 부정, 둘째 분노, 셋째 타협, 넷째 우울, 다섯째 수용의 심리상태가 된다고 한다. 또한 남성과 여성의 대처 방법이랄까 또는 받아들이는 것이 다르다고 한다. 일반적으로 남성들은 암이라든가 여타 큰 병에 걸리면 치료방법에 집중한다고 한다. 그런가 하면 여성은 — 물론 치료에 대해서도 생각하지만 — 당장 그보다는 감성적인 면에서 주변의 사랑하는 이들로부터 자신이 처한 입장을 이해받거나 위로받기를 더 원한다고 한다. 막상 내가 당하고 보니 사실이 그렇다는 데 동감한다. 그러나 암이라는 진단을 받고 나를 사랑하는 여러 지인들에게 또 폐를 끼치기 싫어서 감추다시피 하려니 그 또한 아픔이었다.

이번 일로 어쩌다 보니 미국 시애틀에 있는 네 곳의 이름 있는 병원들을 두루 거치게 되었다. 그러다 보니 직접 만나야 할 의사와 전화로 인터뷰해야 할 의사, 그리고 간호사도 많고 지시사항 또한 왜 그리 많은지. 한국 같으면 환자를 입원시켜 놓고 모든 것을 처리하니 환자 입장에서는 한결 쉬울 텐데, 미국 시스템은 이리도 다르니……. 자연히 여러 의료진들과의 대화 역시 일반 용어보다 의학 용어라 감당하기가 쉽지 않아 그 또한 스트레스로 다가온다. 어쨌든 다행히 혼자서 다 받아 감당했으니 그것도 감사할 일이지 싶다.

지난 4월에 벌써 한 차례의 전신마취 후 오픈 바이옵시(Open Biophys)를 3시간 이상 수술한 지 한 달 가량 되어 이제 간신히 회복 단계였는데. 아침이면 느닷없이 전화로 오늘은 B병원(암 전문 병원)에 가서 세포조직 검사를 다시 하라느니, 다음날은 또 MRI를 찍다 보니 왼쪽 가슴에도 종양이 두 개나 있다느니 하는 식이었다. 사람이란 이상하게 생겨서 그런지 처음에는 멋모르고 당했지만, 나중에는 점점 두려운 생각이 더 든다. 만약에 양쪽에 문제가 있다면 그만큼 위험부담이 몇 배로 늘어나는 것이니까.

도심에 있는 B병원은 원래 미국에서도 이름난 암전문 병원이라 각 주에서 환자들이 모여든다. 그 병원을 들락거리며 보면 그들은 하나같이 독한 항암화학요법 때문에 머리카락이 다 빠져 모자를 푹 눌러쓴 파리한 모습인지라 내 마음마저 애잔하게 아려온다. 내 눈에는 마치 그 큰 병원이 하나의 암환자 진료용 버스 같다. 웃음을 잃은 환자라는 이름의 승객들이 엄청 비싼 진료비를 내며 타거나 내리곤 한다. 어쩌면 사람이란 누구나 이 지구라는 대형 버스에 무임승차해서 건강하게 살 권리가 있는데, 여차해서 진료용 버스에 일단 올라타면 운이 좋으면 좀더 장거리를 갈 것이고, 그렇지 않으면 한 정거장 더 간 다음 지구를 떠나야 하기도 한다. 처한 상황 또한 제 각각이지 싶다. 나도 일단 그 버스의 입구에 한 발을 올려놓았다가 운 좋게 도로 내린 것 같다.

이제 너무 흔한 암으로 인해 이미 정신적으로 내성이 생겼는지 두려워 하지만 말고 잘 다스려 싸워서 이길 수 있을 것이라는 희망을 강하게 품어본다. 또한 내가 내 병을 흔들림 없이 진두지휘해 나갈 것이다. 동생들은 나를 염려하며 훈수를 둔다. 이것은 먹지 말고, 이것은 먹으라고 하면서. 하지만 나는 질문 내용을 기록한 노트를 들고 다니면서 담당 의사와 상담하며 그의 지시대로만 따랐다. 무엇보다 나 자신이 건강을 되찾기 위한 끝없는 노력을 해야 한다는 것을 잘 인식하고 있었기 때문일 것이다. 또한 지난 시간 이미 경험한 바도 있었다.

수술하는 날도 B병원에서 수술로 제거할 바로 그 가슴 부위를 특수 메모그램을 한 뒤, 울트라 사운드(Ultra sound: 초음파를 이용한 치료)로 찾아서 손가락만큼이나 긴 와이어를 몇 개씩 꽂아 표시를 해야 했다. 그리고 또 W대학 수술 병동으로 가야 하는 일련의 복잡한 과정을 겪으면서 그렇게 준비하는 일이 또 스트레스로 다가왔다. 그런 저런 복잡한 일들이 복잡한 생각을 불러와 어쩔 수 없이 나를 흔들었다. 병원 침대에 누워 작은 고통에도 짜증을 내다가 문득 깨달음이 다가와 나를 가만히 다독여 위로한다. 그 순간 정말 하찮은 나를 보호하시는 하나님의 손길을 느끼며 감사하기로 마음을 고쳐먹었다.

여러 시간에 걸친 수술을 마친 의사는 그이를 찾아와 아주 수술이 잘 됐다고 손으로 굿 사인을 하며 활짝 웃더라고 한다. 이 세상 그 누구라도 건강을 바라겠지만, 만에 하나 병에 걸리면 허둥대지 말고 처한 상황을 냉정히 파악해서 주의 깊게 제대로 가닥을 잡아서 치료를 받아야 할 것이다. 끝까지 희망의 끈을 놓지 말고.

수술 후 사용한 통증치료제의 부작용으로 보름 이상 또 다른 고통에 시달려야 했다. 그 또한 약을 함부로 쓸 수 없는 나의 특이체질 때문이라고 했다. 수술자리 또한 심하게 염증이 생겨서 피부 조직 검사를 하며 또 만만치 않은 고생을 했다. 시간이 가면서 수술부위를 살필 적마다 이건 너무 막 바느질을 해놓은 것 같다는 생각이 든다. 실망스럽고 보기가 사나워 속이 상한 것을 생각하면 이것만으로도 젊었을 때 같으면 마음이 많이 아파 성형수술까지 했을 것 같다. 그러다 가만히 생각하니 물에 빠진 사람 건져주니 '내 보따리!' 한다는 생각이 들었다. 그토록 사람이라는 것이 간사한 것인지 싶다. 생명을 건진 것을 생각하면 막말로 한쪽 가슴을 떼어낸다 한들 할 수 없는 일이 아닐까.

다시 의식을 찾고 우리 집 뒤뜰에서 한 잔의 진한 커피를 들고 앉으니 어쩌면 그렇게 생소한지. 언제 한 번도 본 일이 없는 것 같은 아름다운 정원은 한층 더 밝아 보이며, 달콤한 희열은 또 다른 느낌이 되어 온몸으로 다가와 나의 영혼을 촉촉이 적셔준다. 사람 사는 것이 늘 그렇듯이 이런 상황에서도 받아 놓은 막내아들의 결혼 날짜가 턱 앞으로 다가왔다.

효자인 막내는 주말마다 우리를 찾아온다. 겨우 일곱 살에 부모를 따라와서 목에 열쇠를 걸고 다니던 아이가 올곧게 잘 자라서 세계 유수의 대기업에서 중요한 자리에 앉은 것을 보며 세월의 빠름을 실감한다.

아이는 앞으로 있을 나의 치료에 대해서 상세히 물었다. 나는 지난번에 의사와 대강 나눴던 이야기대로 아마 항암 화학요법은 안 하겠지만, 방사선 요법은 얼마간 받아야 할 것 같다고 했다. 그러니까 아들은 심각하게 듣고 있었다. 나는 거기에 덧붙여 "방사선 치료는 머리카락은 안 빠진대" 하고, 그것만 해도 어디냐고 힘을 줘서 설명을 했다. 하지만 아들이 간 다음에 가만히 생각해보니 아마 엄마가 항암 치료를 받아서 제 결혼식에 '대가리 뜯어 놓은 닭' 같이 하고 나타날까 봐 몹시 걱정을 한 것 같다는 생각이 들어 혼자 소리 없이 서글픈 웃음을 지었다. 하기야 입장을 바꿔서 생각하면 일생에 단 한 번 있을 결혼식을 앞두고 영화 속에서나 볼 법한 기막힌 상황이 우리 집안에서 벌어지고 있었으니…….

아들은 제 결혼식을 거들겠다는 나에게 엄마는 아무 생각 말고 오직 치료만 잘 받으라고 하면서 성대한 결혼식을 잘 치렀다. 아름다운 바닷가 공원에서 대학 은사님이신 워싱턴 주 상원의원이신 신호범 박사님의 주례로 멋진 결혼식을 올린 뒤, 불빛이 반짝이는 호숫가에서 낭만적인 피로연을 잘 마쳤다. 여기 저기 흩어져 사는 다른 아들들도 오고, 동생들도 와서 우리는 같이 병원에 갔다. 의사는 "당신의 경우는 까딱해선 그냥 놓칠 뻔했는데, 특수현미경으로 찾아냈다"라고 하며 조기 발견이었으니 행운이라고 한다. 우리는 그 자리에서 항암 화학요법, 방사선 요법, 타목시펜 등에 대해서 많은 이야기를 나눴다. 그런 치료를 받을 때의 득과 실, 그리고 부작용에 대해서 말이다. 그리고 일일이 선택 여하에 따라서 전문의와 의논하고 교육을 받아야 한다는 것이었다. 나는 의사의 그런 자세한 설명을 듣고 그 의견에 따르기로 했다.

결과를 미리 다 알 수 없었기에 그간 얼마나 혼자서 말없이 번민했던가? 무엇보다 마음이 바빴다. 떠나기 전에 정리해야 할 것이 많지만, 나의 장례절차까지를 모두 기록해 놓고 가야 가족이 허둥대지 않을 것이란 생각을 하면 말이다. 내가 죽으면 무엇보다 장볼 줄도 모르는 그이가 불쌍해서 어쩌나 하는 것이 가장 큰 걱정거리였다. 이런 경우를 두고 죽는 사람이 남아있는 산 사람을 걱정하는 아이러니가 아닐까 싶지만, 이 또한 가족간의 정이라 해야 할 것이 아닐까. 아이들이 받을 고통을 생각하면 어쩔 수 없이 깊은 수렁으로 빠져들곤 한다.

암이라 해도 사정이 다 다르겠지만 대체적으로 처음에는 육체적인 고통보다 정신적 고통이 더 크게 작용해 사람을 미리 질리게 만든다는 생각이 든다. 온갖 잡동사니가 어지럽게 괴롭혀 고뇌와 번민에 휘둘리던 순간들. 절망 속에서 희망을 찾기란 아마도 모래사장에서 바늘 찾기나 다름이 없을 것이다. 그러나 그래도 나는 찾아야 한다. 그 희망만이 나의 목숨을 붙들어주는 버팀목이 될 것이라 믿기 때문이다.

나는 특별히 내 삶을 살면서 정말이지 어느 한순간이라도 정결한 마음과 자세로 최선을 다해 살고자 노력했는데, 젊은 나이에 집안 사정으로 혼자 몸으로 연년생 세 아들을 데리고 때로는 네 군데에서 일을 하며 낯설고 물선 땅에서 맨땅에 헤딩하며 살았는데, 인간의 능력의 한계에 부딪혀 어쩔 수 없이 그 모든 의무를 지키지 못한다면 그건 본의는 아닐지라도 나 자신의 책임을 다 이행하지 못한 채 직무유기를 한 것이나 다름없는 것이라는 생각이 들었다. 그리고 이 안타까움을 어찌하면 좋을지 마음이 쓰리고 아프기 그지없었다.

시간이 흐른 후 어느 날, 나는 바닷가에서 지인들과 점심을 나누며, 정말 하기 쉽지 않은 암 수술결과를 용기를 내어 이야기했다. 과연 그분들은 유방암에 대해서 얼마나 인식하며 대처하고 있는지? 그러나 돌아오는 대답은 유방암 검사 같은 것은 받아 본 일이 없다고 했다. 내가 예전처럼 운전을 하면 그들을 몽땅 병원에 데리고 가서 강제로라도 검사를 받게 하고 싶다고 했더니 그들도 따라 웃는다. 그러나 그 일이 그렇게 웃고 말 일이 아니지 않은가?

그 중에 누군가가 "그래, 어떻게 발견을 했어요?" 하고 묻는다. 나는 나의 병을 어떻게 발견했는지, 또한 어떻게 수술하고 치료했으며 어떤 마음으로 임하고 현재 상황은 어떻다는 것을 상세히 설명해 주었다.

"사실은 지난 12월에 정기검진을 받아야 하는데 귀찮아서 꾸물거리고 미루고 있었어요. 1월이 되어서 정말 우연히 벽난로 앞에 누워 있다가 무심히 손길이 가서 자가진단을 했는데, 언뜻 손가락 끝에 녹두 알만한 뭔가가 닿는 느낌이 들었죠. 나는 혹시 잘못 안 것이 아닌가 싶어 다시 또 조사해 봤지만, 어떻게 만지면 느껴지고, 또 다른 방향으로 만지면 모르겠다 싶더군요. 그러니까 누워서 만지면 짚이다가도 또 일어나 앉아서 만지면 느낌이 없기도 해서 다소 헷갈리는 상황이었어요. 어쨌든 해마다 하는 건강검진 할 때도 지났으므로 일단 병원예약을 했죠. 일은 그렇게 시작된 것이었어요."

언젠가 유방암 전문의는 "가슴에 종양이 있다 해도 그것이 다 암이라고 할 수 없으며, 대개 80% 정도는 괜찮다"고도 했다. 그리고 본인이 자가진단으로 찾아내는 경우가 많다고 한다. 나는 "자라보고 놀란 가슴, 솥뚜껑 보고도 놀란다"라는 말로써 그들에게 유방암에 대해 누누이 강조하면서 정기검진의 필요성에 대해서 설명했다. 그런 식으로 나는 유방암 예방 홍보대사가 되어가고 있다.

사실은 내가 유방암이 생기기 2년 전에 막내 여동생이 먼저 유방암에 걸렸다. 정작 그때 우리는 너무 크게 놀라고 두려워서 허둥대며 유방암에 대한 공부를 시작했다. 영어로 된 안내 책자를 구해다 열심히 공부하며, 그 안에서 여러 사례를 보며 주의할 일 등을 어느 정도 터득하니까 많은 도움이 되었다. 집안에 유방암 유전 요소가 있을 경우에는 철저히 검사하면 그래도 많은 도움이 될 것이다. 또한 그런 집안 내력이 있을 경우 아이들도 젊다고 방심하지 말고 20대부터라도 조사를 철저히 할 필요가 있다는 것을 책자를 통해서 알게 되었다. 그러므로 우리는 절대로 생존을 위한 끝없는 노력과 병에 대한 상식을 넓힐 필요가 있을 것이다.

먼저 병이 나고 한겨울을 꼬박 누워 지내면서 지금 내 손 안에 현금을 가득 쥐고 있다 한들 그것이 다 무슨 소용일까 하는 생각을 얼마나 많이 했던가? 세상에는 생명 외에는 아무것도 귀한 것이 없다는 불변의 진리를 터득하기에 부족하지 않은 시간이었다. 지난 시간 채 4년도 되지 않는 인생에서 짧다면 짧은 시간 안에 나는 그런 일련의 불행한 일로 다른 사람이라면 한평생을 보내도 겪어보지 않았을 끔찍한 일들을 겪으며 너무나도 깊은 절망의 나락으로 거푸 곤두박질을 쳤다. 그래도 절망을 딛고 다시 일어나 충분히 가치 있고 값진 새로운 삶, 작가의 길을 개척해가며 굴곡진 삶을 기막히게 곡예하듯 살아가고 있다.

고백하건대 나를 사랑하는 하나님께서 보잘것 없고, 풀잎의 이슬만도 못한 가엾은 이 생명을 당신의 강한 팔로 안위해 눈동자처럼 보호해 주시지 않았다면 나는 아무것도 이루어 낼 수 없었을 것이다.

수술 후 또다시 검진을 기다리며 나는 지난번처럼 이번에도 '이상 없음' 이라는 소견을 기대하며, 아름다운 꽃이 흐드러지게 피어있는 뒤뜰을 또 다른 시각으로 바라보며 생각의 지평을 깊고 넓게 넓혀가고 있다. 뒤뜰 채마밭에 그날 그렇게 사다 심은 고추나무에는 보기만 해도 탐스럽고 싱싱한 고추가 무슨 큰 건강지킴이마냥 주렁주렁 달려있어 그 날을 상기시킨다. 타인들에게는 극히 평범한 일상이 어쩌다가 나에게는 오직 순간순간이 감동 그 자체로 다가오며 그저 촌음을 아끼며 감사하며 살아야 하는 날들로 가득 차게 되었을 줄이야.

겨자씨만한 믿음의 힘 또한 큰 힘이 되었으리라. 그리고 4년 전에 불치의 병이 발병했는데 그 후 1년 후부터 글쓰기를 시작한 것이 내 인생을 다시 돌아보게 하는 엄청난 큰 힘과 지혜가 되어 나를 붙들어 주었다. 뿐만 아니라 더불어 약도 없다는 병에 치료제 역할을 톡톡히 해 주고 있다.

오늘 살아 있음에 감사하며 우리 결혼 37주년 기념일에 막내 아들부부의 초대로 모처럼 즐거운 시간을 같이했다. 둘째 아들이 보낸 축하 꽃다발을 받아 안고 흐뭇한 마음으로 집에 돌아왔다. 때맞춰 한국에 지사장으로 나가있는 큰 아들이 우리 집안의 첫 손녀를 봤다는 진정 기다리던 기쁜 소식을 전해왔다. 이 모든 것이 살아있는 자만이 누리는 특전이 아니던가?

한해가 하루같이 흘러간 세모에 홀로 앉아 지는 해를 바라보며 지나간 시간을 반추해 본다. 결코 길다고 할 수 없는 흘러간 한해 동안 정녕 나는 어떻게 그 수많은 기쁨과 고통이 상존하는 순간순간을 감당할 수 있었을까? 환희에 들떠서, 때로는 절망의 나락에 굴러 떨어지며, 먼 훗날 그리워 추억할지도 모를 소중한 이 순간에 끝없는 생성과 소멸의 수레바퀴가 쉼 없이 굴러가며 역사를 창조해 내는 틈바귀에 얹혀 같이 흐르는 것이리라. 또다시 생각해 봐도 내 생명의 끝자락은 신의 손 안에 잡혀 있기에 한 치, 한 푼도 늘리지 못할 주제에 무슨 권리로 어리석게도 인생을 펴고 재며 주장을 할 수가 있단 말인가! 엄청난 절망은 고통을 동반해서 나를 통째로 흔들더니 이제 희망의 밝은 빛이 서서히 보이기 시작하는 것 같다.

"절망이 머물다 간 자리에 희망의 씨앗을 심어 풍성한 결실을 거두어 아낌없이 나누리라."

지난해에 병으로 미뤄진 나의 수필집 《길 없는 길 위에서》가 이제 출판되어 6월에 있을 조촐한 출판기념회를 준비하는 바쁜 일상 속에서 앞으로도 계속 기개 있게 살아야 하리라 하고 소망해 본다. 인생 여정에서 어쩔 수없이 맞부닥뜨린 절망과 고통의 늪에서 희망의 꽃을 피워내며 내 자신의 내면세계는 더 풍요로워졌다.

이제 더욱 겸손한 자세로 희망과 용기를 나누는 겸허한 희망 전령사가 되고자 오늘도 나의 최선을 다하고자 노력한다.

환우와 가족여러분! 절망의 늪에서도 희망의 꽃을 피워낼 수 있습니다. 절대로 끝까지 희망의 끈을 놓지 마시고, 힘내세요. 당신은 너무 귀한 존재이니까요.

　가족과 함께 오래 전에 미국으로 이민, 현재 시애틀에서 살고 계시는 박유선 님은 현지의 병원에서 2006년 4월 유방암 진단을 받으셨습니다.

　처음에는 너무 놀라고 절망적이라 아무 생각도 할 수 없을 정도였지만, 반드시 병을 이기고 건강하게 살고 싶다는 본능과 소름끼치는 무서운 병마에 휘둘리지 않겠다는 각오로 항암 치료에 임한 결과 현재 별다른 불편 없이 살고 계시다고 합니다.

세상은 나 혼자서 사는 것이 아니다

서 문 수

2006년 12월 8일, 평소에 감기 한번 걸리지 않던 건강한 체질의 아내가 A병원에서 급성골수성 백혈병 진단을 받았다. 우리 가족은 아들 둘에 아내, 이렇게 네 명이서 행복하게 살았다. 아내는 월급쟁이인 나와 결혼해 월급을 알뜰하게 저축해 결혼 10년 만에 현재의 집을 마련했고, 아이들도 건강하게 자라서 각각 초등학교 4학년과 6학년에 다녔다. 또한 아내가 공인중개사 자격증을 취득해 동네 부동산 사무소에서 맞벌이를 시작했다.

백혈병 진단을 받기 몇 개월 전부터 허벅지에 멍이 자주 들은 데다, 한 번 들면 깊게 들었다. 게다가 잘 풀리지 않는 시커먼 멍인 데다 실핏줄이 피부에 나타나서 하지정맥류 초기 증상이 아닌가 의심도 했다. 진단을 받기 직전에는 잠을 자고 난 후 목이 아파 한의원에 침도 맞으러 다녔고, 정형외과에 가서 주사도 맞았지만 차도는 없었다. 그런데 이제는 감기증상까지 보여 기침까지 동반하면서 계속 차도가 없었다.

열도 나는데 동네 병원에서는 항생제 등의 감기약을 처방해 주기에 저녁을 먹는 둥 마는 둥 한 뒤 약을 먹었다. 그러더니 아내는 약 30분 후에 속이 아프다며 아이들 방에 들어가 울기 시작하는 것이 아닌가. 그래서 집에서 가까운 병원의 응급실로 갔다.

병원에서는 체한 듯하다면서 관장을 하고 주사를 놓았다. 그 후 다시 며칠이 흘렀으나 감기증상은 더욱 악화되어 병원에 가서 내시경 검사를 했다. 내시경 검사 후 사진을 보니 위 전체가 피를 뿌려놓은 듯했다. 입원을 한 뒤 종합검사를 하기 위해 피검사를 한 후 입원실을 배정받고 나니 내과 선생님이 보호자를 보자고 했다. 가보니 "피검사 결과 백혈구 수치가 10만이 넘습니다. 백혈병이 의심되니 빨리 3차 병원으로 가서 정밀진단을 보아보세요" 하면서 소견서를 주는 것이었다.

백혈병이라는 청천병력 같은 진단에 다리가 떨리고 온몸에 힘이 빠져 정신이 없었다. TV나 신문 같은 데서 머리 깎고 마스크를 쓰고 치료하는 백혈병에 걸린 사람들을 보면서 내 가족과는 상관없는 사람들이나 걸리는 병이라고 생각했다. 그 백혈병을 내 가족이 걸렸다고 생각하니 하늘이 노랗고 어지러운 느낌이 들어 화장실에서 엉엉 울었다. 결국 B병원 응급실에 도착해 접수를 끝내고 기다리는 동안 제발 오진이기를 바랬다. 하지만 그곳에서 최종적으로 급성골수성 백혈병 진단이 내려졌다. 곧 준무균실에서 머리를 깎고 본격적인 항암 치료에 들어갔다.

집에 와서 며칠 동안 혼란스러웠던 일들과 과거의 일들이 주마등처럼 머리를 스치고 지나갔다. 지금까지 남한테도 싫은 소리 한 번 할줄 모르는 착한 성격이던 사람이 왜 하필 백혈병이 걸렸는지 생각하자 인생이 너무 허무하게 느껴졌다. 집을 장만

하려고 앞만 보고 살아왔더니 이제는 인생을 즐기려고 하니까 찾아온 백혈병은 집안 전체를 엉망으로 만들었다.

처음에는 집안 친척들이 와서 밥도 해주고 빨래도 해주었지만 너무나 기나긴 철인 3종 경기이기에 내가 직접 하기로 결심하고 집안일을 시작했다. 청소와 빨래는 큰 문제가 아니었지만, 밥과 반찬은 주로 인스턴트식품으로 해결해야 했다. 직장과 병원을 오가는 나에게는 별다른 대책이 없었다.

항암 1차 치료

준무균실에서 본격적인 항암 1차 치료가 시작된 뒤 기침을 동반한 폐렴증상이 나타나고, 열까지 동반해 항생제와 항암제를 지속적으로 투여했다. 여기에 수혈까지 받아 얼굴과 몸이 검게 변해갔다. 급기야 머리카락까지 빠지기 시작하더니 결국 맨살이 보이기 시작했다. 준무균실이라 면회가 통제되어 하루에 한 번 갈 수 있었다. 갈 때마다 나는 보기 흉할 정도로 피부와 얼굴이 변해가던 아내에게 늘 농담을 하고 왔다. "얼굴이 예쁜 공주나 걸리는 병인 줄 알았더니 당신이 이런 병에 걸릴 줄이야. 백혈병도 세월 따라 변하는 모양이야. 앞으로는 내가 공주처럼 받들어 줄 테니 얼른 털고 일어나" 하면서 긍정적인 사고를 가지게 했다.

항암 치료를 시작한지 5주 정도 지났을 때 백혈구 수치도 정상으로 돌아오고 1차 관해도 와서 퇴원했다. 처음 암선고를 받고 입원할 당시에는 이제 죽었구나 하고 생각했는데 살아서 퇴원을 하니 삶에 대한 또 다른 희망을 얻었다.

항암 2차 치료

1차 관해 후 집에서 쉬는 동안 먹는 것과 환경 등에 있어 세균 감염을 조심하면서 2차 항암 치료를 준비했다. 골수 이식을 해야 했기에 형제 중에서 골수 검사를 시작했다. 형제는 남자 2명, 여자 3명이 있어 안심은 됐지만 형제간에 골수가 맞을 확률은 25%였다. 그래서 형제가 많아도 골수가 안 맞은 경우가 있어 걱정이 되었다. 어린 남동생 2명에 대해 골수 검사를 한 결과는 맞지 않았다. 타인에 대한 골수검사는 의료보험이 적용되지 않아 부담이 되었지만 여동생 2명에 대해 골수검사를 한 결과는 2명 모두 일치해 골수 이식을 하기로 했다.

다시 항암 2차 치료를 위해 병원에 입원했다. 1차 관해 후 다시 항암 치료를 시작하려 입원했지만 혈액수치가 정상이 안 되어 계속 입원만 한 채 수치검사만 매일 했다. 하지만 수치는 정상으로 올라가지 않았다. 병실이 없어 2인실에서 약 일주일 동안 입원만 하다 다시 퇴원해 집에서 대기하면서 외래만 다니면서 혈액검사를 하다 수치가 정상으로 올라 입원해 치료가 시작되었다.

항암 2차 치료 때에는 6인실 병실이 났지만 그곳에서 치료하는 사람들 대부분이 재발을 해 다시 치료받는 사람들이었다. 몇 년 만에 재발해 치료받는 사람도 있었고, 몇 개월 만에 재발해 치료받는 사람들도 있었다.

항암 치료를 시작한 지 열흘 정도 되던 날, 야간에 고열을 동반 한 기침이 나서 의료진이 긴장을 했지만 항생제를 투여하니 열도 내리고 사진 상에도 특별한 증상이 나타나지 않아 진정되었다. 치료 시작 후 3주째 되는 기간에 이르자 수치가 제로상태가 되더니 서서히 회복해 무사히 항암 2차 치료를 끝내고 두번째 퇴원을 했다.

우리 집은 초등학교에 다니는 남자만 2명이다. 병원에 입원하는 동안 직장, 병원, 집안일은 모두 나의 몫이었다. 두 번의 입번으로 집안일에 어느 정도 자신감이 생겼다. 또한 아내가 병원에서 입원하고 있던 동안 큰 녀석은 철이 많이 든 것 같았다. 중간고사가 있기 전날, 1등을 해 엄마를 기쁘게 해준다면서 동생과 같이 예상문제집을 공부하는 것을 보고 한편으로는 대견스러웠다.

골수 이식

항암 2차 치료가 끝나고 골수 이식을 위해 조혈모세포 이식병동에 입원했다. 처제도 골수를 뽑기 위해 병원에 입원했다. 골수 이식은 의외로 간단했다. 서너 시간 동안 헌혈하는 식으로 기계에서 골수를 뽑아 수혈하듯이 이식했다.

백혈병 환자들은 골수이식을 해야 치료를 완치하는 경우가 많은데, 형제간에 골수가 맞지 않으면 기증자를 찾아야 하고, 우리나라에서 맞는 골수가 없으면 아시아에서 찾아야 되고, 그래도 없으면 미국이나 유럽 같은 곳에서 기증자를 찾아야 한다고 했다. 그래서 형제간에 골수가 맞으면 행운이라는 말까지 있었다. 유럽이나 미국 같은데서 골수를 가져오면 돈도 많이 들고 부작용도 커서 재발될 위험이 크다고 한다.

골수 이식을 받기 위해 감옥 같은 무균실에서 4주 정도의 입원은 환자 본인에게도 고통이 많다. 검게 변해가는 피부색, 먹으면 토하게 되는 울렁거림과 구역질, 항암제의 부작용으로 인한 세균 발생 등은 환자들이 피해갈 수 없는 공통현상이다. 감옥 같은 병상에서 환자에게 위안을 줄 수 있는 유일한 낙은 간호사들과 의사들의 친절이다. B병원에 입원하면서부터 느낀 점은 보호자가 담당 의사 미팅을 원하면 언제든지 달려와서 환자증세에 대한 친절한 설명을 한다. 간호사들 또한 언제나 밝고 명랑하면서 환자와 보호자를 대하는 그들의 모습에서 B병원에 대한 감명을 받게 한다.

골수 이식 후 별다른 증상이 없어 준무균실로 나와 계속 치료를 받던 중 이번에는 간수치가 올라가고 폐에 염증이 생기며, 고열을 동반해 배에 복수가 차기 시작, 하룻밤에 1kg씩 몸무게가 늘었다. 의료진에게 비상이 걸렸다.

다행히 담당 교수가 같은 증상을 치료하기 위해 노르웨이에서 수입한 약이 남아 있어 그 약을 투여하기로 했다. 그런데 이대로 며칠이 지났지만 호전되는 것 같지는 않았다. 그나마 폐에 염증이 난 것이 다행히 입구에 발생되어 항생제를 투여하니 기침도 어느 정도 가라앉았고, 간수치도 내려갔으며, 복수도 서서히 호전되어 몸무게도 줄어들었다는 점이었다.

나는 병원에 갈 때마다 확인하는 것이 있다. 바로 병원비이다. 아내가 백혈병에 걸렸다고 하면 주위 사람들은 1억, 2억에서부터 최소한 5천만 원 이상이 든다고 했다. 환자에게는 말을 못하지만 보호자는 당연히 병원비를 마련하는데 걱정이 앞선다. "환자 본인은 질병과 싸우고 있지만 보호자는 치료비와 싸우고 있다"는 말이 떠오를 정도다.

그나마 정부에서는 작년 9월부터 중증 환자의 경우 본인부담금을 20%에서 10%로 감경시켜 주었기 때문에 치료비는 내가 생각했던 것만큼은 나오지 않았다. 정부에 대해 감사함을 느낀다. 사실 감기환자의 부담금은 조금 올리더라도 중중환자의 부담금은 줄여주어야 할 필요가 있다. 물론 정부에서 이에 관한 정책을 추진하는 것으로 알고 있지만 빨리 개선해야 한다. 아파보지도 않고, 암에 걸리지도 않은 사람들은 자신이 평생 건강할 것이라 믿은 채, 암은 특정인이나 걸리는 것으로 아니 반대하겠지만, 질병은 하루아침에 찾아와서 치료비를 걱정하게 만든다는 사실을 분명히 간과해서는 안 된다. 평생 건강할 것이라 생각하는 것 또한 어리석다. 아니, 나 또한 그렇게 생각했었다.

이번에 또 내가 크게 느낀 것은 아무 대가도 없이 자원봉사를 하는 사람들이 많다는 점이다. 혈액암협회에 매월 성금을 기부하거나 정기적으로 헌혈을 하는 사람들, 신혼여행 가기 전날 골수를 기증해 여행을 못 간 사람, 한쪽 신장을 떼어주고 골수까지 남을 위해 기증하는 사람, 별다른 대가 없이 혈액암협회나 여타 시민단체에서 일하는 사람들은 분명한 천사들이다.

아내의 백혈병 발병은 내 인생에 있어 큰 전환점을 가져왔다. 마음만 있었지 늘 실천으로 옮기지 못한 나 자신이 그들을 보면서 부끄러웠으며 이번 일을 계기로 나 혼자 이 세상을 살 수 없다는 것을 깨달았다. 그렇기에 앞으로는 골수기증 및 정기적인 후원, 헌혈 등을 하며 남에게 베풀면서 살아야겠다고 다짐했다.

아내는 이제 골수이식수술과 치료가 잘 되어 퇴원한 뒤 집에서 요양 중이다. 아직도 병상에서 병마와 싸우고 있는 암환자 분들 및 그 가족 여러분들은 희망의 끈을 절대 놓지 말고 항상 긍정적인 사고를 가지고서 현실을 받아들여야 한다.

종교를 믿고 의지하는 것도 좋으며, 의료진을 믿고 치료에 최선을 다한다면 완치라는 값진 선물이 기다리고 있을 것이고, 건강을 회복해 예전과 같은 행복한 삶을 누릴 수 있을 것이다.

서문수 님은 2006년 12월에 급성골수성 백혈병을 진단받은 홍현자 님의 남편이십니다. 네식구의 생활은 물론, 집을 장만했을 정도로 열심히 살아오던 중 홍현자 님이 백혈병에 걸렸다는 진단을 받자 온 가족이 큰 충격에 휩싸였습니다. 하지만 모든 것을 긍정적으로 받아들이기로 각오한 채 아내의 간병과 집안의 원만한 운영을 위해 서문수 님이 노력하시고, 주변의 많은 분들에게서 경제적 · 정신적 도움까지 받게 되면서 홍현자 님의 치료가 잘 되어 현재는 요양 중이시라고 합니다.

* 주치의 소견

홍현자 님은 2006년 12월에 고열과 인후염 증상으로 처음 병원을 방문하여 급성 골수성 백혈병 진단을 받고 관해 유도 항암 화학요법을 시행하여 완전 관해가 되었습니다. 한 차례의 공고 요법을 시행한 후 2007년 4월 동종 조혈모세포 이식을 시행하였습니다. 아직 이식 후 두 달 남짓의 시간밖에 지나지 않아 환자의 장기적인 예후나 완치 여부에 대해 말씀드릴 수 있는 시점은 아니지만 그 동안 치료 과정에서 여러 부작용에도 불구하고 환자나 보호자들이 꿋꿋이 잘 견뎌내신 것을 보면 앞으로도 투병 생활을 잘해 나가실 수 있으리라 믿습니다.

— 김기현(서울 B병원 혈액종양내과)

희망을 노래하는 소녀 환자

손 의 세

세상에 '희망' 이란 말만큼 위안이 되는 말은 없습니다.
나의 딸이자 그리고 희망을 노래하는
재희를 보내주신 하느님께 감사드립니다.

재희, 희망을 노래하다.

재희는 가수가 꿈인 11살 소아뇌종양 환자입니다. 진단명은
'역형성 성상 세포종 악성뇌종양' 입니다. 재희는 절망하는 대신
희망을 노래합니다. 재희에게는 가수가 되려는 꿈이 있기 때문
입니다. 재희는 뇌종양이 절망이 아니라 가수가 되기 위한 힘든
과정임을 알고 있습니다. 모든 것에 감사하는 아이죠. 말끝마다
"감사합니다"라는 말을 꼬옥 붙이고야 맙니다. 내가 아픈 것보
다 주변의 가족들이 걱정할까봐 항상 "감사합니다. 감사합니다"
하고 말한답니다.

2007년 2월 28일 -- 재희의 10번째 생일

MRI 촬영 후 소아우울증이라던 재희가 뇌종양 진단까지 받게

됩니다. 큰 병원으로 가라면서 당황하신 얼굴로 추천서를 써주시던 신경정신과 선생님을 뒤로하고 A대학병원으로 가게 됩니다. 처음으로 구급차를 타고 응급실에 입원합니다. 재희는 10번째 생일을 그렇게 응급실에서 맞이했습니다.

10년을 키워오면서 아이에게 남겨 준 것이 머릿속에 5㎝의 커다란 종양밖에 없다는 생각이 들면 지금도 가슴이 아려옵니다. 앞으로 감당해야 할 고통의 시간을 생각하여 부모로서, 아빠로서 무엇을 해야 하나 하는 막연함 두려움과 말로 표현이 안 되는 절망감이 가슴을 옥죄어 옵니다.

생일초들이 꺼지지 말았으면 좋겠다던 속마음이 들켜버렸는지 몇 번을 불어도 꺼지지 않습니다. 다행입니다. "이번엔 끄지 말자. 독특하게 튀잖아." 옆에 빼놓고 다 타게 내버려 둡니다. 재희가 서운해 해도 어쩔 수 없습니다.

2007년 3월 5일 – 종양 1차 재수술

입원한 지 3일 만에 재희는 종양제거수술에 들어갔습니다. 종양을 제거할 수 있는 확률은 10%미만이라 하더군요. 종양이 너무 예민한 부위에 커다랗게 자란 데다 혈관이 발달되어 있어 종양을 제거한다는 것이 쉽지는 않겠지만 최선을 다해보자고 하십니다.

4시간으로 예정되어 있던 수술이 7시간이 걸리는 힘겨운 전쟁처럼 되었습니다. 재희는 혼자 외롭고 힘든 시간을 보냈을 겁니다. 수술 결과 결국 종양을 제거하지 못했고, 조직 검사를 위한 표본만 확보했다고 합니다. 그나마도 쉽지 않았다는 말 뿐……. 재희는 곧바로 중환자실에 입원합니다.

중환자실에서의 3일. 귀에 거슬리는 기계음이며 요란한 기계 장치들 속에서 재희는 힘겨운 싸움을 벌입니다. 제한된 면회시간을 제외하고는 문틈 사이로 간신히 보이는 재희의 모습은 너무나 힘들고 지쳐 보입니다. 하지만 재희는 항상 엄마, 아빠, 동생, 할머니를 걱정합니다.

"근데 재현이는 유치원에 갔나? 만화는 38번하고 42번에서 하는데 안 알려주고 왔어."

그런 재희입니다. 항상 당당하고 자랑스러운 나의 딸입니다.

조직 검사결과

1차 수술 후 조직 검사결과가 나왔습니다.

'1년…….'

눈에선 눈물이 흐르지만 겉으로는 웃을 수밖에 없습니다. 재희가 보고 있으니까요. 뒤돌아섭니다. 혹시 재희가 보면 안 될 것 같아 나중에, 아주 나중에 한번에 울기로 했습니다. 아니, 울지 않을 겁니다. 재희를 믿습니다. 당당히 싸워서 이겨낼 거고, 또 그렇게 원하는 가수가 될 겁니다. 한 번도 졸라 본 적도, 떼를 써 본 적도 없는 재희가 언제부터인가 커가면서 처음으로 아빠에게 부탁했던 미래입니다.

"가수가 되고 싶어요."

가족 여행

지리산으로 여행을 가기로 합니다. 차를 타고도 5, 6시간 남짓 걸리는 먼 곳입니다. 재희는 물론 우리 가족에게는 소중한 추억의 장소입니다. 지리산은 항상 가족과 함께 했던 곳이고, 또 즐거운 기억들이 마음속 깊이 자리 잡고 있는 곳입니다. 그런 곳에 재희가 가고 싶다고 합니다. 아마도 재희는 지리산에 가고 싶은 것보다 가족과 함께 했던 시간들이 그리웠을 것입니다.

많은 분들이 만류합니다. 그래도 꼭 가야 할 이유는 분명히 있습니다. 그곳에 가서 우리 가족의 즐거웠던 날들을 기억하면서 힘겹지만 당당히 이겨내는 재희로 다시 돌아올 것이라 우리는 믿습니다.

지리산 쌍계사 계곡

계곡에 만개한 벚꽃이 우리를 맞이합니다. 산방에 자리를 잡습니다. 익숙한 곳입니다. 늘 가던 곳인데, 다만 달라진 것이라면 조잘거리고 노래 부르며 갔던 곳을 병마와 싸워가며 줄곧 잠든 채 갑니다. 지치고 피곤한 얼굴로. 형님, 형수님 그리고 조카들. 세상에 무엇보다 소중한 나의 가족 여행입니다. 꿈같은 날들을 보내게 됩니다. 가족이란 것이 원래 그런 겁니다. 힘들 때, 어려워졌을 때 소중하게 떠오르는 존재.

지리산 자락에 만개한 벚꽃을 구경합니다.

"내년에 다시 이곳에 와요."

"응, 꼬옥 다시 오자."

약속했습니다. 내년이 아니라 몇 년 뒤에라도 이곳에 다시 올 것이라 다짐합니다.

데뷔 콘서트

아프면서부터 재희는 아래를 내려다보지 못합니다. 종양이 시신경을 압박하면서 생긴 증상입니다. 기억력 또한 많이 떨어졌습니다. 처음에 10곡도 거뜬히 부르던 것이 5곡으로, 3곡으로 그리고 이제는 한 곡도 제대로 부르지 못합니다.

가사는 물론이거니와 힘주어 부르지도 못하는 노래지만 세상에서 가장 아름다운 노래입니다. 재희는 세상에 희망을 주기 위해 노래를 부른다고 합니다. 정작 희망을 필요로 하는 사람은 재희인데 말입니다.

3월 31일이 재희가 데뷔하는 날입니다. 가까운 친지며 친구들을 불러서 조촐하게 즐거운 시간을 갖는 날입니다.

2차 션트수술

하지만 이것조차도 허락되질 않습니다. 하루 전에 재희의 증상이 악화되어 응급실로 다시 입원하게 됩니다. 2차 수술 결정이 내려졌습니다. 뇌압의 상승으로 인해 인위적으로 뇌에서 복강까지 물길을 만들어 주는 수술을 받아야 한다고 합니다. 선생님들의 결정을 신뢰합니다. 다만 수술실에 들어가는 재희가 안쓰러울 따름입니다. 대신 들어가 줄 수만 있다면…… 그럴 수만 있다면…….

하지만 재희는 외칩니다.

"엄마 파이팅 —!"

재희.

3시간의 수술을 무사히 마쳤습니다. 재희가 울고 있습니다. 많이 아프고 힘든 모양입니다. 울지 않는 재희였는데 얼마나 힘이 들었을까. 가슴이 아려옵니다. 하지만 재희는 운동을 해야 빨리 회복된다는 말에 바로 몸을 일으켜 세웁니다.

"빨리 걸을 거예요. 빨리 나을 거예요. 선생님이 꼬옥 낫게 해 주신다고 했어요."

재희의 발걸음이 빨라집니다.

기적을 바라지는 않습니다. 기적도 분명히 노력하는 자의 몫일 겁니다. 재희는 현재 방사선 치료와 항암 치료를 동시에 받고 있습니다. 힘들다던 항암 치료도, 방사선 치료도 재희의 의지보다 대단하지는 않은 것 같습니다. 잘 견뎌 주고 있는 데다 체중은 오히려 늘어났습니다. 백혈구 수치도 항상 정상을 유지합니다.

항상 밝게 웃는 재희의 얼굴에 절망은 없습니다. 꼬옥 나아서 희망을 노래하는 가수가 될 겁니다. 그럴 겁니다.

＊ 손의세(남, 41세)

손의세 님은 2007년 2월 역형성 성상세포종 악성뇌종양 말기를 진단 받은 손재희 양의 아버님이십니다. 커서 가수가 되겠다는 딸이 열번째 생일을 병원에서 맞게 되던 날, 손의세 님은 절망했지만 오히려 자신보다 더 절망적인 상황에 있는 사람들을 위해 희망의 노래를 부르겠다고 하는 딸 재희 양 때문에, 그리고 그런 재희 양의 상태가 호전되고 있다는 점 때문에 요즘에는 희망을 가지고 살고 계십니다.

＊ 주치의 소견

가수가 되겠다는 재희는 영리하고 똑똑한 열 살의 소녀입니다. 작년 말부터 잘 먹지 않고, 전신이 쇠약해지더니 말수가 줄어들고, 학교를 다녀온 뒤에는 누우려고만 하고, 계단을 내려갈 때에는 아래로 시선을 잘 맞추지 못하는 증세가 있었습니다. 위내시경 검사에서는 정상이었지만, 우울증세로 정신과 치료를 받았음에도 별 차도가 없었고, 금년 초부터 손을 떠는 증상과 간간이 구토와 두통, 기억력 감퇴를 보였습니다.

뇌 MRI 촬영 결과 뇌종양이 발견되었습니다. 두통과 구토는 뇌종양의 가장 흔한 증상이기 때문에 원인 모를 두통이 수주일 이상 지속될 때에는 뇌종양을 한번쯤 의심해 조사할 필요가 있습니다. 어린 아이의 뇌종양은 백혈병 다음으로 흔한 종양이고, 그 뇌종양은 90여 개의 성격이 다른 종양으로 구성되어 있습니다. 대체로 뇌종양의 예후는 병리학적 악성도, 발생위치, 나이 등에 따라 달라집니다.

재희가 갖고 있는 뇌종양은 '시상' 이라고 하는 모든 감각, 운동의 외부정보가 대뇌피질로 전달되는 중계소에 해당하는 뇌의 한가운데에 위치한 곳에서 생긴 종양으로, 전 뇌종양의 2~5%를 차지하는 종양입니다. 더구나 양측 시상에서 동시에 생긴 종양으로 조직학적으로는 악성교종인 데다, 매우 드물고 예후가 나쁜 종양입니다. 약 5.6㎝ 직경의 공 모양의 둥근 혹이었습니다. 수술로 종양 전체를 제거하는 것이 극히 위험하고, 여러 가지 합병증이 우려되어 조직검사와 수두증을 해결하기 위한 조치를 하고, 항암제 치료와 방사선 치료를 동시에 하는 병합요법을 마쳤으며, 이제 장기간의 항암제 유지요법에 기대를 걸고 있습니다.

지금까지 치료를 잘 받았고, 일반적 상태는 치료 전보다 양호한 편입니다. 항암 치료를 받고 있는 환자나 그 가족은 참으로 어려운 육체적·정신적 시련을 겪습니다. 희망을 잃지 않고 담당 의사와 힘을 합쳐 최선을 다하는 것이 중요하다고 봅니다. 사람의 능력으로 해결할 수 없는 일이 많지만, 끊임없이 해결방안을 모색하는 노력을 기울일 때 그 자체로서 의미 있는 인생이 되리라 믿습니다. 의사도 환자의 치료에 전력을 기울이면서 환희와 비애를 느끼며, 생사를 넘나들고, 절대자의 권능을 깨우치게 됩니다.

재희는 지금도 가수가 되는 꿈을 간직하고 있을 것입니다. 재희의 뇌종양이 비록 완치가 어렵고 예후가 나쁘다 하더라도 우리 모두가 정성과 사랑으로 재희의 마음을 맑고 행복하게 하는데 최선의 노력을 다하고자 합니다.

— 조병규(A병원 소아신경외과)

고통은 한 보따리, 사랑은 두 보따리

심 순 복

2002년 6월, 우리 나라에서는 월드컵이 한창이었다. 그러나 나는 늘 피곤해 월드컵으로 인한 붉은 물결의 축제에 합류할 수 없었다. 그 당시 나는 직장생활로 인한 스트레스와 피로 때문이겠지 하고 생각하며 대수롭지 않게 넘겼다.

그런데 그 해 8월쯤에는 온몸에 두드러기 증상이 나타나기 시작했고, 그것을 치료하려고 동네 피부과를 두어 달 정도 다녀야 했다. 그러나 병원에 갈 때는 괜찮아지는 듯하다가 치료를 받지 않으면 다시 두드러기로 온몸이 덮이기를 반복했다.

다음 번에는 주변의 권유로 한의원을 찾았다. 한의원에서는 체질적인 문제라고 하면서 한약을 3개월 정도 복용하는 것이 좋겠다고 했다. 그런데 한약을 먹고 나면 어지럽고 속이 쓰려서 진저리가 날 정도였고, 심지어 온몸에 힘이 빠져 잠시 의식을 잃는 일까지 발생했다. 나는 두드러기로 인한 고통보다 한약으로 인한 고통이 더 심하다고 느꼈을 정도였다. 그러던 중 샤워를 하고 목욕탕의 거울을 보는 순간 목에 메추리알 정도 크기의 혹이 나와 있는 것을 발견하게 되었다. 별로 통증도 없고 눌러도 아프지 않아서 괜찮겠지 하면서 지냈는데, 어느 날부터인가 음식물을 삼키려면 목에 걸려 넘길 수가 없는 현상이 나타나서 동네 의원을 찾아갔다. 의사 선생님이 종합병원에 가서 목에 있는 혹 부분의 조직 검사를 해 보는 것이 좋겠다고 하셨다. 그래서 A대학병원을 찾아가 조직 검사를 하게 되었다. 조직 검사를 하기 위해 조직을 떼어 내고 나니 지혈이 안 된다며 입원을 하라고 했었는데 그때만도 별로 대수롭지 않게 생각을 했다.

나는 170cm의 키와 67kg의 몸무게를 가진 건장한 체구의 소유자로 평상시 건강을 자랑하던 사람이었다. 그런데 며칠 후 검사결과가 나왔다고 하면서 보호자와 함께 오라고 했다. 나는 그때까지도 사태의 심각성을 전혀 느끼지 못한 채 혼자서 의사 선생님을 만나러 갔다.

의사 선생님은 나를 처음 보자마자 보호자부터 찾았다. 나는 타고난 건강을 자신하던 터라 "저에게 말씀하세요" 했다. 그랬더니 난감해 하시면서 "선암이 어딘가에 있고, 목에 생긴 혹은 임파선에까지 전이된 암입니다"라고 말씀하셨다.

이때까지만 해도 나는 이 말이 무슨 말인지를 잘 알아듣지 못했다. 또한 당황하다보니 되묻기를 여러 번 하다가 순간 암은 곧 죽음이 아닌가 하는 생각이 들어, "내가 이대로 산다면 얼마나 살 수 있겠습니까?" 하고 물었다. 3~6개월이란다. 그 이야기를 듣고 어떻게 병원을 나왔는지 지금도 기억이 나지 않는다.

"내가 살 수 있는 날이 3개월에서 6개월이라니."

마음속 깊은 곳으로부터 세상이 무너졌다. 나는 절망, 두려움,

좌절, 불안, 패배감의 회오리를 온몸으로 느끼며, 피눈물을 쏟으면서 어디로 갈 것인가도, 어떻게 해야 하는가도 모르는 채 추적추적 내리는 비를 맞으며 어디론가 걷고 있었다. 한참을 걸은 것 같은데 거기가 어딘지도 모르겠고, 누군가에게 연락을 해야겠는데도 전화번호가 전혀 생각나지 않았다.

얼마쯤 시간이 흘렀는지……. 남편, 아들들, 엄마, 동생들, 친구들, 또 나를 사랑해 주는 많은 사람들의 얼굴이 한꺼번에 떠올랐다. 그리고 미워하고 싸우며 욕심으로 살아왔던 지난날들, 또 습관처럼 살아온 시간들도 용서받아야 한다는 생각이, 더 잘 살수 있었는데 하는 후회가 밀려왔다. 나는 이대로 죽을 수 없다는 생각을 했다. 찢기고 넘어져 피 흘리면서라도, 또 기어서라도 살수 있다면 살고 싶어졌다.

2002년 11월, 수소문 끝에 서울 B병원 혈액종양내과 C선생님을 만나게 되었다. C선생님께서는 A대학병원에서 검사한 자료들을 살피시며 불편한 곳을 물어보신 다음, 잠시 말이 없으시더니 내 어깨를 두드려 주셨다. 그때 나는 의사 선생님의 눈빛에서 걱정과 절망을 보았다. 가슴이 철렁 내려앉았고 하늘이 무너져 내리며 깜깜해졌다. 그 동안 잘 참아왔던 뜨거운 눈물이 끝없이 흘렀다. 일단 입원을 하고 검사부터 다시 해보자고 하셨다. 입원을 했다. 혈액검사를 위해 수없이 많은 피를 뽑아내고, 내시경, CT 촬영, 폐 X레이 등을 찍으며 각종 검사를 받았다. 살 수 있다는 가녀린 희망과 또 다른 한편으로는 조마조마한 마음으로 죽음을 준비하며 검사결과를 받았다.

"암세포가 임파선까지 전이된 말기 위암……."

이미 수술을 할 수 있는 시기는 지났다고 하셨다. 우선 화학 요법에 의한 항암 치료를 아홉 차례 정도 하면서 결과를 지켜보자고 하신다. 1차 항암주사를 맞고 퇴원해 집으로 돌아왔다. 항암주사를 투약하는 동안 한 웅큼씩 빠지는 머리카락을 붙들고 눈물을 뿌려야 했다. 그리고 밥상과 화장실을 번갈아 다니며 먹고 토하고, 또 먹고 토하고……토한 입을 가지고 또 먹는 짐승 같은 내 모습이 정말 싫어 울기도 여러 번 했다. 참으로 힘든 시간이었다.

2002년 12월 초, 나는 이렇게 투병 생활이라는 어둡고 시리며 긴 밤을 시작했다. 초겨울의 차가운 겨울바람이 문풍지 사이로 울음소리를 내며 나의 몸과 마음으로 냉기를 몰고 왔다. 이 시련으로 인해 내가 껴안아야 했던 충격과 고통은 실로 엄청났다. 숨이 막히고 암담해 절망으로 무너지고 있었다. 그러나 생명도, 행복도, 사랑도 가슴 깊은 곳에서 목숨 걸고 소원하는 자의 것이리라는 생각에 내일의 희망을 가져야겠다고 생각했다. 의사 선생님의 손길을 통해 하나님께서 치료하실 것을 믿고, 고통 중이지만 웃으며 견뎌내리라는 강한 마음으로 어깨를 펴고 당당히 맞서 보았다. 가슴 깊은 곳으로부터 살 수 있다는 자신감으로 마음이 편해졌다.

나는 이렇게 절망과 희망 사이를 오가며 아홉 차례의 항암주사와 항암제를 투여했다. 그 결과 암세포가 많이 줄어들었다는 C선생님의 진단을 받고 2003년 8월에 일반외과 D선생님께 수술을 받기로 결정했다. 집으로 돌아와 수술 날짜를 기다리며 나는 나를 정리하듯 집안을 정리했다. 장롱 안의 묵은 옷과 이불, 주방의 그릇, 책장의 묵은 책과 사진첩을 모두 정리하면서 삶도, 생활도 그렇게 정리했다. 또한 필요한 것들이 어디에 있는지 목록을 적고 견출지를 붙여 두었다. 혹시 내가 죽더라도 살아있는 가족들이 엄마의 빈자리를 느끼지 말기를 바라는 간절한 마음으로 담담하게 죽음을 준비하는 내 모습에 또 눈물이 났다.

수술을 하기 위해 입원을 하자 주치의 선생님이 아홉 차례의 항암 치료로 몸의 여러 가지 수치들이 떨어져 있어 위험한데다 또 수술 중 다른 여러 가지 어려움들이 있을 수도 있다고 했다. 의사 선생님의 말씀과 표정이 심각했다. 물론 수술을 위한 절차이고 큰 수술이기 때문에 만일을 위해 하는 말씀이겠지만, 나는 밀려드는 두려움으로 불안하고 초조해졌다. 두 손을 모으고 무릎을 꿇고서 진심으로 하나님을 찾으며 기도를 드렸다.

"치료의 하나님, 의사의 손길을 통해 나의 마음과 몸의 절망을 치료해 주소서. 나에게 다시 일어날 수 있는 힘을 주소서. 희망을 주소서!"

이렇게 진심으로 간절하게 내 생명을 부탁했다. 다음날, 위와 비장은 전체를 그리고 췌장은 일부를 제거하는 수술을 했다. 장시간의 수술 끝에 결과가 좋다고 했다. 그렇지만 나는 수술 후유증으로 계속 검사와 치료를 해야 했다. 수술 후 가스가 나오지 않아 먹지를 못했다. 체중이 약 10kg정도까지 줄었다. 약해질 대로 약해져서 걸어다닐 힘조차 없었다.

그러나 체력을 키워야 건강이 회복되고, 병을 이길 수 있겠다는 생각과 살아야겠다는 일념으로 그 와중에도 주사바늘을 줄줄이 몸에 꽂고 병원 복도를 걸으며 운동을 시작했다. 그리고는 빠른 체력회복을 위한 조급한 마음에 조금 강도를 높여 병원의 비상계단을 올라가 보려고 도전하기도 했다. 칼로 도려내는 듯한 통증을 참으며 한 발자국, 한 발자국 무거운 걸음으로 계단을 오르는데 한층 계단의 수가 왜 그리도 높고 많게 느껴지던지 주저앉고 싶었다. 다리도 후들거리고, 또 통증으로 다시 내려갈 수도 없는데다 그렇다고 올라갈 수도 없어 진땀과 눈물이 났다.

"참아야 한다. 견뎌야 한다"를 수없이 외치며, 살기 위한 몸부림으로 오르고 또 오르며 나는 그렇게 열심히 운동했다. 이렇게 하면서 나는 3주 만에 퇴원했다. 부쩍 야윈 나의 몸과 배와 가슴에는 뱃속의 불순물을 뽑아내기 위해 튜브를 줄줄이 달아 놓아 많이 힘들고 불편했다. 퇴원 후 집으로 병 문안을 온 사람들이 야윈 내 몸과 튜브들을 보며 많이 걱정하며 기도해 주셨다. 그러기를 2, 3개월. 몸에 달고 나온 튜브들을 모두 떼어내며 의사 선생님은 최선을 다해 치료를 끝냈으니 이제부터는 절대자이신 신께 부탁하라고 하셨다.

나는 내 욕구, 내 계획과 자아까지도 내려놓고, 나를 비우고서 내 생명까지도 하나님께 맡기기로 했다. 나는 그렇게 수술 후 지금까지 3년 9개월을 지내면서 모두의 기도와 바람대로 건강이 아주 좋아졌다. 지금은 어느 누가 보아도 내가 그렇게 큰 병을 앓았던 사람이라고는 상상할 수 없을 정도로 멀쩡하게 S라인의 몸매를 자랑하며 일상생활을 해내고 있다.

생각해 보니 건강을 잃음과 동시에 힘겹게 쌓아올린 명예도, 재물도, 내 안에 숨어있던 성취욕도, 세상을 향한 야심도 모두 잃은 듯해 잠시 휘청거리기도 했다. 그리고 아직도 놀란 가슴으로 가끔 악몽을 꾼다. 이렇게 잠시 먼 곳을 돌아온 삶이지만 나를 지키시고 도우신 하나님께 감사한다. 그리고 최선을 다해 치료해 주시고 수술해 주신 의사 선생님들께도 감사한다. 또 내가 사랑하는 가족들, 친구들, 목사님을 비롯해 나를 위해 진심으로 기도해준 내가 사랑하는 소중한 사람들이 있기에 내가 암과 맞서 싸워 이길 수 있는 힘을 얻었음도 감사하게 생각한다.

그리고 내 주변의 풍성함 때문에 나는 지금 행복하다. 이제 다시 태어난 마음으로 '살아있음'에 감사하고, 내가 할 일이 있음을 감사한다. 가지고 있는 모든 것에 감사하며 지금의 나를 사랑한다. 누구에게나 언제라도 찾아올 수 있는 암이라는 병마의 아픔을 온몸으로 체험한 지난날의 나의 고통으로 인해, 남의 아픔과 고통을 진심으로 이해할 수 있고, 공감할 수 있고, 나눌 수 있는 가슴을 열어주신 하나님께서 의미 있는 일을 하신 것이라 믿는다. 겨우내 눈보라를 견디며 준비한 나무들이 봄꽃을 피워내듯 혹독한 겨울을 견뎌내고서 새로운 삶을 시작하며 살아있다는 희망으로 오늘도 환희의 꿈을 꾼다.

심순복 님은 2002년 11월 위암 4기를 진단받으셨습니다. 평소에 타고난 건강을 자신하던 심순복 님은 '앞으로 3~6개월밖에 살 수 없다'는 진단을 받으셨을 때 가족과 주변사람들을 생각하니 이대로 죽을 수는 없다는 생각이 드셨다고 합니다.

그래서 의료진의 권유에 따라 항암 요법을 받아들이고, 의료진과 하느님께 모든 것을 맡기겠다는 각오로 치료에 임한 결과 현재는 일상 생활에 무리가 없을 정도로 완쾌되셨다고 합니다.

* 주치의 소견

심순복 님은 2002년 11월에 위암으로 인해 처음으로 외래를 방문하셨던 분으로, 차분하고 단아한 모습과는 달리 암이 상당히 진행되어 있었다. 위내시경 검사 및 복부 CT 촬영에서 위의 원발종괴가 매우 커져 주위에 있는 비장까지 침범하고 있었으며, 뱃속 깊숙이 대동맥 주위에도 여러 림프절들에 전이가 되어 있었을 뿐만 아니라, 왼쪽 쇄골 위 림프절이 크게 만져졌고, 이 부위에서 조직 검사를 하여 위암세포가 전이된 것이 발견되었다.

이렇게 되면 위암의 병기는 4기에 해당하며, 이는 암이 이미 전신에 번져 있어 위절제 수술은 별 의미가 없는, 즉 완치의 가능성이 거의 없다고 할 수 있는 상황이었다. 이 경우 항암 화학요법이 생존기간을 연장시키기 위한 유일한 방법이지만, 치료에 따른 부작용이 있어 무조건 강한 요법이 권장되지는 않는다.

그러나 심순복 님의 경우 비교적 젊고 치료에 대한 강한 의욕을 갖고 있었기 때문에, 그 당시 우리 위암팀이 연구개발 중인 새로운 화학요법을 소개하였고, 환자도 이를 받아들였다. 다행히 치료효과는 예상보다 훨씬 좋았고, 병의 호전과 더불어 환자는 치료에 따른 부작용도 잘 이겨내고 있었다. 3주마다 총 9회의 화학요법을 실시한 후 2003년 6월에는 왼쪽 쇄골 위에 만져지던 림프절도 전혀 만져지지 않았으며, CT 촬영 및 내시경 검사에서도 종양이 남아 있는지 모를 정도가 되었다. 즉, 임상적으로 완전반응에 이른 것이다.

이제 어떻게 할 것인가? CT 촬영으로 확인할 수 있으려면 암 종괴의 직경이 0.5~1㎝는 되어야 하며, 이런 종괴에는 이미 수억 개의 암세포가 존재한다. 즉, 내시경 검사나 CT 촬영에서 암종괴가 없어졌다고 해도 실제 암세포가 남김없이 없어졌다고 할 수는 없으며, 치료를 중지할 경우 일반적으로 다시 재발되는 것이 보통이다.

따라서 우리는 환자에게 검사로 발견할 수는 없으나 남아 있을 수 있는 암세포들을 제거할 목적으로 수술을 권했고, 환자는 2003년 8월에 위절제 수술을 받았으며, 뱃속에는 암으로 의심될만한 병변이 남아 있지 않았고, 절제된 위에서도 흔적만 남아 있을 뿐 살아 있는 암세포는 발견되지 않았다. 즉, 병리학적 완전반응이 확인된 것이다.

물론 병리학적 완전반응이 곧 완치를 의미하는 것은 아니며, 절제된 위 어딘가에 살아 있는 암세포가 몇 개 남아 있을 가능성이 있고, 그렇기 때문에 수술을 권한 것도 사실이다. 그 후 남아 있는 암세포가 없었고, 환자가 이미 여러 차례에 걸쳐 화학요법을 받았기에 더 이상의 화학요법 없이 정기적인 검사만을 권했으며, 지난 2007년 3월에 마지막 검사한 CT촬영과 위내시경 검사에서 암의 증거는 찾을 수 없었다. 수술한 지 3년 7개월, 처음 화학요법을 시작한 지 4년 4개월이 경과했고, 이제 완치가 되었을 가능성이 매우 높다고 이야기할 수 있게 되었다.

심순복 님과 같이 좋은 결과를 가져온 경우는 사실 매우 드물다. 암이 전신에 퍼진 말기 위암이 항암 화학 요법과 수술만으로 완치가 된 것이다. 이 환자의 경우는 치료를 해 보지도 않고 4기라는 이유만으로 치료를 거부하거나 효과가 과학적으로 입증되지 않은 민간요법 등에 몸을 맡기는 일부 환자들에게 좋은 사례가 되리라고 생각되며, 의료진의 의견을 잘 따라 준 심순복 님의 용기와 인내에 박수를 보낸다.

많은 환자들의 치료경험에 의거한 표준 치료가 물론 중요하지만, 이러한 표준 치료 이외에도 보다 효과가 높을 새로운 치료 방법이 끊임없이 개발되어야 한다. 물론 이러한 새로운 치료에 있어 항암 화학요법 전문가가 그 위험과 효과를 계속 평가하며 치료를 해야 하며, 아울러 일부에서나마 심순복 님과 같은 좋은 결과를 기대할 수 있을 것이라 생각한다.

특히 최근 개발되고 있는 많은 새로운 항암제들은 이러한 기적을 더
자주 만드는데 도움이 되리라 생각하며, 완치를 위한 적극적인 노력을
포기하지 말 것 또한 당부 드린다.

— 강윤규(서울 B병원 종양내과)

다시 일어서련다

오 명 희

　불행은 나의 의지와 상관없이 '난소암 3기' 라는 이름으로 찾아왔다. 나는 수술을 하고도 암이라는 사실을 몰랐다. 식구들은 내가 받아들일 충격을 생각해서 말을 못하고 있다가 항암 치료를 받으며 그 사실을 털어 놓았고, 나는 그제야 나의 몸의 상태를 알 수 있었다. 그럴 수 밖에 없던 것이 평상시에 건강했던 나는 이런 일들이 드라마에서나 나올 법한 일이라고 생각하고 있었기 때문이었다.

　물론 믿을 수 없는 현실 앞에서 이것이 내 운명이라면 운명으로서 받아들인다지만 내가 사랑하는 이들을 어떻게 위로할까 하는 생각을 하니 소리 없는 눈물이 내 가슴을 저리게 했다. 서울에 사시는 친정어머니는 한 번도 해보지 않은 기도를 새벽마다 일어나서 하셨다. 항상 안양을 향해 우리 딸 살려달라고 했다는 말씀에 가슴 아팠고, 20년을 같이 사시는 시어머니가 너 없이는 못산다며 우시던 그 모습이 또 나를 울게 했다. 말도 못하고 돌아서서 울어야 했던 사랑하는 남편, 아직 어린 아이라고만 생각했던 고등학교 2학년인 큰아들, 중학교 3학년인 작은 아들, 그들은 우리 엄마 살려달라고 애원하며 기도했다. 내 핏줄의 기도가 나에게는 말 못할 위로가 되었지만 내 남편, 내 아들들, 나의 두 어머니, 나의 형제들, 그들이 아파하고 절규하는 외침 때문에 육신의 아픔보다 사랑의 아픔이 나를 더욱더 아프게 했다.

이제부터 어떤 삶을 살아야 할까 생각하니 지나온 삶을 돌아보게 되었다. 어려운 형편으로 배우지도 못한 채 결혼해서 조그만 가내 공업을 하느라 밤낮없이 살다보니 공부를 못한 것이 내 인생의 가장 큰 아쉬움으로 남았다. 이 아픔 때문에 하던 사업을 정리하고 제2의 인생을 시작했다. 제2의 인생을 자의적으로 시작한 것은 아니었지만, 어쩌면 이 인생이 내 삶 가운데 커다란 전환점이 되지는 않았을까?

항암 치료로 머리카락이 자라지도 않은 상태에서 검정고시를 준비했다. 나이를 먹었고 자주 병원을 들락거리며 항암제를 맞아야 하는 형편이었기에 집중하기 힘들었지만 나의 의지를 보여주고 싶었다. 아니, 아직 내가 내 사랑하는 이들에게 내가 살아 있고, 살겠다고 꿈틀거리고 있다는 것을 보여주고 싶었다.

2001년도 4월에는 중학교 입학자격 검정고시 합격, 그리고 8월에는 고등학교 입학자격 검정고시 합격, 그리고 2002년도에는 대학교 입학자격 검정고시 합격. 줄줄이 합격 소식에 자랑스러워하는 아이들의 모습에 다시 한 번 환한 웃음이 내 마음을 따뜻하게 적셔왔다. 하지만 여기서 머물고 싶지 않았다. 더욱 더 나 자신을 발전시켜 내 속에서 나를 죽음으로 안주하게 하려는 암들과 싸우고 싶어 더욱더 밝게 최선을 다해 도전했다. 2003년도

에는 한식 조리사를 취득하기도 했고, 신앙생활도 했다. 컴퓨터
와 탁구로 취미생활을 하면서 이렇게 살 수 있는 것에 감사했다.

이렇게 시간은 흐르고 2005년도에는 큰 아이가 공군 상병, 작
은 아이는 진해에 있는 해군훈련소에 입대하게 되었다. 작은 아
들이 군 입대를 한 지 7일 만에 나는 또다시 암이 재발해 광범위
한 자궁 절제, 양측 골반 임프 절제, 소장 절제 수술을 하게 되었
고, 배에는 복수가 차서 사경을 헤매는 위기를 맞게 되었다.

응급실로 실려가 사경을 헤매면서도 나에게는 보고 싶은 이들
이 있었다. 나의 핏줄인 두 아들. 하지만 군에 있는 두 아들들에
게는 말할 수도, 알릴 수도 없었다. 이 사실을 아이들이 안다면
자유롭지 못한 군 생활 속에서 격어야 할 그 괴로움은 누구보다
클 것임이 분명했기 때문이었다. 아들들을 봐야겠다는 굳은 의
지를 가지고 차츰 차츰 몸이 회복되면서 나는 휴가 나온 두 아들
들과 눈물의 재회를 했다. 살고 싶었다. 살아야만 한다는 마음이
아들들의 뜨거운 가슴으로부터 시작되기에 내 심장은 더 이상
나 혼자만의 것이 아니었다. "심장아, 뛰어라! 멈추지 말거라!" 나
는 외치고 외쳤다. 시간은 하루하루 가고 작은 아들까지도 군복
무를 잘 마치고 제대하게 되었다.

사람이란 가끔 힘들어서 쉴 때도 있고, 세상 어떤 것도 쉬는
것이 필요하다. 그런데 암들은 쉬지 않는 것 같았다. 작은 아들이
제대하고 한 달쯤 되니 또다시 간 쪽으로 암이 재발했다는 말을
듣게 되었다. 이 일을 어쩌란 말인가. 기가 막힌 이이야기를 어
찌 또 사랑하는 이들에게 말할 수 있겠는가? 그들의 고통을 내가

또 어떻게 감당해야 한단 말인가.

나보다도 식구들이 아파하고 힘들어 하는 것을 정말 보고 싶지 않았다. 그렇지만 가족들을 속일 수는 없었다. 입원 날짜를 정해놓고 어쩔 수 없이 말하면서 나는 더욱 강한 신념이 생겼다. 오늘은 비록 이들에게 아픔을 주었지만 다시 일어나 그들에게 받은 사랑의 빚을 건강으로 보답하고, 기쁨과 감사함으로 살겠노라고 다짐했다. 그렇게 나는 제3의 인생을 맞이했다. 2007년 5월 13일, 나는 세번째로 다시 태어났다. 그리고 바로 항암 치료를 받으며 암과의 또 다른 싸움을 시작했다.

구구절절 힘들고 눈물나는 암투병 생활이라고 많은 사람들이 생각한다. 하지만 나는 어려운 환경 속에서도 충분히 감사하고 행복하다고 당당히 말할 수 있다. 그 이유는 내가 사랑하고 나를 사랑하는 이들이 있으며, 이 과분한 사랑이 내 암을 덮어 그것이 내 마음을 흔들리지 못하게 하기 때문이다. 아픈 것보다 좋은 것으로 나를 사랑해주시는 분들이 있기에 얼마나 감사하고 감사한가! 육신의 질병은 조금씩 나의 몸을 갉아먹고 있지만 상황이 진행되면서 내 영혼속의 기쁨이 나의 삶을 더욱더 풍성하게 한다. 행복은 우리의 마음에 있는 것 같다.

내가 아파도 아픈 것을 생각하지 말고 긍정적인 마음을 담아둔다면 고통을 잠시라도 잊으며 회복할 수 있으리라 믿는다. 아니, 지금까지 정말 힘든 투병 생활을 하면서 푸른 초장을 머릿속에 그리며 견뎌왔다. 나는 어떤 두려움과 시련이 온다고 해도 각오하고 있다. 내 몸 관리에도 내가 최선을 다해 노력해야 하겠지만 그 이상은 하나님께 맡기고 내일 일을 미리 걱정하지 않으리. 이 땅에 사는 동안 감사하며 나에게 주어진 사명을 다하리라 다짐한다.

혹시 이 시간에도 환란과 시련을 겪고 있는 사람이 있다면 이야기해 주고 싶다. 주위를 둘러보라. 시련보다 더 큰사랑이 당신 주위에 있을 것이다. 좌절하지 말자. 한순간 내 마음의 무릎 꿇음이 돌아올 수 없는 길로 나를 초대할 것만 같다. 그래서 마음을 약하게 먹지 않는다. 그리고 나는 다시 일어설 것이다.

오늘도 치료를 위해 병원으로 가는 나는 다시 한 번 다짐한다. 반드시 살리라. 또한 일어서련다. 사랑하는 그들을 위해, 또한 사랑하는 그들이 있기에……．

오명희 님은 2000년 5월 난소암 3기를 진단받으셨습니다. 처음에는 가족이 사실을 숨김으로써 수술을 받고도 암이라는 사실을 모르고 계셨지만, 아신 뒤에는 또 다른 인생을 산다는 각오로 열심히 활동, 대입 검정고시 합격 및 한식 조리사 자격 취득까지 하셨을 정도로 왕성한 생활을 하고 계십니다. 비록 2005년에 재발하여 사경을 헤맨 적도 있지만, 오명희 님을 사랑해 주시는 가족과 주위 분들을 위한다는 각오로 꿋꿋이 투병 생활을 하고 계십니다.

* 주치의 소견

안녕하세요. 제 환자인 오명희 님의 수기를 잘 보았습니다. 모든 암 환자들이 느끼는 좌절된 마음, 그리고 그것을 극복하려는 과정이 잘 표현된 것 같습니다.

실제로 오명희 님이 치료받고 있는 난소암은 대단히 무서운 암입니다. 처음 진단되었을 때에도 오명희 님처럼 암이 많이 진행된 다음에 발견되는 것이 대부분입니다. 그러면서도 다른 종류의 암보다 항암제에 잘 반응하여 상당 기간 내에 없어지는 암이기도 합니다. 따라서 난소암은 환자들이 병과 함께 생활하는 암 중의 하나라고 할 수 있습니다. 오명희 님은 대단히 침착하시며, 자기 병에 대하여 많이 생각하시고 치료를 받으시는 환자입니다. 지금 현재 일부 재발이 되어 항암 치료를 받고 있습니다만, 항암제에 대한 반응이 아주 좋아서 이번 경우도 잘 극복하실 것이라 생각합니다.

자신과 가족을 위하여 굳은 마음을 가지고 병과 같이 생활한다는 긍정적인 마음을 가지고서 어려운 시기를 잘 극복하시어 좋은 결과를 가지시기 바랍니다.

— 남궁성은(A병원 산부인과)

희망과 의지로 암을 이겨낸 어머니

정 재 훈

퇴근시간이 다 되어갈 무렵 어머니께서 걸려온 전화 한 통.

"할 말이 있으니 집에 좀 일찍 들어올래?"

왠지 모를 불안감이 찾아 왔지만 큰일은 아닐 거라고 생각했습니다. 그러나 제가 집에 도착했을 때 저뿐만 아니라 누나와 동생도 집에 와 있었습니다. 도대체 무슨 일일까? 어머니의 표정은 굳어 있었습니다. 굳게 다무신 입을 여시는 어머니. 그제서야 막연한 불안감이 현실로 다가오는 것을 느낄 수 있었습니다.

요즘 들어 조금만 빨리 걸어도 숨이 목까지 차오르고 열이 올라서 한방병원에 가셨답니다. 그 병원에서 가까운 내과에 가서 X레이 흉부촬영을 해보라 해서 가셨는데 한쪽 폐에 이상이 있으니 당장 대학병원으로 가시라는 것이었습니다. 정확한 것은 CT와 MRI를 찍어봐야 알겠지만 결핵일 수도 있다고 하셨답니다.

다음날 어머니와 같이 다른 내과에 가서 다시 한 번 X레이 촬영을 하니 그 병원 역시 당장 큰 병원 응급실로 가라는 것이었습니다. 폐사진과 소견서를 들고 가까운 A대학병원 응급실로 향했습니다. 도착해서 간단한 검사와 더불어 흉수를 한 번 뽑아보자고 하시더군요. 일단 색깔이 노란색이면 거의 결핵이라고 하시면서. 그러나 어머니는 붉은 색이었습니다. 결핵이 아니라면 남은 것은 암뿐이었습니다. 정말 하늘이 무너지는 것 같았습니다. 의사도 암일 확률이 크다고 말씀하시면서 좀 더 정밀검사를 해보자고 하시더군요. 그 때가 2006년 04월 28일, 저희 어머니는 물론 저희 가족 모두 암과의 전쟁을 선포한 날입니다.

A대학병원에서 약 15일 동안 CT는 물론 MRI와 조직 검사, PET 등 온갖 검사를 받았습니다. 하지만 그 기간 동안 어머니께는 '정확한 건 아직 모르는데 암은 아닐 겁니다' 라고 말씀드리면서 마음의 안정을 찾도록 해드렸습니다. 하지만 며칠 후 주치의 선생님께서 상당히 큰 덩어리이고 수술이 불가능할지도 모른다고 하시더군요. 그 말을 들은 후 어머니를 제대로 볼 수가 없었습니다. 아직도 결핵이라고만 생각하시는 어머니. 눈물밖에 나지 않았습니다. 앞이 캄캄해지고 아무것도 생각나지 않았습니다. 저희 가족에게 이런 일이 생길 줄이야. 어머니께 어떻게 말씀드리지?

대부분의 사람들은 암이라면 당연히 죽음이 떠오를 겁니다. 저 역시 그랬습니다. 하지만 막상 저희 가족이 이런 일을 당하니 그것을 인정하기 싫었습니다. 이대로 암이란 병에게 어머니를 뺏길 수는 없었습니다. 다행스럽게도 PET촬영과 본스캔(bones-can) 결과 다른 장기에는 전이가 없는 것으로 판단된다고 하셨습니다.

"절대 포기하지 말자. 아직은 어머니를 보내드릴 때가 아니다.”

수백 번을 되뇌면서 저 자신도 모르게 암에 대한 공포감이 서서히 사라져갔습니다. A대학병원에서의 진단은 폐육종이었습니다. 육종이란 것은 암 중에서도 상당히 드물고 외과적 수술 이외의 약물 치료나 방사선 치료는 효과가 거의 없다고 하더군요.

그날 밤 어머니께 모든 것을 말씀드렸습니다. 아직도 눈물 흘리시는 어머니 모습이 생각납니다. 이제는 암과 싸워 이기는 방법을 찾아야 한다고 어머니께 말씀드리면서 우리 모두 절대 포기하지 않으니까 어머니도 약해지면 안 된다고 했습니다. 가장 급한 것은 수술이었기에 서울 B병원으로 옮겼습니다.

“여기서도 수술이 안 된다고 하면 어쩌지?”

흉부외과 C선생님께 첫 진료를 받던 날, 혼자서 이런저런 생각을 하고 있었는데 A대학병원에서 가지고 온 모든 의무기록을 검토하시던 선생님께서는 조금도 망설임 없이 저와 어머니께 희망을 담아 말씀하셨습니다.

“수술하셔야겠네요. 일단 급한 상황이니 일주일 뒤 바로 수술하는 걸로 하죠.”

‘이젠 됐구나.’ 지금껏 하나님을 원망했지만 이젠 수술이라도 할 수 있는 기회를 주신 그분께 감사드렸습니다. 그리고 확신에 찬 C교수님의 말씀은 저희에게 또 다른 신뢰와 희망을 가져다주었습니다.

며칠 뒤 입원을 하고 또다시 여러 검사를 받으신 어머니는 수술도 받기 전에 벌써 지치시는 것 같았습니다. 수술을 앞둔 어느 날, 어머니가 수술은 안 받으시고 그냥 공기 좋은 산이나 다니면 좋겠다고 하셨습니다. 어머니도 당신이 받을 수술이 쉽지 않은 수술인 것을 알고 계셨습니다. 주치의 선생님께서도 수술을 받고 안 받고는 본인과 가족들의 판단에 맡기겠지만 비록 큰 수술이고 위험한 수술이 될지라도 지금 수술을 받지 않으면 길어야 3개월 정도밖에 못 사신다고 하시더군요.

다시 한 번 어머니께 당신이 사셔야 하는 이유와 그렇게 될 수밖에 없는 이유를 말씀드리면서 어머니 뒤에는 항상 우리 가족이 있다는 말씀과 함께 용기를 심어드렸습니다. 수술 전날, 주치의 선생님께서 어머니의 현재 상태, 수술 방법 및 수술 후의 합병증에 대해 자세히 말씀해 주셨습니다.

현재 폐에 자리 잡고 있는 종양의 크기는 자그마치 14㎝나 되고, 종양에 의해 심장도 밀려있는 상태이며 가로막을 뚫기 직전이라고 하면서 만약 종양이 가로막을 뚫었다면 수술은 불필요하다고 하시더군요. 수술방법은 한쪽 폐를 완전 절제한 후 심장 재건술과 가로막 재건술을 할 것이고, 폐를 완전 절제함에 따라 여러 합병증이 올 수도 있다고 하면서 이러한 합병증으로 인해 생명을 잃는 경우도 있다고 하셨습니다. 말로만 들어도 참으로 힘들고 위험한 수술인 것 같았습니다.

하지만 저희에게는 이 방법 외에 다른 길이 없었기에 수술을 집도하시는 C교수님을 믿고 어머님을 맡길 수밖에 없었습니다. 묵묵히 동의서에 서명을 한 뒤 주치의 선생님께서 C교수님도 이번 수술에 신경을 많이 쓰시고 또 이런 큰 수술을 많이 해보신 분이기에 성공적인 수술이 될 수 있을 거라며 안도의 말씀을 해 주셨습니다.

다음날 오전 7시 30분, 드디어 어머니가 휠체어에 몸을 맡기고 수술실로 들어가셨습니다. 수술실로 향하는 중 저는 물론 아버지, 누나, 동생까지도 눈물을 훔치고 있었지만 정작 어머니는 애써 눈물을 참으시면서 계속 기도를 하고 계셨습니다. 수술실 입구에 들어서자 어머니는 웃는 얼굴로 "다들 얼굴 한 번 보자"고 하시더니 눈을 감은 채 수술실로 유유히 사라지셨습니다. 수술 대기실에서 기다리던 시간 1분은 마치 1시간과 같았습니다. 수술예정 시간이 5시간에서 6시간 정도 된다고 했는데 7시간이 지나도 수술완료 명단에 어머니는 없었습니다. 가슴이 터질 듯하고 머리가 점점 멍해왔습니다. 그렇게 초조하게 기다리다 8시간이 막 지날 무렵 누군가 큰소리로 말하는 것이었습니다. 동생이었습니다.

"형! 엄마 수술 끝났어! 엄마 이름 방금 나왔어!"

그제서야 모니터를 확인한 저는 수술을 마치고 방금 중환자실로 이동한 어머니를 확인할 수 있었습니다. 곧이어 주치의 선생님이 저희들을 부르시더니 수술이 아주 성공적으로 끝났다고 하셨습니다. 그리고 폐도 완전 절제하려 했으나 종양이 너무 예쁘게 자라줘서 2/3만 절제하고 나머지는 살려둘 수 있었다면서 완전절제와 부분절제의 합병증 발생차이가 엄청나다고 하셨습니다. 그리고 일반적으로 수술 후 회복실, 그리고 병실로 옮기지만, 어머니는 워낙 큰 수술을 받으셨는지라 혹시나 싶어 중환자실로 옮겼다고 하시더군요. 그 말을 들은 순간 우리 가족 모두는 기쁨의 눈물, 아니 희망의 눈물을 흘렸습니다. 제가 태어나서 아버지가 그렇게 눈물 흘리시는 것은 처음 보았습니다. 모든 것을 하나님의 은혜로 돌리면서 수술을 집도하신 C교수님과 수술에 참여하신 모든 의료진들에게 감사함을 느꼈습니다.

저녁 시간이 되었을 무렵 중환자실 면회가 있었습니다. 의식은 돌아왔지만 인공호흡기에 의지하고 있는 어머니를 보면서 많이 울었습니다. 어머니 눈에서 볼까지 흘러내린 선명한 눈물 자국, 수술실 들어가기 전까지 우리에게 눈물을 보이지 않으시려고 얼마나 많이 참으셨을까? 정작 당신이 제일 두렵고 힘드셨을 텐데.

중환자실에 하루를 계시다가 다음날 오후에 준중환자실로 옮기더니 그 때부터 어머니는 아무 합병증이 없이 놀라울 정도로 빠르게 회복하고 있었습니다. 어머니는 그때부터 살아야 한다고 생각하시고 정말로 살려고 노력했던 것 같습니다. 가쁜 숨을 몰아쉬면서도 운동을 해야지 빨리 일어설 수 있다는 말에 링거 병을 주렁주렁 달고서 병원 복도를 열심히 도시던 어머니, 복도를 돌면서 벽에 부착된 폐암 수술 이후 해야 하는 운동법도 열심히 따라하시면서 같은 병동의 수술한 분들에게도 가르쳐주시던 어머니, 그런 어머니가 지금은 주방에서 퇴근한 저를 위해 따뜻한 밥과 반찬을 준비 중이십니다.

첫 수술 이후 재발로 인해 어머니는 두 차례 더 수술을 받으셨으며, 지금은 항암 화학 치료를 받고 계십니다. 세번째 수술에서는 복부 쪽에 19cm와 12cm나 되는 종양을 제거했습니다. 세번째 수술을 하기 전에도 주치의 선생님은 덩어리가 너무 커서 개복을 한 뒤 다시 덮을 수도 있다고 하셨습니다. 하지만 우리들은 D교수님과 여러 의료진들을 믿고 신뢰했으며, 어머니께서도 다시 한 번 이겨낼 수 있을 거라 확신했습니다. 그 수술 역시 성공적으로 끝났습니다.

수술 후 여러 개의 작은 종양들은 항암 치료로 없애기로 결정하고 현재 3차 항암 치료까지 받으셨습니다. 1차 항암 치료는 정말 힘들게 받으셨습니다. 치료기간에는 아무것도 못 드시고 계속 구토만 하시다가 치료 후 집에서 요양하고 계실 때는 항암 치료 부작용으로 복통과 폐렴이 찾아와 다시 집 근처 A대학병원에서 10일 정도 입원하셨습니다. A대학병원에 입원해 계시는 동안 머리카락도 하나, 둘 빠지더니 어느 날 병원에 가보니 어머니 머리카락이 상투를 튼 것처럼 머리중앙에 다 말려 있었습니다. 자세히 보니 머리 감을 때 빠진 머리가 서로 엉겨 붙어 있었던 것입니다. 저는 가위를 들고 직접 어머니 머리를 깎아드렸습니다. 그리곤 어머니 얼굴을 보면서 웃으며 말했습니다.

"이제야 환자 같네요."

어머니도 저를 보고 웃으시더군요. 어머니와 저는 겉으로는 웃고 있었지만 둘 다 마음속으로는 울고 있었습니다. 이렇게 힘들게 1차 항암 치료를 마치고 2차 치료기간이 다가올 무렵 어머니께서는 잘 먹어야지 항암 치료를 견뎌낼 수 있다면서 목에서 안 넘어가도 억지로라도 음식을 드셨습니다.

2차와 3차 항암 치료 후에는 2, 3일 힘들어하시다가 언제 그랬냐는 듯이 멀쩡하게 외출도 하시고 집안일도 하시는 어머니. 이제 항암 치료마저 어머니에게는 적수가 되지 않는 것입니다.

저는 생각합니다. 어떠한 상황이 닥쳐도 절망하지 말고 단 1%의 희망만 보이더라도 그 1%의 희망을 현실로 만들어 낼 수 있다는 믿음을 가져야한다고 …… 이제 어머니와 저희 가족들은 암 따위는 전혀 겁나지 않습니다. 아직도 어머니 몸 속에는 여러 개의 작은 종양들이 남아 있습니다. 하지만 우리 가족 모두는 이것 역시 곧 사라질 거라고 믿고 있습니다. 현대 의학 기술과 가족들의 무한한 사랑, 그리고 살아야겠다는 어머니의 의지가 있는 한 어머니의 생명은 결코 암이 차지하지 못할 것입니다. 그리고 무엇보다 중요한 것은 어머니 본인이 암에 대한 공포감에서 벗어나 암을 당신의 일부로서 받아들이면서 정신적으로 굉장히 안정을 찾으신 겁니다.

어머니가 이런 마음을 가질 수 있도록 해 준 저희 가족 모두가 너무 자랑스럽습니다. 4학년 졸업반인데도 불구하고 취업준비 대신 어머니와 병원에서 살다시피 하면서 암에 대한 온갖 정보를 구하던 동생, 가족들이 직장에 가면 어머니 혼자 외롭다고 구미에서 어린 조카 둘을 데리고 거의 매일 대구 집에 와서 어머니의 말벗이 되어준 작은 누나, 학원 강의를 두 군데나 하면서도 온갖 집안일을 도맡아 해온 큰 누나, 그리고 아버지, 저 모두들 어머니에게는 든든한 힘이 되었을 겁니다.

혹자는 말합니다. "암은 현대의학기술과 역행하고 있는 병이다. 아직까지 현대의학으로는 완치할 수 없는 병이다"라고. 하지만 저는 암이 완치될 수 있다고 생각합니다. 암은 자기와의 싸움입니다. 암을 완치한다는 것은 암덩어리를 없애는 과정을 포기하지 않고 얼마나 잘 참아내고 견디며 일상생활에서 이것을 받아들이면서 얼마나 긍정적으로 생각하고 생활하느냐에 따라 달라진다고 생각합니다. 암덩어리를 없애는 것은 의학기술로 하겠지만, 그 과정을 참아내고 이기는 것은 환자 본인과 가족들의 몫이라고 생각합니다.

오늘은 토요일이라서 집에서 밀린 잠이나 실컷 자려고 했는데 어머니가 또 깨우십니다. 며칠 있으면 4차 항암 치료를 받으러 간다고 하시면서 가기 전에 가까운 자연 휴양림에 가서 산책도 하고 점심 때 맛있는 것도 사 먹자고 합니다. 이런 행복을 느낄 수 있는 저는 참 행복한 사람입니다. 어머니, 사랑합니다!

정재훈 님은 2006년 4월 지방육종 진단을 받은 이무생 님의 아들입니다. 처음에는 어머니를 안심시켜 드리기 위해 "암은 아닐 겁니다"라고 말씀드렸지만, 실은 암이 상당히 큰 덩어리라 수술이 불가능할 수도 있다는 이야기를 들었을 때, 이제 곧 어머니께서 돌아가실 것이라는 생각만 들었다고 합니다. 하지만 정재훈 님을 비롯한 온가족이 절대 포기하지 않겠다는 각오 하에 항암요법 치료에 관심을 가지고 담당 의사 선생님의 권유를 받아들여가며 임한 결과, 몇 개의 작은 종양만을 남긴 채 치유가 되었다고 합니다.

* 주치의 소견

이무생 님은 지방육종이라는 비교적 드문 종양을 진단받고 저희 병원에서 수술을 받으신 분입니다. 지방육종이라는 병은 드물기도 할 뿐만 아니라 특이 증상이 없는 경우가 많아 진단이 늦어지게 되고, 그 결과 병이 이미 많이 진행된 상태에서 발견됩니다. 이무생 님의 경우도 수술 받을 당시에 종양의 크기가 장경 15cm에 이를 정도로 매우 커져 있었고, 주변 장기로의 침범도 광범위하여 매우 크고 복잡한 수술이 요구되었습니다. 비록 종양의 종류나 그 진행 상태로 볼 때 수술 이외에 다른 치료 수단이 없는 상황이기도 했지만, 환자가 병을 극복하려는 의지가 강했고 또한 가족들의 간호와 지원이 남달랐기 때문에 쉽지 않은 수술이었음에도 적극적으로 치료하기로 결정하였습니다.

수술은 왼쪽 폐의 절반을 절제함은 물론, 왼쪽 횡격막의 전부, 심장을 싸는 심외막의 일부까지 절제하는 광범위한 수술을 시행하였고, 수술 후 회복은 우려했던 것에 비해 매우 양호하여 퇴원할 때는 흐뭇한 마음으로 보내드렸던 것으로 기억합니다. 하지만 예후가 나쁘기로 악명 높은 지방육종은 이내 복강에 재발, 일반외과에서 절제한 뒤에 현재는 종양내과에서 항암 치료를 받고 있습니다. 사실 종양이 재발하였다는 사실을 알게 되었을 때 저희 의료진은 향후 그 환자의 자연 경과를 가늠할 수 있고, 어느 시점에 이르면 환자와 그 가족에게도 좋지 않은 결말이 찾아오리라 예상하게 됩니다. 승산이 없는 힘든 싸움이 되는 것이지요.

　하지만 그 이무생 님이 현재까지도 힘든 항암 치료 과정을 잘 밟아오고 있다는 소식을 접하였을 때 담당 주치의로서 깜짝 놀라지 않을 수 없었습니다. 이는 이무생 님의 삶에 대한 강한 의지를 간접적으로 보여주는 것이라 생각되며, 이렇듯 강한 의지가 종양 치료에 있어 중요한 근간이 된다고 생각합니다. 제가 치료하였던 환자가 끝까지 포기하지 않고 적극적으로 병을 극복하려 함으로써 다른 암환자들에게 작은 희망의 씨앗을 심었다는 사실에 주치의로서 기쁘고 감사하게 생각합니다.

— 김진국(서울 B병원 흉부외과)

부활하신 어머니

이 수 옥

"언니, 엄마 암이래."

막내 여동생이 전화를 했다. 위암 3기말이라고 하는 여동생의 목소리는 축축하게 젖어 있었다. 며칠 전, 친정에 다녀왔을 때 어머니 건강상태가 어땠는지 떠오르자 갑자기 머릿속이 하얗게 부서지는 것 같기도 하고, 동굴 속처럼 컴컴한 어둠도 함께 몰려왔다. 친정어머니는 평소에 속이 쓰리다는 말을 자주 했다. 젊은 시절부터 속이 쓰리다며 아침마다 공복에 냉수를 한 컵씩 드신다고 했다. 그러나 대수롭지 않게 생각했다. 그 흔한 암보험 하나 어머니 앞으로 들어주는 자식이 없었다. 나 역시 내 암보험과 딸아이의 질병과 위험보장을 겸한 보험은 두세 개씩 불입하면서도, 어머니를 위한 암보험은 어쩐지 생소하게 느껴졌던 것이다.

가슴이 쿵 내려앉았다. 친정에 와 있다는 막내 여동생에게 곧 가겠다고 말했다. 허겁지겁 친정으로 달려갔다. 내 기억 속에 저장된 어머니의 거친 일생이 깃발처럼 나부꼈다. 친정집으로 가는 내내 흐르는 눈물을 감출 수가 없었다. 어머니의 생애, 과연 머물고 싶었던 날들이 있기나 있었을까? 넉넉지 못한 살림에 칠

남매 거두느라 늘 애면글면 속 끓던 날들이 더 많았음을 부인할 수 없다.

친정집에 당도하니 막내 여동생은 얼마를 울었는지 눈에 핏발이 벌겋게 섰다. 아버지는 여러 해 전에 돌아가시고, 어머니는 결혼 안한 막내 남동생과 살고 있다. 둘째 여동생 내외도 와 있었다. 둘째 여동생의 남편은 위암수술을 한 지 십 년이 되어간다. 제부는 자신이 극복한 암투병기를 어머니에게 들려주며 위암은 제일 가벼운 암이라는 식으로 장모를 열심히 위로하고 있었다. 어머니에게는 위암 초기라고 막내 여동생이 말했다며 쉬쉬했다.

어머니의 병을 의료보험 공단에서 실시한 건강검진에서 발견했다. 어머니는 그 근래 몇 개월에 걸쳐 두 번이나 위내시경 검사를 받았다. 간단한 위염이라 진단받고 치료를 받은 것이 불과 이삼 개월 전이었다. 건강검진표가 나왔다며 공짜니까 받아본다고 말했었다. 하지만 결과가 좋지 않게 나왔다며 보호자와 함께 오라는 연락에 가까이 사는 막내 여동생이 동행했던 것이다. 일단 어머니에게는 위암 초기니 아무 걱정 말라며, 둘째 형부를 예로 들어가면서 안심을 시켰다고 했다. 건강검진을 동네병원에서 받았고, 혹시 오진일 수도 있을 거라는 마음에 분당 A병원에서 다시 받았다. 그러나 결과가 똑같아서 형제들 모두에게 전화를 했다는 것이다. 그 동안 혼자서 아픈 속을 달랬을 어머니와 어머니의 병세를 먼저 낱낱이 알고 혼자 동분서주하며 동동거렸을 막내 여동생 생각을 하니 또 목이 메었다.

A병원에서 수술 날짜까지 잡혔지만 더 큰 병원에서 수술을 하

는 것이 안전하지 않느냐고 형제들과 회의를 했고, 지인을 통해 강남에서 유명한 B병원에 다시 검진을 의뢰하고는 수술 날짜를 하루라도 앞당겨 받기를 고대했다. 그런데 B병원에서는 수술 날짜까지 잡힌 A병원과는 전혀 뜻밖에 말을 했다. 칠순을 넘긴 노인인데다, 5년 생존율 15%도 안 되는 위험한 수술은 할 수 없다는 것이었다. 한국에서 의료진과 의료시설 좋기로 유명한 큰 병원에서 망발을 해도 유분수지. 우리 어머니의 병세가 그 정도냐고? A병원에서 수술 날짜까지 잡힌 것을 자식된 도리로 시설 좋은 큰 병원에서 수술하려 했는데, 어떻게 그런 말을 그렇게 쉽게 하느냐고, 악다구니치고 따질 기회도 주지 않고서 다음 환자를 호명했다. 어머니의 차트를 밀쳐놓으며 집에서 하시고 싶은 것, 드시고 싶은 것 드시게 하라는 절망적인 말을 환자보호자에게 성의 없이 뱉어냈다.

나는 망연자실한 채 노란 하늘색을 그때 처음 봤다. 아이를 낳을 때 하늘이 노래야 낳는다는 속설보다 더 심각하게 노란 색깔을 함부로 칠하는 의사가 사람 같지도 않았다. 노인들은 암세포가 더디게 퍼진다는데, 민간요법을 실시하고 병구완 잘 하면 5년 정도는 더 살 수 있다고 하던데? 애원하며 물었다. 그러자 뭐 이 따위 무식한 사람들 봤냐는 얼굴을 하고서 어머니의 6개월 시한부 인생에 싸구려 막도장을 쾅— 찍는다. 보호자의 다음 말을 들으려고도 하지 않는다. 어머니가 같이 가자고 따라오신다는 것을 막내 여동생과 둘이서 간 것이 천만다행이라 생각했다. 화려하게 갖가지 꽃들로 잘 가꿔진 병원, 아름다운 정원 벤치에서 막내 여동생은 "언니, 어떡해!"만 연발하더니 기어코 울음을 터트렸다.

당시 어머니는 음식물 삼키는 것도 몹시 힘들어했다. 막내 남동생의 선배 의사가 있고,. 후배가 인턴으로 파견 나와 있던 영동 C병원으로 어머니를 모시고 갔다. 처음부터 막내 남동생이 그렇게 하자고 했었다. 그래도 큰 병원이 낫지 않겠느냐며 고집하다 날짜만 자꾸 보낸 셈이었다. 병원을 옮길 때마다 검사 차트를 가져가도 매번 검사를 다시 한다. 어머니는 검사를 새로 받는 것이 진저리난다며 치료받기를 거부했다. 어머니는 어디서 귀동냥을 했는지 이것저것 민간요법을 하며 5년만 더 살다가 막내 결혼하는 거 보고 죽으면 원도 한도 없다고 하시면서 당신 마음대로 명줄을 늘리고 있었다.

살면서 그 누구하고라도 연을 맺어 놓으면 덕을 볼 기회가 있다는 말이 새삼 피부에 닿았다. 막내 남동생의 선배와 후배가 있는 병원, 어머니를 대하는 태도가 어찌나 부드러운지 고맙고 감사했다. 그러나 그 C병원에서도 어머니의 증세를 결코 만만하게 보지 않았다. 상태가 좋지 않다며 식사라도 할 수 있는 '웰빙 수술'이라도 해보자는 것이었다. 지금 상태로는 얼마 못 가 식사를 거의 못 할 수 있었다. 그 말은 곧 얼마 더 못 산다는 말이었다. 그러니 음식을 드실 수 있게 위를 누르고 있는 암덩어리를 돌려놓는 수술, 일컬어 웰빙 수술이라도 하자고 했다. 개복 후 암덩어리를 제거할 수 있으면 최선을 다해 수술을 할 것이라면서 우리 형제들에게 사인을 하라고 했다.

검사에 검사를 거듭한 뒤인 2004년 7월 5일! 어머니는 영동 C병원에서 D박사님 집도 하에 수술을 받았다. 다행히 암세포가 다른 장기로 생각만큼 전이되지 않아서 수술경과는 좋다고 했다. 그런데 어머니는 다른 암환자들보다 유독 식사를 하지 못했다. 위암 환자들은 다른 암환자보다 음식물을 먹지 못하니 회복이 더뎌 보이기는 했지만, 우리 어머니의 경우는 더 유별났다. 입덧을 한 번도 하지 않고 순하게 아이를 낳았다는 어머니가 별스럽게 음식물 냄새에 심한 거부 반응을 일으키며 괴로워했다.

그러나 그런 어머니를 24시간 간병할 자식이 없었다. 다들 먹고 사느라 바쁜 것이 그 이유였다. 할 수 없이 간병인을 썼다. 어머니의 간병을 맡은 간병인 아주머니는 직업을 떠나서 얼마나 환자를 따뜻하게 보살피는지 감사하기가 이루 말할 수 없었다. 어머니 평생에 그런 호강은 아마 처음이지 싶었다. 투병 중에 돈을 지불하고 고용하는 간병인이었지만 어찌나 입 안의 사탕처럼 달콤하게 어머니를 보살펴 주는지, 어머니는 아기처럼 응석이 늘어갔다.

열두 번의 항암 치료를 해야 한다는 말에 눈치가 빠른 어머니는 당신의 병이 상당히 깊다는 것을 눈치챈 듯 했다. 수술을 받지 않겠다고 하시던 처음과 달리 생의 끝자락을 움켜쥐고 어머니가 믿는 잡신에게 사정을 하는 것처럼 보였다. 병원에서 우리 어머니만큼 운동을 열심히 하는 환자를 보기 힘들 정도였다. 병원 복도를 오가는 환자나 환자가족들을 통해서, 특히 의료진을 통해서 듣는 위암에 관한 좋은 정보, 위암에 좋고 나쁜 음식물과 운동은 필수라는 등, 그 어느 것 한 가지도 거스르는 법이 없었다.

하지만 가장 큰 문제는 경제력이었다. 어머니의 병원비를 혼자서 부담할 만한 자식이 없다는 것이 가장 슬펐다. 한 부모는 열 자식을 키워도 열 자식이 한 부모 모시기는 어렵다는 말이 뼈에 사무치도록 현실로 다가왔다. 나 역시 딸자식이지만, 내 자식이 몹쓸 병이 걸렸다면 집이라도 팔고, 전셋집을 빼서 길바닥에 나앉는다 해도 주저하지 않았을 것이다. 그런데 나를 비롯해 어느 자식 하나 그런 효를 행하지 않는 것이 정말 못 견디게 서러웠다. 결국 어머니는 통장과 도장을 감춰둔 어머니의 비밀창고를 내게 고백했다. 사정이 여차저차 하다고 해약을 요구하는데, 은행직원은 해약을 해 주지 않았다. 결국 은행직원이 병원으로 출장을 가서 어머니의 사인을 받고 그 통장을 해약했다.

다른 환자들은 항암제를 맞고 바로 퇴원을 하는 반면, 우리 어머니는 적게는 2주, 길게는 한 달씩이나 입원을 해야 했다. 항암제를 투여하면 입에 음식물은 물론 물조차 넘기기 힘들어했다. 음식물을 넘기기도 전에 토하는 바람에 거의 초죽음이 되었다. 영양제와 링거 주사를 매달고 살다시피 해야만 했다. 항암제를 맞는 어느 회 차에 어머니의 상태가 괜찮은 것 같아 우리 집으로 모시고 간 적이 있었다. 음식을 먹는 것은 고사하고 냄새조차 심하게 거부해 식구들이 밖에서 김밥이나 간단한 식사로 대치하기도 했다. 간호조무사를 불러다 영양제를 놓아드려도 거의 탈진 상태라 응급실로 다시 입원했다. 입원실이 없다는 이유로 하룻밤에 오십만 원도 넘는 특실에서 이틀 밤을 보내는데, 그야말로 눈이 튀어 나올 지경이었다. 이렇게 가다가는 어머니 비상금 이천만 원은 머지않아 바닥이 드러나기 십상이었다. 항암제를 한 번 투여하고 다음 항암제를 맞을 때까지 어느 정도 회복이 되어야 하는데, 너무 지쳐있어 도저히 열두 번의 항암치료를 버틸지 걱정이었다. 열두 번의 항암제를 맞아야 된다고 처방이 내려졌는데, 여덟 번을 여러 달에 걸쳐서 억지로 투여했다. 회 차마다 예정된 날에 단 한 번도 항암주사를 맞아 본 적이 없다. 탈진에 초죽음으로 고생고생해 어느 정도 회복을 해야만 다음 차수를 맞는 힘든 투병 생활이었다.

의사 선생님께 항암제는 그만 중단하겠다고 말했다. 항암제를 투여할 때마다 저렇게 고통스러워 하니 항암제 치료하다 지쳐서 지레 죽겠다고 사정했다. 간병인이 돌보기는 했지만 자식된 도리에 틈나는 대로 병원을 드나드느라 모두들 지칠 대로 지쳐 있는 상태였다. 어머니의 암을 처음 발견했을 때 큰 올케의 친정어머니도 암투병 중이었다. 남자 형제는 있어도 외동딸인 올케가 친정어머니의 병수발을 들어야 할 형편이었다. 큰 올케의 심신도 많이 지쳐 있을 무렵, 시어머니가 덜컥 암선고를 받았으니 정신적인 부담이 컸을 것이다. 그런 올케에게, 많은 형제들이 분분한 생각들을 깊이 없이 던져대는 바람에 심한 갈등이 생겨 형제들의 관계가 소원해졌다. 고지식한 큰 올케는 진실만을 요구하고, 진실만을 행하려는 사람이다. 아무리 잘한다고 해도 남편 눈치 보며 친정어머니 병수발로 심신이 괴로우니 우리형제들이 서로 번갈아 시어머니를 보살피면 혼자서 친정어머니 돌보는 자기 입장보다 훨씬 힘이 덜 들지 않겠느냐는, 지극히 평범한 진리가 제대로 먹혀들지 않았던 것이다. 그 말이 시집이 우선이라는 시선으로 비쳐져 오해와 갈등으로 참 많이 서로들 힘들어했다. 형제들 각자 저희들이 어머니의 간병 전부를 도맡아 하지 못할 거면서 감정들이 서로 얽혀 핏줄의 가까움만 가지고 함부로 감정을 폭발시키는 사태는 비단 우리 집 사정만은 아니었다. 자랑할 것도 못되지만 특별히 부끄러운 부분도 아니었다. 모두가 사는 게 바쁘고 힘드니 어쩔 수 없다는 변명이 통하기를 바랄 뿐이었다. 결국 형제들이 돌아가며 한 번씩, 형편 되는 대로 병원비와 간병인 급료를 보태기도 했다.

간병인을 두 달 남짓 쓰고 나니 입원비보다 간병인에게 나가는 돈이 더 들어갔다. 처음 검사하고 수술할 때 목돈이 들어갔기 때문에, 다른 영세한 환자들처럼 항암제를 맞고 바로 퇴원을 해야만 어머니 비상금에 바닥이 보이지 않을 것이었다. 이 와중에도 어머니는 어떤 모진 마음을 먹었는지, 운동을 시작하시며 명줄을 이으려는 강한 모습을 보였다.

의사 선생님과 상의를 한 뒤 열두 번의 항암제 투여를 간신히 여덟 번으로 끝내고 집으로 퇴원을 시켰다. 어머니는 항암제를 맞을 때마다 그토록 고생을 했으면서도, 언제 또 맞으러 가냐고 재촉하듯 물어오기도 했다. 처음에는 치료를 받지 않겠다고 하시던 분이 나머지 네 번 남은, 그 지겨운 항암제 치료가 어머니의 목숨을 좌지우지 한다고 생각했는지 모른다. 항암제를 투여할 때, 힘들 때마다 그냥 죽게 내버려 두지 않고 고생시킨다고 심하게 앙탈을 부리기도 했다. 그때마다 가슴이 터질 것만 같았다. 나도 거짓말을 했다. 신약, 새로 나온 좋은 약, 비싼 약으로 치료해서 치료가 빨리 되었다고 말했다. 동생들이 죽을 사다 나르고, 나 역시 간간히 맵지 않은 반찬을 해다 날랐고, 곰국을 끓여다 드리면 밥은 손수 지어서 작은 양을 자주 먹으라는 의사 선생님 말을 한 치도 어기는 법이 없었다. 친정집 뒤에 낮은 공원을 하루도 빠지지 않고 올라가 운동하는 것을 게을리 하지 않았다. 어머니의 규칙적인 생활에 모두들 놀라워했다.

처음에는 2개월에 한 번씩 병원에 가서 상태를 검사하며, 남은 항암제를 더 투여할 것인지를 결정하자고 의사 선생님과 약속했다. 선생님도 항암제를 투여한 후 어머니의 심한 고통을 익히 아시는지라 보호자의 말을 수용해 주었다. 다행히 특별히 더 나빠지지는 않아서, 처음 2개월에서 4개월로 그리고 6개월 정도로 늦춰서 검진을 했다. 더 이상의 항암 치료는 포기하는 것으로 했다. 1년이 지난 후 내시경 검사를 했는데 결과가 좋다고 했다. 어머니 자신도 당신 자신이 암을 앓았던 환자가 맞나 의심할 정도로 아무렇지 않다고 했다. 막내 남동생이 어머니를 모시고 가서 검사를 한 번 더 받아보라고 권고를 해도 막무가내셨다. 밥 잘먹고, 아픈 데 없이 멀쩡하게 돌아다니는데 뭐하려고 병원에 가느냐며 한사코 손사래를 치셨다.

요즘 우리 어머니만큼 바쁘게 사시는 양반도 없다. 복지 회관으로, 엉터리 약장사 정유 회원으로, 한시도 집에 계시는 날이 없다. 어머니를 만나려면 미리 예약을 해야 할 판이다. 지하철을 타고 꽤 멀리 떨어진 친구 집을 이웃집 마실 다니듯 한다. 배낭하나 메고 가락시장으로 싼 야채를 사러 가실 때도 많다. 가방에 배추 서너 포기씩은 지고 오신다. 하루를 48시간 이상으로 활용하며 사시는 모습이 좋다.

어머니와 거의 같은 무렵에 위암 수술을 받은, 어머니보다 나이도 훨씬 아래인 아주머니와 어머니는 서로 전화로 안부를 묻곤 했던 것 같다. 그 아주머니는 병원에 있을 때 나도 몇 번 본적이 있는 분이다. 사위가 그 병원의 의사라고 하는 그분은 부잣집 사모님으로 그야말로 불면 날아갈까, 쥐면 꺼질세라 식구들이 벌벌 떨며 1인실을 쓰는 등 환자로서는 최고의 호강을 누리던 모습이 선했다. 어느 날 친정에 갔더니 어머니께서 "분당, 그 아줌마 있지. 왜, 사위가 의사라던 그 이가 죽었다는구나." 혹시 내가 기억을 못 할까봐 자세히 설명을 하는 어머니는 이어서, "나는 천한 목숨, 누구하나 제대로 거두어 주는 사람이 없는, 천한 사람이라 명이 길어서 살아난 거다"라고 했다. 그 동안 내가 마음고생하며 발품 팔고 말품 팔은 공이 드러나지 않아서 속상하지는 않았다. 어머니의 자식들이 하나같이 저희들 나름대로 아파하며 걱정했는데, 호호로 불며 병간호 안 해주어 섭섭했던 마음을 털어 놓는 걸까 싶기도 했다.

늙으면 아이가 된다는 말이 맞다. 때로는 우리 딸 같은 투정을 부린다. 당신은 아니라고 하지만, 아직도 형제들 간에 갈등이 덜 풀려서 마음이 편편치 않을 따름이지, 건강을 회복한 어머니가 고맙고 감사하다. 어머니는 친구 분들과 어울려 놀이도 자주 가신다. 다시 태어나신 듯 하루도 빠짐없이 운동을 거르지 않는다. 행여 자식들 눈에 오래 살고 싶어 극성맞은 노인으로 보여질까 생각하셨는지 가끔 한마디 하신다.

"내가 오래 살라고 그러는 게 아니라 자식들 고생 안 시키려고 운동하는 거야."

어머니의 대단한 정신력에 박수를 쳐드린다. 궂은 날에는 집 안에서 맨손 운동을 하시는 어머니의 대단한 정신력을 반만 닮았으면 한다. 어머니, 건강하게 오래 오래 사세요. 사랑합니다.

　이수옥 님은 2004년 4월 위암 3기를 진단받은 이용기 님의 따님이십니다. 이용기 님이 이상 징후를 보이기 시작했을 때 암이라고는 상상도 하지 못하고 있다가 의료보험공단에서 실시한 건강검진을 받고 나서야 알게 되었을 때는 온 가족이 큰 충격에 휩싸였습니다. 모든 것을 포기한 채 자연요법에 의존하시겠다는 어머님을 설득, 수술과 항암 치료를 받으시게 함으로써 마침내 이용기 님 스스로도 살아야겠다는, 반드시 나아야겠다는 마음가짐을 가지시게 했습니다.

* 주치의 소견

　이용기 님은 평소에 건강하셨던 분으로 건강 검진 도중 위암이 발견되셨습니다. 일반적으로 건강검진 도중 위암이 발견되면 초기인 경우가 많으나 이용기 님은 많이 진행된 상태였기에 안타까웠습니다. 자세히 물어보았더니 몇 개월 동안 5kg 이상 체중이 감소하셨다고 하는데 이를 개의치 않은 것이 화근이었습니다.

　다행스럽게도 멀리 퍼진 징후는 발견되지 않아서 2004년 7월 8일에 수술을 하기로 결정하였습니다.

　갑작스런 위암 진단과 난생 처음 받아보는 수술로 수술 전날 초조하여 잠을 이루지 못하셨다고 합니다. 수술실에서 개복을 하고 보니 생각했던 것보다 위암의 진행이 심하여 위뿐만 아니라 주위에 있는 대장도 함께 절제하는 대수술이 되었습니다. 수술 후 조직 검사결과는 위암 4기였습니다.

　당시 신약을 위주로 한 항암 치료에 들어갔습니다. 매우 힘든 과정을 가족이라는 따듯함으로 이겨낸 것으로 기억합니다. 건강한 모습으로 여행도 다니신다니 축하드립니다.

　위암은 아무리 말기라고 하더라도 환자에게 희망을 줄 수 있는 방법이 점차 많아지고 있습니다. 끝까지 포기하지 않는 것이 제일 중요하다고 생각됩니다. 물론 일찍 발견된다면 수술 후와 수술 전이 크게 차이나지 않고 생활이 가능할 정도로 의술이 발달되어 있습니다. 다시 한 번 용

기를 잃지 않고 의료진을 믿고 따라준 이용기 님, 그리고 이용기 님의 가
족께 감사와 축하를 함께 드립니다.

— 최승호교수(C병원 외과)

다시 시작이다

이 재 조

병원 오가는 것이 낯설지 않은 일상이 되어버린 지 8년. 8년이 흘렀지만 나는 여전히 입원과 퇴원을 반복하는 A대학병원 일반외과의 환자 612346이다. 이재조라는 이름 위에 주홍글씨처럼 가슴에 새겨진 것은 '유방암 환자' 라는 이름이다. 긴 연애 끝에 결혼을 하고, 아이를 낳고, 돌잔치를 치른 후부터 감기처럼 곁에 머물던 나른함을 떼어내기 위해 찾은 병원. 그곳에서 감기약 처방이 있으려니 했던 우리 부부에게 던져진 긴 터널과도 같은 이름, 유방암. 악몽의 시작이었다. 아이, 남편, 친정, 시댁, 그리고 나. 모두 같은 꿈을 꾸는 중이었고, 그것은 악몽이었다.

수술은 차라리 시작에 불과했다. 가슴 하나가 사라지면서 시작되는 아주 소박한 시작이었다. 이어지는 여섯 번의 항암 치료. 구토와 종잡을 수 없는 열은 우리 가족 모두를 늦은 밤 혹은 이른 새벽에 응급실 문을 두드리게 했다. 가족들 서로가 서로에게 흐르는 눈물을 감추는 가운데 그저 조용한 집이 되어갔다. 이렇게 사느니 차라리 죽고 싶다는 생각을 몇 번이나 했던지. 그러나 딸의 고통 앞에서 손자를 업고, 집안 살림을 도맡으며 반백의 노인이 되어가는 친정엄마를 보는 순간 이대로 주저앉아 저 사람의 가슴에 더 큰 못을 박을 수는 없다고 생각하며 일어서기를 수십 번.

항암 치료는 끝나고, 머리카락이 제법 모양을 갖추며 자랄 때쯤, 다시 가슴에 만져지는 멍울. 그것은 더 지독한 아홉 번의 항암 치료와 방사선 치료로 이어지는 고통의 전조등이었다. '만약'이라는 단어가 앞에 붙여진 수많은 가능성들이 뒤로 밀려나면서 꿈도, 행복도, 미래에 대한 기대도 다 무너졌다. 오로지 고통만이 집안을 다시 뒤덮었다. 방사선 치료를 받으러 주 5일을 병원에 다니고, 항암 치료를 받으러 입원을 할 때마다 이 길로 죽자는 생각이 가득했다. 내가 그런 생각을 하는 것을 아는지 식구들은 내 곁에서 더 따스한 손길을 보내며 안아주었다.

눈물로 치료를 마쳤다. 병원을 오가는 길에 울지 않은 날이 없었으며, 병원 복도에 주저앉아 울어버린 날은 헤아릴 수도 없다. 아무도, 무엇도 내게 위로가 될 수 없었을까! 도려낸 가슴만큼 내 마음도 잘려 나갔기에 그저 지치고 병든 몸과 마음으로 이리저리 의식 없이 병원을 내 집처럼 드나들었다.

그 후 5년. 잊은 듯, 그러나 불안하게 지낸 세월 동안 꾸준히 정기검진을 다니고, 약을 먹었지만 올 초에 목에 쌀알만한 종양 몇 개와 허리쯤에 종양이 다시 생겼다는 결과를 받았다. 아무 잘못을 하지 않은 의사 선생님이 작은 목소리로 내게 말해주었다. 늘 얼굴을 마주 본 지가 오래되어 이제는 가족처럼 된 의사 선생님. 그러고 보니 의사 선생님은 언제나 나를 위로하고, 조용한 말씀으로 그리고 열심히 해보자는 응원으로 항상 나를 지켜보고 있었음을 새삼 알게 되었다.

그랬구나. 나는 혼자가 아니야. 나를 지켜보는 사람들이 있었어. 내게 소리 없는 응원을 보내주었던 친구들, 위로의 인사를 건네주던 이웃들, 봄마다 꽃을 피우는 집 앞의 진달래조차도 나를 걱정해줄지도 몰라. 몰래 산 속에 들어가 울었던 그 자리의 그 나무도 나를 지켜보고 있었을지 몰라. 나는 너무 겁이 많고 자신 없는 사람이야. 이런 생각이 문득 들었다.

"다시 시작하면 되지. 다시 해보는 거야. 막다른 길이잖아. 그래도 해봐야지. 또 해보는 거야. 두 손 놓고 마냥 앉아 있을 수는 없잖아."

차라리 몰랐다면 쉽게 시작했겠지만 이미 알아버린 항암 치료의 고통을 또 해야 하는지. 의사 선생님과 책상 앞에 앉아 차트를 펼치며 앞으로의 치료방법에 대해 상의했다. 열심히 해보자고 약속하며 뒤돌아 나왔다. 예전처럼 울고, 슬퍼하고, 죽고 싶다는 마음이 들기에는 나는 아직 너무 젊다. 나는 하고 싶은 것도 많고, 할일도 많다. 아이 초등학교 졸업식에 가고 싶고, 중학교 교복 입은 모습도 보고 싶다. 또 어서 건강해져서 예쁜 아이를 낳고 싶은 꿈이 있다. 읽고 싶은 책도 많고, 오르고 싶은 산도 많다. 그전처럼 또 울면서 병원을 오가겠지만, 그전처럼 또 울면서 어딘가에서 주저앉을지 모르지만 치료를 잘 받을 것이다. 잘 견디어 낼 것이다. 항상 친절한 51병동과 55병동의 간호사들, 같은 병을 앓고 있는 환우들, 그리고 무엇보다 의사 선생님을 믿고 따라갈 것이다. 밥도 잘 먹고, 집 앞의 산도 열심히 다닐 것이며 이제 겨우 배우기 시작한 탁구에서도 실력을 키울 것이다.

어제는 일곱 번째 항암 치료가 있었다. 가슴에 주사바늘을 꽂고 병원 복도를 잘도 돌아다닌다. 지독한 인연인가 보다. 나는 이 병을 그전처럼 두려움의 대상으로만 보지 않으련다. 일상의 모든 작은 것, 소소한 말 한마디까지 감사히 여기게 해주는 스승으로서, 기어이 떨쳐 이겨낼, 그리고 나를 우직한 승리자로 이끌어 줄 경쟁자로서 당황하지 않고 떨지도 않고 나와 함께, 가족과 함께, 그리고 의료진과 함께 한발 한발 나아가련다.

내겐 꿈이 있고 꼭 다시 건강해지리라는 자신이 있기에! 가슴에 새긴 유방암 환자라는 나만의 주홍글씨가 단지 고통의 상징이 아닌, 나만이 만들어 낼 수 있는 용기의 상징으로 바꿀 의지가 있기에! 내게는 꿈이 있고, 꼭 다시 건강해지리라는 자신이 있기에!

이재조 님은 1998년 12월 유방암 3기를 진단받으신 뒤 현재까지 치료를 받고 계십니다. 수술과 항암 치료 과정의 고통 때문에 종종 모든 것을 포기할 생각도 자주 하셨지만, 자신과 고통을 함께 하는 가족을 보다 보니 차마 그럴 수 없어서 치료를 받은 결과 거의 완쾌까지 갔었다고 합니다. 그러나 이제 사라졌다 싶어 한숨 돌렸을 때 재발하면서 이번에는 정말로 포기하려고 했지만, 또다시 가족과 주변 분들이 더 열심히 잡아준 덕분에 지금도 열심히 살고 계시다고 합니다.

* 주치의 소견

이재조 님은 1998년에 유방암 진단을 받은 뒤 타병원에서 유방전절제술 및 항암 치료를 받고 경과를 관찰하던 중 1년 만에 다발성 국소 재발이 발생하여 내원하신 분입니다. 내원 당시 29세라는 젊은 나이에 어린 자녀를 둔 상태여서 안타까움을 더했던 환자입니다. 아홉 차례의 힘든 항암 치료와 수십 번의 방사선 치료를 이겨내고 다행히 재발된 종물이 사라져 2004년에는 유방복원술도 받았습니다.

그러나 기쁨도 잠시, 경부에 종기가 만져져 시행한 조직 검사에서 유방암 경부 림프절 전이로 확인되었습니다. 힘든 상황이었지만 포기하지 않고 호르몬 치료를 받으니 경부 종기도 점차 호전되고 안정된 경과를 보였습니다. 그런데 2006년 말에 뼈로 전이되었음이 발견되었습니다. 다시 항암 치료를 권유하였을 때, 이재조 님은 많이 실망도 하고 힘들어했지만 용기 있게 항암 치료를 다시 받으셨습니다. 머리도 빠지고, 토해가며 힘들게 받아야 했던 항암 치료였지만 다행히 치료 반응이 좋아 전이된 종기가 많이 줄어든 상태이며 현재도 계속 치료를 받고 계십니다. 처음 재발하고 7년 가까운 기간 동안 지낼 수 있었던 데 있어 치료를 포기하지 않고 따라준 이재조 님의 용기와 환자를 보호해준 가족, 주치의에 대한 신뢰 등이 힘이 되었을 것이라 생각합니다.

우리 주변에는 재발하면 상심하여 치료를 포기하고 현실에서 도피, 종교 치료나 다른 보조 치료에만 의지하는 사람들이 있습니다. 하지만 올바른 암치료는 포기하지 말고 환자와 의사 그리고 가족이 합심하여 치료를 하는 것입니다.

끝으로 암 희망 수기 공모전과 같은 행사를 통해서 암환자들에게 희망을 주고 암 치료에 대한 올바른 인식을 전달하게 되어 기쁘게 생각합니다.

— 장일성(A대학병원 일반외과)

악몽을 딛고 행복을 되찾다

임 원 경

2006년 한 해는 우리 가족에게는 악몽 같은 충격과 시련, 그리고 가족 사랑의 의미를 일깨워준 해다. 환경미화원인 아버지와 종합병원에서 식당일을 하셨던 어머니께서는 슬하에 나와 남동생 둘을 두셨다.

1990년 12월, 무슨 일이 있어도 고향을 떠나서는 살지 않겠다고 하시던 부모님께서는 우리 삼남매의 장래를 위해 결국 고향을 등지셨다. 평소 건강한 몸을 재산으로 알고 고달픈 줄도 모르고 열심히 일하시던 부모님. 그런데 어머니께서는 평소 힘든 일을 오랫동안 하셔서인지 "팔이 아프네. 오줌소태가 있어 괴롭네" 하시면서 한의원과 신경외과 등 여러 병원들을 자주 드나드셨다. 가는 병원마다 일이 힘든 직업이라 쉬어야 한다며 약을 처방해 주거나 침을 놓아주는 식으로 매번 결론이 났다.

그런데 2006년 4월경, 그렇게 괴로워했던 어머니의 오줌소태 원인이 당뇨 때문임이 밝혀졌다. 약을 드실 정도로 심하지는 않았지만 그로 인해서 15년 동안 다니시던 병원 일을 그만 두셔야만 했다. 흔하다는 당뇨병 판정을 받은 것도 지금까지 큰 병 없이 살아온 우리 가족에게는 충격이었다. 보통 직장인들이 대부분 그러하듯 바쁜 일상에 쫓겨 당신들께서는 시간을 내어 건강검진 한 번 제대로 받아 보신 적이 없으셨다. 퇴직 후라 시간적 여유가 있으셨던 어머니께서는 국민건강보험에서 나오는 건강검진을 받으셨다.

검진결과를 기다리고 있던 터에 7월초, 시골에 계신 할머니께서 돌아가셔서 가족 모두 장례식에 참석했다가 남편을 비롯한 우리 삼남매는 삼오제까지 지내고 오신다는 부모님을 뒤로 한 채 다시 생활전선으로 돌아와야만 했다. 하루는 회사에서 바쁘게 일을 하고 있는데 아직 시골에 계신 어머니에게서 전화가 왔다.

"경아야."

어머니께서는 힘없이 나를 부르시곤 머뭇거리셨다.

"왜? 엄마, 뭔 일 있어?"

"병원에서 저번에 건강검진 받았던 것에서 이상 소견이 있으니 빨리 와서 재검 받아보래."

"무엇 때문에?" 하고 나는 재빨리 물었다.

"유방암 검사."

"에이, 엄마는 암이 그렇게 쉽게 걸릴까봐? 병원에서 돈 벌어먹으려고 또 오라고 한 거겠지. 너무 걱정 마셔."

내심 정말 암이면 어떡하나 하는 심정이었지만 어머니를 위로할 수밖에 없었다. 시골에서 상경하신 어머니께서는 가족들에게 떠밀리듯 더 지체할 겨를도 없이 재검부터 받으셨다. 설마 아니기를 온 가족이 그렇게 바랐는데 그 기대를 저버리고 유방암 1기 판정이 나왔다. 불행은 겹쳐서 온다더니 할머니께서 돌아가신 지도 얼마 안 되었는데 이번에는 말로만 듣던 암이 다른 사람도 아닌 어머니께서 걸리셨다니. 우리 가족은 그 해 여름 그렇게 청천벽력 같은 소리를 들어야만 했다.

왜 하필 고생 많이 하시고 아직 젊고 한창인 우리 엄마가 암에 걸렸나 하는 생각에 억울하고 황당할 뿐이었다. 혹시 오진일지도 모른다는 주위 분들과 가족의 권유로 좀더 전문적인 병원인 서울 A병원에서 재검을 받았다. 그 결과 분명히 유방암 1기라고 했다. 불행 중 다행히 1기라지만 병명이 암 아닌가? 암에 대해 문외한이었던 우리 가족들은 수술만이 살 길이라는 생각에 1분 1초라도 지체할 것 없이 바로 수술할 수 있도록 의사 선생님에게 거의 조르다시피 해서 부랴부랴 수술 스케줄을 잡게 되었다. 수술은 7월말에 하기로 했고, 수술 날이 되자 수술 전에 검사를 할 것이 있다면서 먼저 병원으로 가신 어머니께서 막 병원으로 출발하려는 나에게 전화를 하셨다.

"경아야, 출발 안했으면 오지 마."

"왜, 엄마?"

그 짧은 순간에 '혹시 암이 아니었나?' 하는 기대감에서 나는 재빨리 물었다.

"저번에 검사할 땐 보이지 않던 반대쪽 유방에서도 암덩어리가 보인대. 그래서 한 날 한꺼번에 하는 게 나으니까 8월 9일에 수술하자고……" 하면서 말을 흐리셨다.

'이건 또 무슨 일인가? 나머지 한쪽 가슴도 암 1기?'

한숨만 나올 뿐이었다. 이번에는 '우리 어머니가 왜 암에 걸리셨나?' 하는 한탄을 할 여지도 없었다. 상심과 함께 정말 큰일 났다는 생각밖에 들지 않았다. 어머니께서는 처음 병원에서 유방암 판정을 받으셨을 때부터 수술이 연기되고 하는 동안 '왜 내가 암에 걸렸나?' 하는 등의 신세 한탄, 한숨, 그리고 절망감으로 하루하루를 보내셨다. 내 마음도 상심 그 자체인데 어머니는 오죽하실까? 가족 모두 어떻게 위로를 해야 할지 모르고 있었다. 그저 수술 날이 빨리 오기를 바랄 뿐이었다.

드디어 8월 9일 수술 날, 병실에 도착하니 어머니께서는 아버지께서 잠깐 자리를 비우신 틈을 타 혼자 울고 계셨다. 어머니께서는 홀몸이 아닌 나를 걱정해서 감정을 최대한 억누르고 계시는 듯했다.

온 가족이 도착하고, 드디어 어머니께서는 침대에 실려 차가운 수술실로 향하셨다.

수술실 문이 닫히고, '저 문을 다시 건강하게 나오셔야 될 텐데' 하는 공통된 바람을 가지고서 대기실에서 기다리고 있는데 그간 고생하신 어머니 생각에 얼마나 눈물이 나던지. 나와 올케는 부둥켜안고 엉엉 울었다. 아버지를 비롯한 동생들도 각자 눈물을 보이지 않으려는 모습이 역력했다.

거의 6시간에 걸친 수술에서 부분 절개를 했지만 다행히 성공적이라고 했다. 시간이 왜 그렇게도 안 가던지. 거의 일주일 동안 입원하셨던 어머니께서는 퇴원을 하셨고, 9월이 되어 다음 치료단계인 항암주사를 맞기 시작하셨다. 어머니께서는 제일 횟수가 적은 네 번만 맞으시면 된다고 하셨다.

TV에서는 항암주사를 맞으면 머리도 빠지고 입맛도 없어진다는데 처음 맞았을 때는 별 변화가 없었다. 하지만 거의 일주일이 되어 가자 속이 메스껍다며 거의 드시지 못한 채 누워만 계셨다. 옆에서 지켜보는 우리들도 괴롭기만 했다. 그 때부터 우리 가족은 어머니께서 드실만한 것이 있으면 무조건 사다 드리거나 요리를 해서 드려 봤다. 그것만이 우리가 할 수 있는 유일한 것이었다. 3주 간격으로 항암주사를 맞았는데 두 번, 세 번 맞으니까 머리카락이 서서히 빠지고 있었다. 어머니는 머리 빠진 자신의 모습을 남편과 자식들, 그 누구에게도 보여주고 싶지 않다고 하시며 집에서도 항상 두건을 쓰고 계셨다.

항암주사를 세번째 맞으신 뒤 갑자기 어머니께서 응급실에 입원하셨다는 소리가 들려왔다. 원인은 호흡곤란이었는데, 퇴근 후 병원에 도착하니 그렇게도 벗기 싫어하시던 두건을 벗고 누워 계셨다. 처음에는 응급실에서 어머니를 찾을 수가 없었다. 올케가 어머니의 위치를 설명해 주어서 겨우 찾을 수 있었을 정도였다. 머리카락이 빠질 거라는 예상은 했었지만, 머리카락 없는 어머니는 한 번도 상상해 본 적이 없거니와 그렇게 많이 빠져 있으리라고는 생각을 못했으니까.

어머니를 보자마자 와락 눈물부터 나려는 것을 애써 참았다. 몇 마디 얘기를 나누는데 왜 그렇게 슬프던지. 이야기 중에 뛰어 나가 화장실에서 어머니의 안타까운 모습에 대한 설움을 토해냈다. 응급실로 다시 들어온 나를 보고 어머니께서는 "홀몸도 아니고, 회사일도 바쁠 텐데 뭐 하러 왔어? 안 와도 되는데"라고 하시니 할 말이 없었다.

네번째 항암주사를 맞은 뒤 몇 가닥 안 남은 머리카락을 미용실 가서 깎아 드리려고 했다. 하지만 어머니의 기분을 생각하신 아버지께서는 집에서 가위로 알뜰히 잘라 주셨다. 그렇게 우여곡절 속에 항암 치료가 끝나고 계절도 여름, 가을을 지나 초겨울로 접어들었다. 11월 말에 치료의 마지막 단계인 방사선 치료만이 남았다.

방사선 치료만 받으면 된다는 마음에 그 동안의 암담했던 생각은 점점 없어지고 조금씩 희망만이 보이기 시작했다. 아버지께서는 퇴근을 하시자마자 어머니의 방사선 치료를 위해 주말을 제외하곤 매일 낡은 봉고차를 끌고 A병원으로 내달리셨다. 미화원인 직업특성상 겨울의 문턱이라 길거리에 낙엽도 많이 떨어지고 일거리도 제일 많을 때라 힘드실 텐데 암에 걸린 어머니 때문에 항상 동분서주하셔야 했던 아버지. 아버지의 그런 모습도 안타까움 그 자체였다. 12월 23일, 마지막 방사선 치료를 끝으로 어머니의 암치료는 마침내 종지부를 찍게 되었다. 앞으로 정기적으로 암전이 여부 검사 등을 해야 한다.

2007년 2월, 치료가 끝나고 최종 검진결과 전이된 곳도 없이 잘 아물고 있다는 소식과 함께 또 한 가지 경사스러운 일이 생겼다. 어머니께서 그렇게도 걱정하셨던 둘째 외손녀가 태어난 것이다. 손녀가 귀한 우리 시댁인지라 친정어머니께서 더 기뻐하셨다. 나중에 들은 이야기인데 본인 때문에 뱃속의 손녀가 잘못 될까봐 하는 생각에 그 고통스럽고 아픈 몸인데도 불구하고 걱정을 많이 하셨단다. 시어머니께서 3주간 산후조리를 해 주셨는데 어머니께서는 더 조리를 해야 된다고 하시며 3주 정도를 매일 출퇴근하다시피 하시면서 이 딸을 위해, 손주들을 위해 돌봐 주신 덕분에 아무 탈 없이 건강하게 잘 지내고 있다. 요즘은 하루에 한두 번씩 산으로 운동도 하러 다니시고, 가끔 손주들이 보고 싶으시면 우리 집을 방문하곤 하신다. 머리카락도 모자를 안 써도 될 만큼 많이 자랐다.

그리고 지난 어버이날에는 부모님을 비롯해 가족 모두 모여 우리 집에서 삼겹살 파티까지 하시며 세 명 손주들의 재롱에 푹 빠지시기도 하셨다. 직접 암과 싸우셔야 했던 어머니, 그리고 항상 그 곁을 함께 하셨던 아버지, 홀몸이 아닌 나를 대신해 부모님께서 병원 가시는 날이면 항상 딸같이 따라나섰던 우리 올케 혜정이, 너무너무 고맙고, 고생 많이 하셨습니다.

그리고 가끔 바쁜 와중에 어머니를 병원에 모시고 다녔던 동생들, 감기 걸리시면 안 된다고 어머니 생신 때 비싼데도 불구하고 방사선 치료 다니실 때 입으시라고 따뜻한 점퍼까지 사다 드렸던 우리 신랑, 우리 가족 모두 모두 사랑합니다.

마지막으로 우리 가족 모두 예전의 행복했던 시간으로 돌아온 것 같아 지금 전 너무너무 행복합니다. 가족 여러분, 그 동안 수고하셨습니다.

　　임원경 님은 2006년 7월 유방암 1기를 진단받으신 지영숙 님의 따님이십니다. 최초 검사에서 이상 소견이 나와 정밀 검사를 받아야 한다고 했을 때, 온 가족이 기우일 것이라 생각했지만 결국 암이라는 것이 밝혀지자 임원경 님을 비롯한 온가족이 합심하여 지영숙 님의 항암 치료와 이에 따른 생활을 도와드린 결과 완치에 이르렀다고 합니다.

＊ 주치의 소견

　　지영숙 님은 작년 8월경 좌측 유방의 암을 진단받으신 뒤 수술을 위해 내원한 환자입니다. 수술 전 다시 확인을 위해 시행한 유방 검진에서 우측 유방에도 이상 소견이 추가로 발견되어, 이에 조직 검사를 실시한 결과 불행히도 우측 유방에서도 암세포가 발견되었습니다. 다행히 양측 유방 모두 암을 안전하게 제거하고도 유방을 보존할 수 있었습니다.

　　지영숙 님은 수술 후 항암 치료와 방사선 치료 과정을 훌륭히 극복하셨으며, 현재 호르몬 치료를 받고 계십니다. 또한 최근에 내원하셨을 때 시행한 여러 검사에서도 이상 소견이 없었습니다. 힘든 치료 과정을 견뎌내신 지영숙 님께 감사와 경의를 표하며, 지영숙 님과 그 가족 분들에게 하나님의 은총이 함께하기를 기원합니다.

— 김승일(A병원 유방암 클리닉)

너도 살고 나도 살자

장 동 철

2002년 6월, 전국을 붉은 물결로 넘치게 했던 월드컵! 저 역시 그 감동을 함께 하며 즐기고 있었습니다. 한국과 이탈리아의 16강전 연장전에서 역전골이 터지는 순간 아내와 함께 맥주로 건배했던 기억이 생생합니다. 그러나 그 다음 날, 평소에 조금씩 느껴왔던 복통이 너무 심해서 그 고통으로 사무실에서 억 하고 배를 움켜쥐며 무릎을 꿇고 말했습니다. 그러자 직장 상사께서 조퇴와 함께 위검사를 해보라고 권유하셔서 저는 그날 바로 가까운 종합병원 소화기내과에 위내시경 검사를 예약하고 그 다음 날 검사를 받았습니다.

처음 받아보는 위내시경 검사가 두려웠지만 수면으로 하고 나니 별거 아니네 하는 생각이 들더군요.

검사 후 의식이 돌아와 의사 선생님께서 사진과 함께 설명을 해주셨습니다. 궤양이 좀 심하고, 몇 군데 의심스러운 부분은 조직 검사를 의뢰했으니 일주일 후에 결과를 보러 오라고 하시더군요. 그때만 해도 복통이 오고, 약간의 구역질이 나도 술·담배를 끊으면 괜찮겠지 하고 제산제만 먹었습니다. 일주일 후 담당

선생님을 찾아뵈었을 때,

"혼자 오셨습니까?"

"네, 그런데요?"

"결혼 하셨나요?"

"네, 세 살 된 사내아이가 있습니다만."

왠지 불길한 예감이 들었습니다. 긴장된 순간 혹시 하는 불길한 예감이 스쳐 지나가는데, 아니나 다를까.

"환자 분. 제 이야기 잘 들으세요. 조직 검사결과 위암 판정이 내려졌습니다. 몇 기인지, 주위 장기에 전이가 있는지는 수술을 해봐야 알 수 있습니다."

"네? 제가 위암…… 이라고요?"

믿을 수 없었습니다. 아니 믿고 싶지 않았습니다. 꿈이겠지. 꿈이면 빨리 깨어나, 어서!

당황한 저를 보며 선생님께서는 "위암의 경우 수술만으로도 근치적 치료가 가능하며, 다른 암에 비해 예후도 좋은 편이니까 마음 편히 가지시고 우선 수술부터 빨리 받으시는 게 좋겠군요."

이럴 수가. 손이 떨리고 하늘이 무너지는 듯한 절망이 엄습했습니다. 암이라니! 불현듯 대장암으로 작고하신 선친과 유방암으로 돌아가신 고모가 생각났습니다. 이게 유전이란 걸까? 그러면 내 아이는, 내 아이는 어떻게 하지? 저는 그 와중에도 아이가 걱정되어 결국 병원 주차장에서 하염없이 눈물을 흘렸습니다.

도저히 믿기지 않아 아이 엄마에게는 검사결과를 말하지 않고, 이곳 포항보다 우선 대구로 가서 재검을 받아 보기로 했습니다. 대구 A병원에서 재검을 받았으나 결과는 역시나였습니다. 진단서를 끊고 집으로 귀가 후 저녁에 아이 엄마에게 서류를 내밀고 조심스레 사실을 이야기해 주었습니다. 저보다 더 큰 충격에 휩싸인 아이 엄마는 고개를 숙이고 한참을 울더군요. 답답한 심정을 말로 다 못하고 잠시 베란다에서 허공을 응시하고는 수술을 하면 얼마나 살 수 있을까? 아내와 아들 녀석은 어쩌지? 하는 걱정을 하며 저도 눈물을 가누지 못했습니다.

2002년 7월 30일, 저는 월드컵 4강의 기쁨과 환희를 누리는 대신 수술대 위에 누워야 했습니다. 위아전절제술을 시행받았고, 다행히 주위 장기에 전이 소견이 없어서 우리 부부는 그나마 다행이라 생각하고 담담하게 항암 치료를 받기로 했습니다.

외과에서 혈액종양내과로 옮겨져 처음 담당 교수님을 뵐 때 하시는 말씀이 임파선도 괜찮고 다른 장기도 전이 소견이 없어 다행이지만 제가 너무 젊어서(그 당시 제 나이는 32세였습니다) 걱정스럽다고 하시더군요. 세포분열이 나이 드신 분들보다 왕성해서 혈액을 타고 전이될 수도 있으니 항암 치료를 잘 받고 앞으로 관리 잘하라는 말씀이었습니다. 그리고 당신을 다시 보는 일이 없도록 하라는 말씀도 남기셨죠. 저 역시 속으로 '네, 다시는 교수님 뵐 일 없을 겁니다' 하고 다짐했습니다.

2002년 8월에 시작된 항암 치료는 6회를 끝으로 마무리 되었고, 저는 일상으로 돌아왔습니다. 위아전절제술 후 식생활에 많은 변화가 생겼습니다. 처음 몇 달 동안은 유동식에 의존했고 두어 달 후부터는 고정식으로 바꾸었습니다. 그 동안 체중도 약 8

kg정도 빠져서 원래 왜소하던 체격이 더욱 왜소해져 보이고 앙상해져서 거울 보면 깜짝 놀라곤 했었습니다.

회사는 6개월여 휴직을 하게 되었고, 잡곡과 채식 위주의 식단, 그리고 산행을 통해 차츰차츰 기력을 회복하게 되었습니다. 저희 부부는 맞벌이 부부인 관계로 휴직하는 동안 저는 제 스스로 식단과 운동 일정 등 일과표를 짜서 규칙적인 생활을 위해 아주 신중을 기했고, 어린이집에 다니는 아이를 제가 거두고 챙겼답니다.

6개월여의 휴직을 끝내고 2003년 2월에 회사에 복직을 하게 되었습니다. 직장동료들은 힘든 수술과 항암 치료를 마치고 돌아온 저를 따뜻하게 맞이해주었고, 가급적 잔무를 맡기지 않는 배려 속에서 직장생활에도 점차 잘 적응하게 되었습니다. 하지만 1년이 지나고 2년이 지나면서 조금씩 제 자신이 빈틈을 보이게 되었습니다. 복직 후 얼마 동안은 아이 엄마가 바쁜 와중에도 도시락과 버섯 달인 물 등 제 먹을거리를 잘 챙겨주었지만 서로가 직장생활로 바쁘다 보니 도시락을 거르고 밖에서 사먹는 횟수가 늘어나게 되었고, 회사생활로 점점 바빠지게 되면서 스트레스도 쌓이는 것 같았습니다. 당시에는 주 5일제가 아니었기 때문에 일요일에만 가까운 뒷산에 등산하는 정도였으니 운동량도 부족하고 아이와 함께 놀아주고 하다보니 제 시간이 점차 없어지는 것을 느꼈습니다.

다시 한 번 정신상태를 점검하고 먹을거리와 운동에 좀 더 신경 쓰자고 다짐했지만, 복직 후 2년여 동안 저녁회식도 거의 참

석하지 않고, 술·담배도 일체 하지 않던 저는 어느 새 3년이 지나면서 많이 해이해져 있었습니다. 회식자리에 가서 밥만 먹고 나와야 하는데, 맥주도 한두 병씩 마시게 되고, 2차에 따라가서 그 자욱한 담배연기 속에서 끝까지 자리를 함께하는 무식한 시간을 보내곤 했습니다. 지금에 와서 생각해 보면 정기적인 검사에서도 별다른 이상이 없었기에 저는 어느 정도 자만에 빠졌던 것 같습니다.

이제 2년만 견디면 완치다 하는 안일한 생각으로 생활하다가 수술 후 4년차 되던 해인 2006년, 연초부터 몸에서 이상한 신호가 감지되기 시작했습니다. 소변이 자주 마렵고, 소변을 볼 때마다 개운치 않았으며 약간의 통증이 동반되었고, 변도 잘 안 나오는 현상이 보여 일단 개인병원(비뇨기과)에 가서 의사와 상담한 결과 전립선염인 것 같다고 하면서 약만 먹었습니다. 변을 시원스레 못 보는 것은 단순히 변비라 생각하고 변비약을 복용했습니다.

그러기를 3개월 정도, 약을 아무리 먹어도 효험이 없었기에 연고지인 포항에서 다시 수술했던 대구 A병원 비뇨기과를 방문했습니다. 소변검사, 신장검사, 직장수지검사 등 다양한 검사를 했지만 여전히 전립선염이라면서 약만 처방해 주더군요. 그러나 한 달여 뒤 저는 담당 주치의 선생님께 차도가 없으니 저의 과거 병력을 감안해 다른 경우의 수를 생각해 달라고 졸랐습니다. 방광내시경 검사를 하게 되었고, 역시 조직 검사가 동반되었습니다. 결과가 나오기 일주일 동안 저는 불안으로 잠을 제대로 이룰 수가 없을 지경이었습니다.

2006년 5월 24일, 조직 검사결과가 나왔습니다. 결과는 방광 내에 선암腺癌이 발견되었다고 하시더군요. 그런데 저는 납득이 되지 않아,

"선생님, 위암세포가 왜 거기까지 갔지요? 왜요?"

"2002년 수술 당시 환자분의 경우 암세포가 근육층을 이미 통과해 혈액 속에 암세포가 번졌을 가능성이 큽니다. 잠복되어 있던 암세포가 혈액을 타고 방광으로 전이된 것 같습니다."

아, 이럴 수가! 결승점에 다 온 것 같았는데, 어째서 이런 일이 있을 수가 있단 말인가!

저는 미친 듯이 인터넷 검색을 통해 저와 같은 경우가 있는지 열심히 찾아보았지만 저처럼 위암이 골반 쪽으로 원격 전이된 경우는 흔치 않다는 사실과 전이된 환자의 경우 예후가 상당히 안 좋다는 내용에 주목하게 되었습니다. 의료진은 수술도 안 된다면서 무작정 항암 치료를 시작하자고만 하셨습니다. 저는 죽음을 생각하게 되었고 항암 치료가 과연 의미 있는 것인지, 오히려 몸만 상하고 결국 고통 속에서 생을 마감하게 되는 건 아닌지 하는 고민을 거듭했습니다.

아이 엄마는 서울로 가서 다시 한 번 검사해 보자고 졸랐습니다. 저도 이왕지사 이렇게 된 거 서울에 가서 재검이라도 한 번 받아보자는 심정으로 모든 의료기록을 다 구비해 서울B병원으로 옮겼습니다. 그런데 몇 가지 검사와 PET 및 CT 검사결과는 자신감을 상실한 저에게 더욱 절망을 안겨주었습니다. 전이된 부

분이 방광뿐만 아니라 직장과 고환까지 번져 있다는 것이었습니다.

아, 이제 정말 생을 정리해야겠구나 하는 생각으로 저는 몇날 며칠을 혼란에 빠져 있었습니다. 그런 와중에 아이 엄마는 내 손을 꼭 잡으며,

"민재아빠, 우리 다시 힘내자? 응? 항암 치료 다시 시작하면 종양도 소멸시킬 수 있을 거야. 요즘 항암제는 2002년 그 때와는 달리 얼마나 좋은 약이 많은데. 벌써부터 포기하지 말고 나와 민재를 생각해서라도 항암 치료 시작하자. 응? 여보야!"

결국 항암 치료가 다시 시작되었습니다. 탁솔과 시스플라틴으로 시작된 항암 치료는 너무나 고통스럽고 부작용도 만만치 않았습니다. 온몸의 털이란 털은 몽땅 빠지게 되자 우리 아이마저 아빠 모습이 흉측했던지 잘 안기지도 않았습니다. 충격이었습니다. 화장실의 거울을 보고 있다가 제 모습에 스스로 분노를 억누르지 못해 거울을 산산조각 냈습니다.

횟수가 거듭될수록 너무 힘들어서 항암치료를 포기하고 자연요법으로 나에게 주어진 나머지 시간을 가지겠다며 아내에게 투정을 부렸습니다. 아니 투정이라기보다 악을 썼습니다. 탁솔과 시스플라틴을 여섯 차례 투여한 후 CT를 찍어 관찰한 결과 오히려 종양이 커지는 결과가 나왔습니다. 전 항암을 포기하기로 결심했고, 아내는 약을 바꿔 다시 해보자는 혈액종양내과 교수님 말씀을 신뢰한 나머지 저를 끝까지 설득하려고 애썼습니다. 애꿎은 불똥은 아내와 아이에게 고스란히 전해져 가정 파탄의

위기까지 가게 될 지경이었습니다.

그러던 중 암센터에서 저와 같지는 않지만 위암이 간과 폐로 전이되어 현재 스물네 차례나 항암 치료를 받고 있다는, 저와 비슷한 연령대의 여자 환우 분을 만나게 되었습니다. 그분은 스물네 차례의 항암 치료를 받으시면서도 한 번도 스스로를 포기하거나 절망한 적이 없다고 웃으면서 말씀하셨습니다. 결국 암이란 놈도 환자 본인의 강인한 의지와 이길 수 있다는 믿음만 있다면 얼마든지 이겨낼 수 있다는 그 환우 분을 뵙고 난 뒤 저는 제 스스로를 위로하며 '그래, 나보다 더 어려운 지경에 있으신 분들도 저렇게 긍정적으로 투병하는데 나는 그나마 운이 좋은 거잖아. 항암 치료를 하고 싶어도 못 하시는 분들이 얼마나 많은데' 하고 맘을 다잡았습니다.

다니던 회사에는 다시 1년간의 휴직을 신청했고, 2007년 1월부터는 FOLFOX(5-FU, 옥살리플라틴, 류코보린) 요법으로 약을 바꾸어 다시 시작하게 되었습니다. 지난 해의 탁솔과 시스플라틴에 비해 부작용도 덜하고 탈모도 심하지 않아서 저는 자신감을 가지게 되었습니다. 3회 단위로 항암제를 투여 후 CT를 찍고 있는데 다행히도 6회까지 마친 뒤 찍은 최근의 CT 검사 결과 종양의 크기가 변함없이 유지되고 있다고 하시더군요. 저는 은근히 종양이 줄어들기를 기대했는데 실망이 컸습니다. 그러나 혈액종양내과 교수님께서는 이 정도만 해도 절반의 성공이라고 말씀하셨습니다. '맞아. 더 안 커진 게 다행이지' 하고 스스로를 위로했습니다.

인터넷 카페 '암과 싸우는 사람들'의 제 닉네임은 '니캉내캉' 입니다. '너도 살고 나도 살자. 서로 애먹이지 말고 곱게 살아보자'라는 의미입니다. 암에 관한 다양한 서적을 두루 탐독한 결과 누구나 암세포를 가지고 있다는 사실과 마음가짐에 따라 종양이 커질 수도 있고 줄어들 수도 있다는 사실에 확신을 가진 저는 항암 치료를 끝가지 잘 받으리라 결심한 뒤 매번 반복되는 항암제 부작용을 덤덤히 받아들이고, 열심히 투병 생활을 하고 있습니다. 저는 만약 암센터에서 만난 그 여자 환우 분의 긍정적이고 밝은 모습을 보지 않았더라면 지금쯤 아마 고통과 불안 속에서 삶을 원망하며 눈물로 살아가고 있을 겁니다.

병은 한 가지인데 약은 천 가지라는 말이 있습니다. 주위에서는 저를 염려해 주신다고 이 약이 좋다더라, 저 약으로 암을 고쳤다더라는 이야기를 하지만 결국 투병의 원칙이나 보충제의 선택은 환자 스스로가 해야 한다고 생각하고, 저는 12차까지 계획된 FOLFOX 치료를 끝까지 잘 받을 것입니다. 2주 단위로 2박 3일의 입원과정을 거치는 동안 체력도 많이 달리고, 아직도 힘들 때면 가끔 부정적인 생각과 부질없는 말로 아내를 힘들게 할 때가 있습니다. 내가 지난 4년 동안 끝까지 바른 생활을 하면서 암 환자라는 사실을 자각하고 열심히 살았더라면 지금 이런 고통은 없었을 텐데 하는 후회로 눈물 흘린 적이 한두 번이 아니었지만, 지금은 오로지 긍정의 힘만 믿고 살아갑니다. 항암 치료 동안에도 1주일만 고생하면 입맛도 돌아와 먹고 싶은 것을 맘껏 먹을 수 있어 행복하며, 이제 초등학교 2학년이 된 우리 아들 녀석 또한 잔병치레 없어서 행복하고, 절망적인 순간에 한 번도 나를 원망하거나 불평하지 않고 늘 푸른 소나무처럼 든든한 버팀목이 되어준 아내가 있어 행복합니다.

저는 암을 완전히 괴사시키겠다는 생각은 하지 않습니다. 환자마다 다르겠지만 저는 암과의 공생을 선택했습니다. '네가 애먹이지 않는다면 널 억지로 죽이려고 하지 않을 테니 얌전히 있어라. 넌 내가 초대한 손님이 아니기 때문에 내가 맘만 먹으면 넌 쫓겨난다. 알았냐?' 저는 이렇게 스스로에게 주문을 걸며 살아가고 있습니다. 전이된 사실을 알게 된 후 항암 치료를 시작한 지 1년이 다 되었습니다. 그 동안을 뒤돌아보면 다시는 약해지지 않겠다고, 다시는 울지 않겠다고 다짐합니다. 꾸준한 등산과 명상을 통해 제 스스로를 관리하고 있으며 유머 책이나 유머 프로그램을 찾아서 억지로라도 웃으려고 노력합니다. 우리의 뇌는 억지로 웃어도 엔돌핀이 팍팍 솟는 답니다.

환우 여러분! 의학은 점점 발달하고 있어서 향후 수 년 내에 암을 정복하는 시간이 오리라고 굳게 믿습니다. 그것을 믿기 때문에 우리 모두에게는 희망이 존재하며, 희망이 있기에 웃을 수 있는 것이 아니겠습니까? 물론 고통이 따를 것입니다. 왜 안 그렇겠습니까? 하지만 지금 살아 있다는 것, 사랑하는 가족들이 나를 보며 희망의 끈을 놓지 않고 있다는 것을 기억합시다. 저 역시 32세의 젊은 시절에 투병을 시작, 지금 5년 동안 투병하면서 좌절과 분노를 되풀이했지만 결국 긍정의 힘만이 최고의 항암제라는 사실을 깨달았습니다.

지금 이 시간에도 암으로 투병 중이며, 고통 중에 괴로워하시는 환우 분들과 그 가족들께 심심한 위로의 말씀을 드리며, 나보다 더 힘들게 투병하는 사람들이 있다는 사실을 기억하시고 스스로의 의지를 더욱 가다듬으셔서 암과의 투쟁에서 꼭 승리하시길 바랍니다.

저도 웃음과 긍정적인 사고로 암과의 동거를 기쁘게 받아들이며 열심히 투병하겠습니다. "환난은 인내를, 인내는 연단을, 연단은 소망을 이루려 함이니라"라는 성경의 한 구절이 생각납니다. 소망을 이루기 위해 끝까지 포기하지 말고 우리 모두 이겨냅시다!

* 장동철(남, 35세)

장동철 님은 2002년 7월 위암 3기를 진단받으셨습니다. 수술 후 항암 치료를 받은 지 얼마 뒤 다행히 완쾌되기는 했지만, 이후 직장생활을 다시 하면서 예전의 생활로 돌아가기 시작, 2006년 5월에 재발되는 일을 겪기도 했습니다. 결국 아내와 아이를 위해서라도 나아야 한다는 생각으로 항암 치료를 재시작, 현재는 '더 심해지지 않는 암과의 공생'이라는 생각에 바탕하여 긍정적인 자세로 항암 치료에 임하고 있습니다.

* 주치의 소견

장동철 님은 2002년에 31세의 젊은 나이로 위암을 진단받은 분입니다. 장동철 님은 당시 대구의 A병원에서 위암을 절제해 낸 뒤 보조 항암 치료를 받았습니다. 그러나 2006년에 방광과 그 주변 부위에서 재발했습니다. 재발한 부위가 방광과 직장 주변이어서 대소변을 볼 때 심한 통증이 있고, 대변이 가늘게 나오는 등 젊은 사람으로서 참기 어려운 고통이 뒤따랐습니다.

그러나 장동철 님은 항상 긍정적인 마음으로 저희 의료진의 권유에 적극적으로 따르며 힘든 항암 치료를 시작하게 되었습니다. 1차 항암 치료를 여섯 차례 받은 후 다행히 암세포의 크기가 줄어들어 경과를 관찰하기로 했지만 3개월 후 다시 암세포가 커져서 현재는 2차 항암 치료 중입니다. 같은 또래의 다른 사람들은 한참 활동적으로 사회생활을 하는 상황에서 이처럼 어려운 처지에 있었음에도 장동철 님은 항상 적극적이고 긍정적인 마음으로 그 힘든 치료를 묵묵히 이겨내고 있습니다.

암으로 인해 고통이 심하고, 치료로 인해 여러 불편함이 생기면 아무래도 치료를 힘겨워 하며 다른 방법을 찾으려는 경우도 있습니다. 그러나 장동철 님은 어려운 가운데서도 매사를 이겨내려는 의지가 충만하다는 것이 제 눈에 보입니다. 이 점에서 장동철 님의 사례는 다른 환자들에게 큰 격려가 될 것이라 생각하며, 의료진의 한 사람으로서 항상 고마움을 느끼고 있습니다.

— 임호영(서울 B병원 혈액종양내과)

고통이 가져다 준 선물

정 경 준

한 해가 저물어가는 2006년 12월 어느 날, 아랫배가 싸하니 아프고 배변 후에도 잔변이 있는 증상이 잦아지는 것이 의심스러워 동네 내과에 갔다. 그냥 하루 분의 진통제 처방이 아니라 뭔가 검사를 받아야 할 것 같은 예감이 들었다. 의사는 장내시경 검사를 권했고, 나 역시 그러마하고 돌아왔다. 밤새 장을 비워내기 위한 작업을 하고 다음날 다시 병원을 찾아 장내시경 검사를 했다. 마취 상태에서 깨어나 의사 앞에 가니,

"보호자도 함께 왔습니까?"

혼자 왔다고 하니까 검사 결과를 말해준다.

"여기도 괜찮고, 여기도 괜찮고⋯⋯."

여러 사진을 보여주며 뜸을 들이는 의사의 표정에서 심상치 않는 기운을 읽어냈다.

'혹시, 암?'

아니나 다를까, 의사는 조심스럽게 직장 쪽에 문제가 있음을 알린다. 지금 장을 다 비운 김에 방사선과로 가서 CT 촬영을 해보기를 권한다. 그 길로 남편 친구의 병원으로 갔다.

결국 직장암이라는 사실을 확인 받았다. 다리의 힘이 쭉 빠진다. 당장 대학병원으로 옮겨서 치료를 받으란다. 그때부터 다시 모든 검사가 시작되었다. 피 검사, 장내시경, 위내시경, 초음파 검사, 또 검사……. 끝도 없이 검사를 받느라 깜빡 정신을 잃고 깨어나기를 반복했다.

'왜 내가 이 병에 걸려야 하는 것일까?'

누구를 향한 것인지도 모르는 분노가 스멀스멀 피어난다.

직장암으로 최종 진단을 받았다. 수술을 할 것인가, 방사선 치료와 약물 치료를 받을 것인가? 결정은 보호자와 의사가 의논해서 하는 것이란다. 공격적인 치료법인 수술을 하는 것이 좋은데 그렇게 되면 인공항문을 달아야 한단다. 인공항문을 달아야 한다는 것에 심한 거부감이 일어난다. 그것보다는 조금 완곡한 치료법으로 방사선 치료와 약물 치료를 병행하면서 장기를 손상하지 않고 해보는 데까지 해보자는 것이 의사 선생님의 말씀이다. 선생님의 결정에 의심 없이 따랐다.

서서히 한 해가 저문다. 크리스마스가 다가오고, 성당에 발걸음을 하지 않던 남편이 눈물로 신부님 앞에 고해성사를 본다. 아내를 살려달라고 매달린다.

아―, 암이란 결국 '앎' 이로구나. 이거였구나. 우리가 살아오는 동안 잊고 사는 것이 무엇인지, 정말 중요한 것은 무엇인지를 가르쳐주기 위해서 나에게 찾아온 크리스마스 선물이구나. 그렇다면 그대로 받아들이자. 내 몸에 찾아온 이 지혜의 덩어리를 내치려 하지 말고 그냥 받아들이자.

정신없는 연말을 보내고 다시 맞이하는 새해.

"새해 복 많이 받으시고 건강하세요."

습관적으로 했던 진부한 인사말이 어느 해보다 더 간절하게 다가온다.

입원실이 없어서 집에서 병원을 오간다. 이제 며칠 있으면 본격적인 방사선 치료를 받을 것이다. 본격적인 치료를 받기 전에 순간순간 가라앉으려는 마음을 정리할 겸 내 놀이터로 향했다. 야생화를 좋아해서 집 가까이에 있는 삼한 시대의 고분군을 내 놀이터로 정하고, 시간이 날 때마다 드나들면서 꽃 사진을 찍는 것이 내 취미였다. 집을 나설 때에는 겨울 한복판이었지만 햇볕이 하도 따뜻해서 '제비꽃 한 송이만 피어 있다면 그것을 완쾌의 징조로 생각해야지……' 하는 마음이 있었다.

고분군, 내 놀이터, 내 꽃밭. 꽃이 피던 시절에는 하루가 멀다 하고 찾아왔던 곳이다. 찾을 때마다 마치 숨겨 놓은 보물을 꺼내 보이듯 예쁜 꽃들이 나타나곤 하던 곳이다. 꽃이 지고 난 겨울이 되자 한동안 찾지 않았다. 오래간만에 들른 것이었다.

내 발걸음은 의식적으로 제비꽃이 많이 피어 있던 등성이를 넘고 있다. 꽃이 흔하디흔한 시절에는 제대로 눈길조차 주지 않던 제비꽃 한 송이를 찾아 헤맨다. '그냥 제비꽃'이라면서 정말 대수롭지 않은 이름 부르듯이 그렇게 부르던 제비꽃. 노랑 제비꽃이니, 알록 제비꽃이니, 태백 제비꽃이니, 남산 제비꽃이니 해 가며 조금 더 특별한 제비꽃을 찾아 헤매던 나를 비웃기라도 하듯 그 흔하던 보랏빛 제비꽃은 한 송이도 피어 있지 않았다. 아무리 찾아봐도 없다. 제비꽃 한 송이를 마치 오 헨리의 〈마지막 잎새〉에 나오는 담쟁이 잎 하나 찾듯이 찾아 헤맨다.

'보랏빛 제비꽃 한 송이만 만날 수 있다면 내 병은 완쾌될 것만 같은데…….'

이 무슨 가당찮은 주술이란 말인가? 산등성이를 샅샅이 뒤졌지만 결국 때가 아닌 철에 제비꽃이 피어 있을 리 없다. 그 대신 낮게 엎드린 달맞이꽃을 발견했다.

그래, 이것이다. 지금은 낮게 엎드릴 때다. 내가 살아온 날들을 반성하고, 앞으로 살아갈 날에 대해서 긍정적인 자세를 취하고서 낮게 기도하는 때이다. 그때서야, 딱지꽃의 초록 잎이 눈에 들어온다. 비록 꽃을 달고 있지 않아도 이 엄동설한에 초록 잎이 웬 말인가?

내 놀이터에서는 이 딱지꽃도 너무 흔해서 꽃이 피던 시절에는 제대로 눈 맞춤 한 번 주지 않았다. 그런 딱지꽃이 이렇듯 암담한 시간에 나에게 희망을 주다니 고마웠다. 이렇듯 들꽃들이 나에게 깨달음을 준다. 이렇듯 때를 알면서 제 분수에 맞게 살아가는 이 들꽃들이 날 살리리라. 다시 봄이 오면 이들의 이름을 불러주며 무릎 꿇고 눈 맞출 수 있게끔 건강해지리라.

등선을 하나 넘는다. 나를 나에게서 떼어 놓는다. 좀 더 객관적인 상태에서 나를 바라본다. 그 동안 너무 바쁘게 살아왔다. 불행은 습관에서 나왔고, 행복은 내 결심에 달린 것이다. 난 이겨낼 것이다. 그래, 오라, 친구여! 내게 온 너를 성급하게 내치지는 않겠다. 좀 더 겸손하게, 좀 더 낮은 자리에서 너랑 친구를 할 것이다. 쓰러지지 않는 들풀이 될 것이다.

암은 앎이다. 내가 너를 안다는 것은 이미 두려움 극복의 시작인 것이다. 비록 보랏빛 제비꽃을 발견하지 못했지만, 내 놀이터를 내려오는 발걸음은 한층 가벼워져 있었다.

방사선 치료와 항암 치료를 위해 입원했다. 앞 침대의 두 여인 역시 항암 치료제를 맞고 있다. 다른 수액병과 차이가 나게 검은 포장을 한 항암 치료제. 검은색 포장에서부터 거부감이 일어난다. 앞 침대의 두 여인은 얼굴에 마스크까지 하고 온종일 침대에 몸을 붙이고 누워있다. 얼굴 표정에서 웃음을 찾아 볼 수 없다. 다 살아버린 듯한 표정이다. 나는 미리 내 웃음을 포기하고 싶지는 않다.

멀리 봉화에서 온 그 여인은 계속된 항암 치료로 이미 머리카락이 다 빠지고 없다. 여승처럼 파르라한 머리가 웬지 슬퍼 보인다. 여자에게 있어 검은 머리카락은 또 다른 상징이다. 그런 머리카락이 다 빠지고 없으니 외출할 때면 모자를 깊게 눌러 쓴다. 병이 부끄러운 것인가? 여자를 잃어가는 모습이 부끄러운가? 마음이 무거워진다.

방사선 치료와 항암 치료를 동시에 받으며 씩씩하게 견디고 있다. 남들처럼 심하게 구토를 하는 것도 아니고, 몸을 침대에 붙인 채 움직이지 않고 누워있는 것도 아니다. 아침, 점심, 저녁 세 차례 병원 복도를 돌면서 묵주기도를 한다. 내 마음에 있었던 분노 하나가 암을 키웠다는 생각을 한다. 그 분노를 지워버리기로 한다. 그리고 감사하게 선물을 받아들인다. '고통의 신비'를 체험하기 좋은 기회다. 예수님을 생각하며 천천히 걷는다.

내게 온 이 암이라는 친구를 절대 무가치하게 돌려보내지 않겠다. 내적 성숙의 계기로 삼아서 병이 오기 전보다 훨씬 더 성숙된 삶을 살겠다고 다짐한다. 묵주기도를 하면서 병원 복도를 걸으며 다리 운동을 한다. 검은 포장의 항암 치료액을 수액걸이대에 매달고 조용히 걸으면서 묵상을 한다. 긴 병원 복도를 운동장 삼아 돌면서 운동을 하면 다른 환자도 만난다.

"아주머니는 몇 차입니까?"

"……?"

질문의 내용을 알아차리는데 잠시 시간이 걸렸다. 내 수액 병의 검은 포장을 보고 암 환자인줄 알아보고서 그가 묻는 것이다. 그는 8차라고 했다. 그러니까 여덟 번째 항암 치료를 받고 있다는 말이다.

"저요? 전 이제 초보입니다."

항암 치료를 받는데도 고수가 있었다. 운동을 빼먹지 않는 그분의 표정에서 여유를 읽는다. 방사선 치료실에 들어가서 치료를 받는 순간에도 화살기도를 한다. 나를 치료하는 의사들의 손 위에 주님의 손이 함께 하시기를 기도한다. 나를 크게 쓰시기 위한 그분의 계획을 받아들인다. 주님께서 나를 쓰기 위한 수련기간으로 삼아야 하리라.

'주님, 사람에게 시련을 주시지만 결코 이겨내지 못할 시련은 주시지 않으신다는 것을 압니다. 저를 단련시키소서. 저는 주님

을 믿나이다.'

8일간의 입원생활을 마치고 일시 귀가. 항암 치료가 일주일 이상 되면 몸이 견뎌내질 못하니 1주일의 항암 치료와 3주일의 체력보충 시간을 가진다고 한다. 그러니 매달 첫 주에 입원하고 3주는 쉬게 되는 것이다.

집으로 돌아오니 살 것 같다. 서서히 냄새에 민감해져서 입맛을 조금씩 잃어가는 순간에 퇴원을 하니 바깥공기만으로도 우선은 살 것 같다. 청국장으로 저녁을 배불리 먹었다. 일상의 소중함을 다시 한 번 깨닫게 된다. 사람들은 특별한 것을 원하지만 사실 사소한 일상생활이 얼마나 소중한 것인가는 그것을 잃고 나서야 깨닫게 되는 어리석은 존재다. 평소에 라면 한 번 끓이는 법이 없고, 청소기 한 번 돌릴 줄 모르는 남편이 음식물 쓰레기까지 버렸다는 사실은 일상에서 크게 벗어난 것이었다. 남편은 새롭게 이런 일상들을 받아들이고 있는 것이었다. 나 역시 낯설기는 하지만 남편의 그런 행동의 변화를 감사하게 받아들인다.

병을 받아들이는 데는 친지들의 기도가 힘이 되었다. 성당 교우들과 내가 속한 산악회 회원들 그리고 함께 들꽃 이야기를 나누던 인터넷상의 친구들의 기도가 나에게 힘이 되었다. 특히 인터넷상의 친구들은 밖으로 나가지 못하는 나에게 특별한 힘이 되어 주었다. 꽃을 좋아하는 나에게 날마다 새로운 꽃 사진을 올려주면서 나의 쾌유를 빌어 주었다. 줄줄이 달리는 댓글들을 읽는 것으로 투병의 무료함과 힘겨움을 이겨낼 수 있었다. 내가 나를 위해서 하는 기도보다 그들이 나를 위해 하는 기도가 얼마나 더 고귀한 것인지 나는 알고 있다. 암이라는 친구의 방문을 받고서야 주변 사람들에게 내가 필요한 존재구나 하는 나의 존재감을 새삼 확인하게 되었다. 감사할 일이다. 매사에 감사할 일이다.

조금씩 힘들어져 갔다. 방사선 치료를 받고 나오면 속이 거북했다. 그리고 다른 증상들도 나타났다. 방사선을 쬐는 부근의 피부가 헐어서 쓰리고 따가웠다. 이 모든 것이 방사선 치료에서 오는 후유증이라고 했다.

무엇보다 나쁜 증상은 내가 예민해진다는 것이었다. 방사선 치료대에 나를 눕혀놓고 그들끼리의 대화가 내 귀에 거슬리는 것이었다. 환자는 최소한의 옷을 입고 조금은 굴욕적인 자세로 누워 절실한 심정으로 치료를 받고 있는데, 방사선 기계를 조작하면서 그들끼리 나누는 대화라는 것이 점심 뭐 먹을까? 어젯밤에 뭐 했니? 하는 그런 시시껄렁한 이야기들이었다. 그들의 대화가 신경을 거슬린다고 딸아이에게 말했더니,

"엄마, 그야말로 그들의 이야기일 뿐이에요. 엄마가 예민하게 받아들이는 거예요."

딸아이의 말대로 내가 예민한 것일까? 이럴 때는 딸아이가 엄마 같다.

퇴원 후 모처럼 상태가 좋아서 딸아이와 함께 한티 성지로 향했다. 아이는 차 안에서 주크박스가 되어 내가 제 몸을 손으로 찌를 때마다 곡목을 바꿔가며 노래를 불러댔다. 깔깔거리며 차 속이 떠나가도록 노래를 부르는 열다섯 살 딸애의 눈물겨운 재롱에 난 마음껏 웃었다. 엄마를 즐겁게 하기 위한 자식의 효심에

감동 받는다.

한티 성지에는 예수님의 십자고상이 높다랗게 서 있다. 내 고통이 아무리 심하다 한들 십자가에 매달리신 예수님의 고통만큼 될까? 그것을 묵상하면 못 견딜 고통은 없는 듯하다.

'주님! 제가 이 고통으로 인해 더욱 성숙한 삶을 살게 하소서.'

절기상으로는 입춘인데 다시 입원을 한다. 이번 주가 제일 힘들 것 같다. 방사선 치료와 항암 치료를 함께 받아야 하는 일주일이다. 미리 걱정하지는 말자.

항상 일요일에 입원 날짜가 예약되어 있어서 미사를 마치고 입원하기로 했다. 미사 중에 기도가 간절해졌다. 나를 빨리 낫게 해달라는 기도가 아니라, 내 병을 잘 이겨낼 수 있는 지혜와 나를 위해 기도하고 있는 많은 사람들의 건강과 평화를 위해 간절히 기도했다.

남편과 아이, 내 부모님, 형제, 자매, 그리고 나를 위해 기도하는 많은 친구들……. 그들이 진심으로 나를 위해 기도해 주는 것을 나는 온 몸으로 느끼고 있었다. 심지어 나를 위해 금식기도에 들어간 내 친구의 이야기는 나를 더욱 분발하게 했다. 입원한 뒤에 새로운 병실 친구들을 만났다. 이번에는 전부 암환자들이다. 그래서 더 마음이 편하다.

입원 절차가 끝나자마자 피 검사와 X레이 촬영으로 내 몸 상태를 확인하더니 바로 항암제를 투여했다. 수액 주사를 맞았던 자리에 혈관이 터져 팔이 퉁퉁 부었다. 다시 혈관을 찾았다. 지난번의 멍이 채 가시지도 않은 상태에서 또 고생을 했다. 방사선 치료와 항암 치료를 겸하니 사실 많이 힘들었다. 조금 우울해졌다. 도무지 밥을 먹어내지 못했다. 음식 냄새만으로도 벌써 비위가 상했다. 그러나 옆 침대의 환우는 벌써 일주일째 금식을 하는 중이라서 내가 그토록 먹기 싫어하는 그 병원 밥이라도 한 번 먹어 봤으면 하는 것이 소원이라고 했다. 암 중에서 가장 어렵다는 췌장암이라니 고통도 많이 심한 것 같다. 다른 사람의 소원이 되는 밥 한 공기를 나는 죽어도 먹을 수 없으니 세상 형편은 늘 이렇게 고르지 않다.

낮에 엄마가 왔다. 밥을 먹지 못하는 딸을 위해서 쑥국을 끓이고 봄동을 가지고 왔다. 싱싱한 봄동을 쌈장에 찍어서 맛있게 먹었다. 일주일 만에 먹어보는 맛있는 밥이다. 봄동을 병원 식구들이랑 나눠 먹었다. 엄마는 봄동을 적게 갖고 온 것이 마음에 걸렸는지 저녁시간에 더 가져오겠다고 하면서 가셨다. 그렇게 서둘러 가시더니 저녁시간에 맞춰서 아버지가 오셨다. 칠순이 넘은 부모님 앞에서 몹쓸 병에 걸려서 누워 있으니 참으로 뵐 면목이 없었다. 낮에 그렇게 맛있게 먹었던 봄동을 이제는 쳐다보기도 싫었다. 꼭 입덧하는 것처럼 변덕을 부리는 입맛이다. 병원 문을 나서는 아버지의 등을 바라보니 눈물이 났다.

밤새 잠 한숨 못 자고 토하느라 뜬 눈으로 밤을 새웠다. 머리가 심하게 아프고 속은 계속 불편하다. 또다시 악몽 같은 식사시간이다. 밥뚜껑을 열기도 전에 역해서 토할 것만 같았다. 방울토마토와 키위로 아침을 대신했다. 동생은 생전 처음으로 언니를 위해서 만들어 보았다면서 약밥을 해 왔다. 그 정성을 생각해서 맛있게 먹어주었으면 좋으련만 도저히 못 먹었다. 남편과 딸아이가 빗속에 나가서 사온 수제비로 점심을 대신한다. 아! 내가 주변 여러 사람들을 걱정하게 만든다.

'주님, 그들에게 마음의 평화를 주소서. 저로 인해 울지 않게 하소서.'

내일이면 퇴원할 생각에 참고 견뎠다. 수액을 조금 빠르게 들어가도록 조절을 한 탓에 그만 심한 구토에 시달린다. 집으로 오는 차 속에서도 연신 토해냈다. 먹은 음식물이 없고, 약조차 입에 넣기만 하면 토해내고 말았다. 방사선 치료의 후유증으로 방사선을 쬔 부위 주변의 피부가 헐어서 쓰리고 따가웠다. 부위가 항문 근처라 앉아 있을 수가 없어서 종일 엎드린 채 누워 지냈다. 그래도 25차 방사선 치료를 끝냈다는 홀가분한 마음은 있었다.

그런 자세로 설 명절을 보냈다. 팔순의 시어머니 앞에서는 차마 암이라 말 못하고 치질 수술을 받았다면서 둘러댔다. 아직도 연세가 많으신 어른들에게는 암이란 불치의 병이라 인식하고 있으니 어머님이 아시면 나보다 어머님이 먼저 쓰러질 것을 염려해서 속인 것이었다. 덕분에 설 명절을 정성스럽게 보내지 않는 철없는 며느리가 되었다.

꽃이 보고 싶어 컴퓨터를 켜고 야생화 동호회 사이트에 들러 회원들이 찍어 올린 꽃 사진을 보았다. 얼음 사이로 얼굴을 내민 복수초를 시작으로 많은 꽃들이 올라오고 있었다. 아직 들판에 나가서 직접 만나지는 못했지만 겨울을 이겨내고 얼굴을 내민 꽃들이 나를 향해 웃고 있는 것 같았다. 인터넷 상으로 겨울이

가고 봄이 오는 것을 알게 되었다. 나도 얼른 나아서 온 몸으로 봄을 느끼고 싶었다. 꽃들을 만나고 싶었다. 겨울이 끝나고 봄이 완연하다는 것을 사이트에 올라온 꽃들을 보며 느꼈다.

4월 1일, 항암 치료를 하기 위해서 또 입원을 했다. 날씨가 아주 요상했다. 하늘이 캄캄하더니 곧이어 천둥·번개가 치고 급기야 우박까지 내리더니 천지가 캄캄해졌다. 해마다 그 소리를 하기는 하지만 올봄만큼 변덕스러운 날씨는 처음인 것 같았다. 입원을 앞두고 그렇잖아도 마음이 뒤숭숭한데 날씨까지 톡톡히 한 몫을 한 셈이었다. 입원과 퇴원을 거듭하는 이 모든 것이 학창 시절 만우절이라고 친구들에게 거짓말을 하고 깔깔 웃던 그 시절의 한바탕 해프닝처럼 그렇게 끝이 나면 얼마나 좋을까? 울적해지는 마음을 다스리기 위해서 기도를 한다.

천주교 달력으로 사순 시기였다. 고통을 묵상하기에 좋은 시기다. 음식을 입에 대지 못하는 날들이 많아지면서 체력이 급격히 떨어졌다. 침대에 누워 있는 시간이 많아졌다. 입맛을 잃은 나를 위해서 주위에서 쏟아주는 정성은 눈물겹다. 그 중에서도 친정집에서 3년 묵은 묵은지를 가져다 준 후배의 선물을 받고 감격했다. 그 묵은지 덕에 일주일 만에 처음으로 밥을 먹어 본다.

"이 고마움을 어떻게 다 갚을까?"

딸애의 대답이 명답이다.

"엄마, 딴 생각하지 말고 깨끗이 낫는 것, 그것이 그분들에게 완벽한 은혜갚음이에요."

더 이상의 정답은 없다. 이번에도 잘 견뎌낼 것이다. 나를 사랑하는 많은 이들에게 은혜갚음을 해야 하니까.

　입원생활 중 가장 못 견딘 것은 부모님을 만날 때였다. 늙으신 부모님 앞에서 환자복을 입고 침대에 누워있는 모습을 보인다는 것이 얼마나 송구스러운지……. 아무것도 먹지 못하는 딸을 위해서 단술을 가져오셨다. 손목이 아픈 내 어머니는 딸을 위해서 밤새 이것을 만드셨겠지. 달게 한 컵을 먹는 것으로 고마움을 대신한다.

　입원실의 동료 중에서 유독 한 사람이 걱정이었다. 나와 같은 병명인데, 그 사람은 항암 치료를 거부했다. 자신에게 항암주사가 맞지 않다면서 치료를 거부했다. 나 역시 토하고 밥을 먹지 못하는 증상이지만 그 사람은 그것을 참고 견디지 못하는 것 같았다. 결국 환자의 뜻에 따라 항암 치료를 중단하고 다른 조치를 취했다. 굿을 해 볼 작정이랬다. 조금은 어처구니가 없다. 그 사람이 토해내는 말들은 전부 부정적인 내용이었다. 같이 입원생활을 하면서 죽어 나간 사람들의 이야기와 다른 곳으로 전이된 사람들의 이야기……. 귀를 막고 싶지만 그 사람은 또 무척 말을 하고 싶어 한다. 들어주고는 있지만 조금은 귀찮다. 듣고 있으면 나도 기분이 가라앉으며 우울해진다. 그녀의 끊임없는 수다가 귀찮아 눈을 창 밖으로 돌리니 병실 밖은 온통 꽃 잔치다.

　혈관이 부어 다른 손목으로 치료액을 바꿔 달아야 하는 순간, 잠시 해방된 시간을 이용해서 병원 마당으로 도망을 쳤다. 벚꽃이며 살구꽃, 라일락까지 한창이었다. 계절은 비로소 봄의 한가운데 있는 듯했다. 지난 겨울 그토록 보기를 소원했던 제비꽃은 보라색 융단을 깐 것처럼 많이 피어 있었다. 꽃들에게 눈인사를 하고 병실로 들어왔다. 잠시 동안이었지만 바깥바람을 쐬고 나니 한결 나아졌다.

다시 혈관 찾기를 시작했다. 혈관이 모두 숨어 버린 탓에 양손과 팔에는 온통 주사바늘 흔적이 남았다. 시퍼렇게 멍든 팔이 내 영광의 상처려니 했다. 혈관 찾기가 어려워 오른손 왼손 할 것 없이 혈관만 찾아지면 고맙다는 심정이었다.

점점 힘이 들었다. 아무것도 먹지 못하는 상태에서 주사를 맞는 것은 그렇다 치고 매시간 먹는 약이 곤혹스러웠다. 결국 먹은 약도 토해냈다. 이런 꼴은 아무에게도 보이고 싶지 않았다.

엄마가 왔다. 항상 어려운 엄마다. 자라면서 마음 놓고 응석을 부려보지 못했다. 결혼해서도 시집간 딸에게 김치를 해 준다는 친구들의 엄마 이야기를 참 부러워했다. 엄마는 그런 일은 해 주지 않았다. 항상 어려운 엄마였는데, 이번 병을 계기로 엄마에게 응석을 부렸다. 엄마에게 김치를 담아 달라고 부탁했다. 엄마는 기다렸다는 듯이 해 주었다.

어쩌면 내가 어려워했던 만큼 엄마도 딸이 만만치 않았으리라. 엄마와의 관계가 병을 계기로 가까워졌다. 딸을 위해서 김치를 담그고, 단술을 만들어 병실로 날랐다. 입맛이 없는 중에 오직 삼킬 수 있는 것은 엄마의 단술이었다. 엄마의 사랑을 먹었다. 암이 내게 시련도 가져다 주었지만 주위 사람들과의 관계회복도 가져다 준 셈이었다. 조금은 껄끄럽던 남편과의 관계도 병으로 인해 더 돈독해졌고, 바깥으로 맴돌기만 했던 큰 딸도 내가 병이

나고 난 뒤 이 엄마에게 그 동안의 일을 사과한다면서 마음을 열었다. 불행 뒤에 오는 행복이랄까? 비록 병을 앓고는 있었으나 마음은 전에 없이 평화로운 것도 다 암이 가져다 준 선물이었다.

퇴근을 한 남편과 막내딸이 왔다. 남편은 스프를 끓이고, 딸은 엄마를 위해서 우엉쌈과 깻잎쌈을 싸왔다. 이 모든 것이 남편과 딸에게는 처음 하는 일이라는 것을 알고 있었다. 그들을 생각해서 많이 먹으면 좋으련만 변해버린 입맛은 그들의 정성을 외면했다. 그러나 먹지 않아도 배가 불렀다.

4차 항암 치료 후 그 동안의 치료 효과를 보기 위해서 장내시경 검사를 하기로 했다. 관장을 해서 장을 비웠다. 초조했다. 담당교수와 주치의와 내시경 기사들이 지켜보는 가운데 검사를 했다. 아주 오래오래 세밀히 장 곳곳을 내시경이 돌아다닌다. 그런데 치료 전에 내시경을 할 때 보았던 오백 원짜리 동전만 하던 암덩어리가 보이지 않았다.

"안 보이지?"

"그러네요."

그들이 주고받는 대화에 긴장했다.

거의 40여 분의 긴 시간 동안 검사를 하고 난 뒤 담당 교수가 말했다.

"많이 좋아졌습니다. 덩어리가 없어졌습니다."

컴퓨터 화면을 나도 누운 채로 보았다. 내가 봐도 덩이가 없는 대신 물에 잉크를 떨어뜨렸을 때처럼 실금 같은 가느다란 선이 핏줄 사이에 번져 있는 것이 보였다. 그것이 암덩어리가 남아 있는 흔적이었나 보다. 이렇게 치료 효과가 좋은 경우는 극히 드물다고 했다.

"감사합니다. 감사합니다."

당장 병실로 올라와 남편에게 전화를 했다. 오늘 중간 검사를 한다는 사실에 가장 가슴 졸이고 있었을 사람이었다. 반가운 대답이 전화선 저쪽에서 들려왔다. 가라앉기만 했던 기분이 갑자기 상승했다. 기운이 솟아나는 것 같았다. 마침 엄마가 병실에 들어섰다. 엄마 역시 기뻐하셨다. 담당 교수 또한 병실을 방문했다.

"아주 징후가 좋습니다. 이대로 잘 하면 5차 항암 치료로 끝낼 수 있을 것 같습니다. 수술은 안 해도 될 것 같습니다."

"아이고, 선생님. 고맙습니다."

엄마는 곁에 있는 선생님께 연신 머리를 숙인다.

고통을 통해서 이런 기쁨을 알게 하신 하느님께 감사했다. 모든 사람들에게 감사했고, 암에게 감사했고 꽃들에게도 감사했다.

퇴원 후의 피곤함도 잊은 듯 처음에 암 선고를 받고 찾아 헤맸던 제비꽃을 찾아서 내 놀이터로 갔다. 그때 그토록 찾아 헤매도 찾을 수 없었던 제비꽃이 지천으로 피어서 나를 반겨준다. 고맙다. 제비꽃! 나를 살린 꽃이다.

5차 항암 치료도 끝냈다. 수술은 안 해도 된다고 했다. 조금 쉬면서 병의 추이를 보자고 했다.

남편은 이제 내 매니저가 된 것 같다. 밤새 토하고 퀭한 나를 일으켜 운동을 가잔다. 남편은 운동이라면 질색을 하는 사람인데, 아내를 위해서 먼저 운동을 하자는 것이 고마워서 따라나선다. 신천을 따라 걸었다. 따라나서기를 잘 했다. 구토 중에 목이 잠겨서 말이 나오지 않아도 맑은 공기를 쐬니 좀 낫다.

환자에게 가족이란 존재만큼 힘을 주는 것은 없다. 그들의 사랑이 날 일으켜 세운다.

아직은 갈 길이 멀다. 낙심하지는 않는다. 그렇다고 지나친 안심은 금물이다. 내 몸 안의 그 녀석은 언제 다시 나를 공격할지 모른다. 매사에 감사하며 하루하루의 일상을 소중하게 잘 보내다 보면 언젠가는 이 친구도 떠날 날이 있겠지.

이렇게 나를 되돌아 볼 수 있게 해 준 암에게 감사한다.

* 정경준(여, 48세)

* 정경준(여, 48세)

정경준 님은 2006년 12월 직장암 2기를 진단받으셨습니다. 처음에는 자신이 어쩌다 이 병에 걸렸을까 하는데 따른 분노가 치솟은 데다 수술을 받을 경우 인공항문을 달아야 한다는 점 때문에 심한 거부감이 드셨습니다. 하지만 의사 선생님의 제의에 따라 항암 치료를 받기로 결정한 뒤, 남편이 그녀를 위해 기도해 주는 것을 보면서 '암이란 가족사랑과 주변 모든 것들의 소중함을 깨닫게 해준 선물'이라고 긍정적인 생각을 품기에 이르셨습니다.

* 주치의 소견

정경준 님은 가족의 따뜻한 사랑과 의사에 대한 믿음, 의술에 대한 신뢰 그리고 힘든 병에 대한 긍정적인 자세로 좋은 치료 결과를 얻으셨다고 생각합니다. 사랑과 인술의 결합이 창조한 기적, 즉 의술에 가족과 이웃의 사랑이 첨가되면 기적을 만들 수 있다는 책을 읽고 깊은 감명을 받은 적이 있으며, 저 또한 그렇게 믿고 있습니다.

이에 못지않게 암을 불치의 병으로 생각하지 않고 삶의 한 과정 중 문득 찾아온 불청객으로 인식하고서 스스로 잘 대처해 가며 주치의를 믿고, 그 방침에 따라 힘든 치료과정을 잘 소화해 주신 것이 정경준 님에게 좋은 결과를 가져온 것이라 생각합니다.

정경준 님의 질환은 직장과 항문 경계부 하방에 악성종양이 발생한 것으로 이러한 질환에는 방사선 치료와 항암제 사용이 수술보다는 더 좋은 결과를 가져올 수 있습니다. 제가 글을 쓰는 오늘, 원래 어느 직장암 환자 한 분을 수술하기로 예정이 되어 있었으나 수술하기를 원치 않고 포기하셔서 정말 안타까운 마음을 가지며 이 글을 씁니다. 하나님께서는 병을 치료하시기도 하지만 거의 모든 환자의 질환은 의사의 손길을 통해서 하나님의 치유역사가 일어나게 됩니다. 그러므로 인간적인 최선의 노력, 즉 의사의 도움이 병의 치유에는 꼭 필요합니다.

암을 마치 나에게 찾아오는 손님처럼 생각하는 삶, 이러한 생활은 암이란 질병에 지지 않을 수 있는 방법입니다. 이런 삶을 사시는 분은 몸의 저항력도 높아지고 병으로 인한 스트레스도 잘 극복할 수 있을 뿐 아니라 주위 가족과 이웃에게도 오히려 편안함을 주면서 투병생활을 하므로 치료효과의 상승을 가져올 수 있습니다.

　또한 정경준 님처럼 긍정적이고 적극적일 뿐 아니라, 신앙의 삶으로 생의 모든 어려움과 역경을 능히 이겨 나갈 수 있고, 불행 가운데서도 오히려 정경준 님처럼 행복으로 승화시켜 복된 삶을 누릴 수 있는 삶의 자세를 가져올 수 있으리라 확신합니다. 다른 분들도 이와 같은 삶을 누리시기를 기원합니다.

— 배옥석(대구 A병원 대장항문과)

어린 천사들이 웃음을 되찾기 소망하며

정 인 숙

저는 천안에 사는 배동민의 엄마입니다. 암은 유전적인 것이 아니라 다만 가족력이 있을 뿐이라고 합니다. 하지만 유난히도 우리 가족과 친척 중에는 몇 년 사이에 암투병이 심했습니다. 2001년에 여동생의 딸아이가 백혈병 치료를 시작한 지 1년쯤 뒤인 2002년에는 내 아들 동민이도 백혈병의 사촌이라는 악성림프종 진단을 받게 되었습니다.

치료 기간 중인 2003년에는 아들의 사촌형 또한 똑같은 악성림프종이 발병했으며, 함께 사는 시어머니마저 2005년에는 대장암 수술을 하셨습니다. 집안은 그야말로 풍비박산이 날 지경이었지만 지금은 모두들 치료를 성공적으로 끝내고, 건강한 모습으로 예전처럼 생활하고 있습니다. 아득하기만 했던 지난 몇 년 동안의 시간이 이제는 희망의 빛으로 되살아나고 있습니다. 이제부터는 아들 동민이의 병상일지를 토대로 이야기를 시작하려고 합니다.

2002년 8월 12일

월드컵의 열기가 채 식기도 전에 아이가 심한 감기 증세로 A 대학병원을 찾게 되어 흉부 X레이 촬영을 하고 다음 일정을 예약한 후 별다른 걱정 없이 귀가했습니다.

2002년 8월 14일

진료실에 들어서자 선생님의 표정은 그리 밝지만은 않았습니다. X레이 촬영결과가 이상하다면서 초음파 검사와 CT 촬영 등 정밀 검사를 시작하기로 했습니다. 혈액종양 담당 교수님께서 검사결과를 보시고는 백혈병에 대해 설명을 하시기에 저는 "죄송합니다. 제 아이 것이 아닌가 봐요" 하며 진료실을 뛰쳐나왔습니다. 밖에 나와서도 저는 제가 잘못 들었다는 생각이 계속 들었어요. 그렇게 믿고 싶었던 거죠.

하지만 현실은 냉혹했습니다. 우리 동민이의 진단명은 악성림프종양이며, 종양이 커져서 기도를 압박하고 있는 위급한 상황이라고 했습니다. 지금 당장 수술하지 않으면 언제 사망할지 모른다니 눈앞이 깜깜하고 아무 말도 들리지 않았습니다. 저에게 닥쳐온 이 모든 상황이 받아들여지지 않았습니다. 결국 의사 선생님의 설득으로 수술동의서에 서명하고 오후 4시부터 8시까지의 긴 수술이 진행되었습니다. 수술하는 동안이 지금껏 지내온 시간보다 몇 배 더 길게 느껴졌습니다. 차가운 수술실에 누워 있는 아들은 이 시간 어떻게 견디고 있을까?

수술이 끝난 뒤 의사 선생님은 제거된 종양의 크기가 1.5kg이

라며 놀라셨습니다. 아들은 중환자실로 옮겨졌습니다. 어둡고
긴 터널의 입구를 이제 막 들어서게 된 것이었습니다.

2002년 8월 26일

소아암 병동에서 항암 치료가 시작되었습니다. 말로만 듣던
골수 검사, 척수 검사, 심장초음파 검사, 심전도 검사 등을 하느
라 네 살짜리 아들의 몸에는 주사줄이 주렁주렁 연결된 채 병마
와의 힘든 싸움을 하게 되었습니다. 내가 대신할 수만 있다면 얼
마나 좋을까.

한낮의 더위로도 힘든 여름날, 저는 숨가쁜 8월을 보내고 있었
습니다. 종양제거수술 후유증으로 횡격막이 마비되어 사경을 헤
매고, 오늘 내일을 예측할 수 없는 상황이 진행되었습니다. 수많
은 항암제들이 투여되고, 그 부작용으로 동민이의 머리카락은
다 빠졌으며 구토와 설사에 우울증까지 겪게 되었습니다. 네 살
짜리 아이가 감당하기에는 너무도 가혹한 병상생활이었습니다.

부모가 무슨 잘못을 했을까? 죄책감이 가슴을 아프게 하면서
깊은 좌절감에 무기력해지기 시작했고, 밤새 잠을 못 이룬 채 뒤
척이다가 잠깐 잠이 들면 꿈자리만 뒤숭숭해 벌떡 일어나 이리
저리 병동을 배회하는 것이 일상이 되어버렸습니다. 하지만 이
대로 무너질 수는 없었습니다. 현실을 받아들이고, 동민이의 치
료에 최선을 다하기 시작했습니다. 꼭 이겨낼 거라는 믿음으로.

병상 생활 중의 에피소드 하나입니다.

1차 항암 스케줄 표를 받은 지 이틀 후, 레지던트가 항암제 부작용에 대해 질문을 던졌습니다. 갑자기 던져진 물음에 저는 아무 말도 할 수 없었습니다. 그러자 그 레지던트는 "어머니, 공부 좀 하세요" 하면서 나에게 핀잔을 주었습니다. 그 순간은 이루 말할 수 없이 창피하고 부끄러웠습니다. 그 날 밤 그 레지던트의 이야기가 저의 귓가를 맴돌았습니다.

생각해보니 저는 지금까지 아들을 침대에 눕혀놓기만 하고서 아이의 병에 대해 알려고는 하지 않았으며, 그저 처방 내려진 약과 주사에 그냥 무덤덤하게 제 아들을 맡겨 놓았던 것이었습니다. 그래서 그 날 밤부터는 간호사 선생님들을 찾아가서 이것저것 물어보기로 했습니다.

병실에 와서 아들의 차트를 보고 저는 놀라움을 금치 못했습니다. 동민이의 치료처방을 내린 차트의 양과 검사결과표는 정말 많았습니다. 그때부터 하나하나 직접 눈으로 확인하고 공부하기 시작했습니다. 처음에는 의대생도 아닌 내가 이것을 공부해야 하나 싶기도 했지만, 하루 이틀이 지나면서 어느새 자격증 없는 전문의가 되었습니다.

2003년 3월

그 동안 진료담당 교수님께서 수원의 B대학병원으로 옮겨 가시게 되었고, 상황에 따라 수원으로 치료를 다니게 되었습니다. 일주일마다 고속도로를 오가며 많은 사연들이 쌓여졌고, 지금은 추억처럼 되돌아보게 됩니다.

항암제 부작용으로 포만감을 느끼지 못한 아들은 얼마나 먹어 대던지 배가 불러 몸이 무거워도 일어나지 못한 채 방 안을 굴러다니고 있었습니다.

2004년 12월

그렇게 해서 3년이라는 세월이 흐르고 있었습니다. 이제 마지막 항암제가 아들의 몸에 들어갑니다. 제발 잘 마치게 해주세요. 토하지도 않고 부작용도 없이 무사히 끝날 수 있게 해달라고 아들과 함께 기도를 했습니다. 기도가 잘 이루어졌는지 아들의 치료는 잘 끝났습니다.

드디어 치료가 종결되었습니다.

병원 아이들을 위해 할 수 있는 일로서 환아 부모회 자조모임 회장을 맡아 활동을 하던 중 완치 행사를 하루 앞둔 전날 밤, 아이가 심하게 기침을 하며 힘들어 했습니다. 너무 힘이 들었던지 잠을 이루지 못하고 벌떡 일어나 가슴을 치며, "엄마! 나 재발한 거 아니야?" 하고 울먹일 때 내 심장은 곤두박질치고 있었습니다. 아무 생각도 할 수가 없었습니다.

새벽에 서둘러 병원으로 향했습니다. 담당 교수님을 재촉해 기본적인 검사를 했습니다. 결과는 심한 감기에 중이염 증세라고 했습니다. 얼마나 감사하던지. 안도의 한숨을 내쉬었습니다. 앞으로도 가끔은 조그만 일에도 놀랄 것이라 생각합니다. 하지만 지금 이대로만 있을 수 있다면 몇 번을 놀래도 견딜 수 있을 것입니다.

예정대로 완치 행사는 진행되었고, 인사말을 하면서 오늘 겪은 일을 그대로 전했을 때 참석한 엄마들이 눈물을 훔치던 모습을 지금도 잊을 수 없습니다. 그리고 다음과 같이 말했습니다.

"이 세상에서 가장 아름다운 천사들아! 이제 우리 모든 천사들의 얼굴이 환한 무지갯빛으로 빛나길 바래. 그 동안 많이 아팠지? 아팠던 그 날들을 다 잊어주었으면 좋겠어. 오색찬란한 무지개의 신비로움처럼 나의 아들도 무지갯빛 건강과 세상의 바람을 마시며 뛰어 놀 수 있으면 좋겠어. 모래먼지가 풀풀 날리는 운동장과 교실에서도 견딜 수 있는 그런 힘이 생겼으면 좋겠어. 이 세상에서 제일 좋은 것만 먹고, 가장 멋진 웃음을 웃어주길 바란단다. 그래줄 거지? 힘든 고통의 시간을 보냈기에 앞으로는 더욱 튼튼한 무지갯빛 건강을 선물받을 수 있을 거라 생각해. 그러니까 웃어볼래? 환하게!"

2005년 3월

치료를 무사히 마친 아들이 초등학교에 입학하게 되었습니다. 아파서 유치원 구경도 못한 채 학교에 입학하려니 걱정이 앞서기 시작했습니다. 1학년을 입학한 뒤 며칠 동안 담임선생님을 붙잡고 이것저것 주의할 것들을 부탁드리며 뒤돌아 나오기가 힘들었습니다.

집에 와서도 일이 손에 잡히지 않았습니다. 아직도 두서너 시간은 더 있어야 내 아들을 볼 수 있는데…… 여린 내 새끼는 어찌하고 있는지? 부끄러워 고개를 숙이고 있지는 않은지? 남들 다 하는 한글이며 산수도 해보지 못하고 입학했는데……. 하지만 엄마의 걱정과 달리 아들은 학교생활에 너무 즐겁게 적응하고 있었습니다.

아들 동민이는 이제 씩씩한 초등학교 3학년생이 되었습니다. 요즈음 동민이는 검도관에서 한나절을 보냅니다. 운동을 어찌나 좋아하는지 이 다음에 검도관장이 되겠다면서 검도장을 차려달라고 벌써부터 떼를 쓰기도 합니다. 어찌나 기특한지. 너무 사랑스럽고 자랑스럽습니다. 앞으로 바람이 있다면 아들 손을 잡고 투병 중인 환자분들께 메시지를 전하러 다니는 것입니다.

힘든 싸움에서 승리한 내 아들! 앞으로 어떤 일이 닥치더라도 이겨낼 수 있을 것입니다? 파이팅!

아들의 치료가 종결될 수 있도록 옆에서 함께 고생해 주신 담당 교수님, 전공의 선생님들, 많은 간호사님들, 그 밖에 주위의 많은 손길들의 사랑과 노력 덕분에 좋은 열매를 맺고 끝나게 되어 진심으로 감사드립니다.

지금 치료 중에 있는 모든 환자 분들과 가족들도 힘내세요! 이제 완치가 얼마 남지 않았으니까요! 희망이 가장 좋은 치료약입니다.

정인숙 님은 2002년 8월 악성림프종 2기를 진단받은 배동민 군의 어머님이십니다. 배동민 군이 이 진단을 받았을 때 현실을 부정하고 싶을 정도의 절망감에 빠지셨지만, 치료에 최선을 다하여 반드시 이겨내겠다는 각오로 담당 의료진으로부터 아들의 병에 대한 전문 지식을 얻고 환아 부모님들의 모임 회장까지 역임하며 임한 결과, 아들의 완쾌라는 기쁨을 맞이하셨습니다.

＊ 주치의 소견

배동민 군은 숨이 가쁜 상태에서 병원을 찾아왔습니다. 숨이 가쁘니까 혹시 심장병이 있어서 그런가보다고 생각하여 소아심장과 선생님을 찾아가 X레이 사진을 찍은 뒤 종격동(가슴 부위)에 종양이 의심되어 소아혈액종양 치료를 한 다음 저의 과에 왔습니다.

급히 CT 촬영을 해보니 종격동에 있는 종양이 기관지를 누르고 있어서 숨이 찬 것이었습니다. 종격동에서 유래한 악성림프종으로 의심되기는 하지만 조직검사를 하지 않은 상태였기 때문에 응급수술로 조직검사도 하고, 기관지를 누르고 있는 종양부분을 제거하여 숨을 잘 쉴 수 있게 한 뒤 항암 치료를 계획하였습니다.

그런데 그 다음날이 공휴일이이었고, 환자는 거의 외래가 끝날 때쯤 왔기 때문에 내일 정규 수술을 할 수 없었습니다. 그래서 흉부외과에 부탁을 드렸더니 감사하게도 응급으로 수술을 해 주시겠다고 하셔서 수술을 한 다음, 바로 항암제를 투여하니 기도를 누르고 있던 종양도 사라지고, 종양 덩어리도 점점 사라져 없어졌습니다. 아마 6년 전의 일인 것 같지만 그날 급박했던 상황이 아직도 저의 기억에 남아 있습니다.

대개 악성종양이라고 말하면 초기에 충격으로 어리둥절해서 어쩔 줄을 몰라 하며 당황하는 것이 일반적인 현상입니다. 하지만 배동민 군의 어머니는 놀라는 와중에도 침착하게 주치의인 저의 말을 듣고 잘 따라 주셨습니다. 그 후 2년 이상의 항암 치료를 하는 와중에도 주치의를 신뢰하고 치료 스케줄을 잘 따라 주셨습니다. 그리고 지금은 완치되어 건강한 모습으로 저를 찾아옵니다. 주치의를 신뢰하고 긍정적이며 적극적으로 치료에 임한 것이 완치에 도움이 된 것 같습니다.

— 박준은(B대학병원 소아과)

주변에 이렇게 많은 분들이

최 충 선

"위암인 것 같습니다."

지금도 잊을 수 없다. 영화 속 주인공들의 이야기가 신기하기만 할 정도로 소소한 일상에 감사하며 살던 나였다. 하지만 그날은 마치 영화 속 정지화면에 들어와 있는 것처럼 주위의 모든 것들이 멈춘 것 같았다. 차마 숨을 쉬기 힘들 정도로 적막하던 그 순간, 의사 선생님의 목소리만은 너무도 크게 들려왔다.

결혼 20주년이 되던 2006년 1월, 새해가 시작되자마자 이런저런 핑계로 미뤄오던 남편의 건강검진을 해보기로 했다. 전에도 몇 번 건강검진을 해보자고 권했지만 병원은 건강 염려증 환자들이나 가는 것이라고 생각해 미뤄오던 남편이었다. 바쁜 일상도 하나의 이유였다.

하지만 몇 가지 걸리는 부분이 있었다. 그 전해인 2005년에 체중이 5kg이나 줄었지만 유난히 운동을 많이 했기 때문이라 생각했었다. 하지만 식사량도 점점 줄기 시작했고, 더 이상 단순히 나이가 들어감에 따라 일어나는 자연스러운 현상이라고 넘기기에는 무리였다. 남편 스스로도 12월 말쯤에는 좀 이상한 생각이 들었던지 1월 초가 되어 건강검진을 권유하자 마지못해 나를 따라 나섰다.

위염 정도일 거라 생각하고 가까운 내과를 찾았다. 하지만 검사가 끝난 후, 의사 선생님이 나를 따로 부르시더니 남편이 중기 정도의 위암인 것 같다고 설명해 주셨다. 일주일 후에 조직 검사 결과가 나와야 정확하겠지만 99%의 확률이라 했다. 하지만 나는 1%의 확률을 믿고 싶었다. 그 전에는 그냥 넘겼을 그 1%가 내게 너무나 간절했다. 잠이 덜 깬 남편에게 일주일 후에 결과가 나와 봐야 안다고 적당히 말하고 돌아오던 길, 집까지 어떻게 왔는지 잘 기억이 나지 않는다.

그를 만난 지 22년, 결혼 생활 20년, 두 아이, 그리고 지금 이후의 우리들, 남은 내 인생. 불같이 연애하다 결혼한 우리. 그를 만난 날부터 지금까지 하루도 행복하지 않은 날이 없었다. 슬프고 힘든 날, 아주 가난해 아기 우유가 떨어진 날은 있었어도 불행한 날은 없었다. 화내고 싸운 날은 있었어도 후회한 날은 없었다. 한 순간도 내게 냉정하게 대하지 않은 사람이었고, 두 아이에게는 세상에 둘도 없는 아빠였다. 그런 그가 죽을 수도 있다는 데 생각이 미치자 더 이상 생각하는 것마저 두려워졌다.

하지만 한편으로 현실적인 두려움이 나를 괴롭게 했다. 그가 어느 날 사라진다면 아이들과 나는 어떻게 되는 것일까? 결혼 후 교회에서 제공하는 사택에서만 살아온 우리에게는 당장 방 한 칸 얻을 돈도 없었다. 늘 남편과 함께하던 나는 직업을 가질 만한 능력도 없는 여자였고, 아이들은 대학교 1학년에 다니는 쌍둥

이였다. 얼마만큼의 돈이 있어야 아이들과 함께 살 수 있을까? 10억? 100억? 하지만 이런 문제도 잠시, 우리 가족에게 있어 남편의 존재는 온 세상을 다 준다 해도 바꿀 수 없는 것임을 다시금 깨달았다.

한 생명이 온 천하보다 귀하다는 말씀이 이해되는 시간이었다. 사랑한다는 것이 이런 것임을 다시 한 번 느끼는 순간이었다. 내가 사랑하고 나를 사랑하는 모든 사람들, 그리고 내가 알지 못하는 이 세상 모든 사람들까지도 온 우주보다 귀한, 너무나 귀한 생명들임을 마음으로 느끼며 고백할 수 있었다.

여기까지 생각이 미치자 남편에게 좀 더 잘해주지 못한 것에 대한 죄책감이 밀려왔다. 좀 더 건강을 챙겨주지 못해서 그런 것은 아닌지, 남편의 바쁜 생활 속에서 내조를 잘 못한 것은 아닌지, 근래 아침밥을 잘 챙겨주지 못한 것이 너무도 마음에 걸렸다. 하지만 한없이 자책만 한다고 해서 무슨 소용이 있을까. 나는 다시금 마음을 다잡으며 앞으로의 일만 생각하기로 했다.

1주일 후, 혼자 병원을 찾았다. 검사결과는 위암에 사망 가능성 50%. 이제는 남편에게 말할 차례였다. 믿어지지 않는 이 현실을 어떻게 말해야 할까. 하지만 의외로 남편은 담담했다. 그도 실감이 나지 않았겠지만 오히려 울고 있는 나에게 "나 안 죽을 테니 걱정 마" 하고 위로했다.

담임 목사로 있는 교회와 주변, 그리고 시댁 식구들에게 알리니 벌집 쑤신 듯했다. 그러나 친정 부모님과 형제들에게는 차마 말씀드릴 수 없었다. 제일 편한 바로 밑 여동생에게만 연락하고 일체 비밀이었다.

초기 진단을 받은 병원에서 여러 큰 병원을 추천해 주셨지만 수없이 문병을 갔던 A병원을 선택했다. 그 병원에서 하루 종일 검사를 받는 동안 위암은 완치율이 제일 높고, 예후가 좋은 암이니 수술만 하면 나을 거라며 스스로를 위로했다. 그때까지만 해도 절망적이지는 않았다. 다행히 의사 선생님의 배려로 당일에 결과를 알 수 있었다. 담당 선생님을 만나러 둘이 같이 들어간 그 시간을 지금도 기억하기 고통스럽다. 믿어지지도, 인정할 수도 없는 결과 — 심각한 상태였다. 완전히 말기는 아니지만 수술을 하기도 어려운 상태라 했다. 함께 했던 일행이 있었음에도 나는 무너졌다. 남편의 얼굴도 사색이 되었을 것이다.

일산에서 강원도 거진까지 내려오는 길, 먼 길이었지만 몇 시간 동안 아무도 말이 없었다. 숱한 생각들과 수많은 얼굴들이 떠올랐다. 아직은 학생인 두 아이가 제일 걱정이었다. 그는 어떤 생각을 하고 있을까? 죽음이란 단어가 머리를 떠나지 않았다. 내가 살아남을 자의 공포를 느꼈다면, 그는 홀로 가야 하는 자의 공포를 느꼈을까? 누구의 고통이 더 큰 것이었을까?

그날 밤, 우리 두 사람은 극심한 피로감에도 불구하고 한잠도 이룰 수 없었다. 아니, 누워 있을 수도 없었다. 그는 가장이기 전에, 교회의 지도자였으며 지주였다. 많은 사람들을 실망시킬지도 모른다는 생각이 마음을 아프게 했다. 신자들이 이런 일을 겪을 때 우리가 위로해 주던 말이 '아무 해당 사항 없음' 이 되었기 때문이었다. 그날 밤을 평생 잊을 수 있을까? 걱정, 염려, 공포, 고통, 슬픔……. 말로 표현할 수 있는 이 단어들로는 부족했다. 내 스스로를 분간하지 못할 정도의 암흑, 그 자체였다.

우리는 너무 두려워 두 손을 맞잡고 밤을 새워 하나님을 불렀다. 그도 나중에 고백하기를 그 밤은 목사로서의 믿음이나 신앙, 종교적 신념들이 어디로 다 가버린 듯 아무리 하나님을 불러도 대답이 없는 캄캄한 밤이었다고 했다.

그런데 참으로 이상했다. 그 암흑 같던 하룻밤이 지난 뒤 우리의 마음에는 알 수 없는 평안함이 찾아왔다. 두려운 밤이 지나고 찾아오는 새벽빛이 더욱 소중하고 밝은 것처럼 암흑 같던 그 시간이 지나고 나자 점점 마음이 진정되며 모든 것이 잘 될 것이라는 믿음이 생긴 것이다. 우리 두 사람은 그 후 감정의 일체감을 느끼게 되었다.

암 판정을 받은 지 한 달여 만에 두 주 정도의 준비 기간을 거쳐 수술을 받기 위해 A병원에 입원했다. 나는 신혼여행 이후 처음으로 큰 트렁크에 꼼꼼히 짐을 챙겼다. 수많은 사람들의 기도와 격려 속에 병원으로 들어갔다.

2006년 2월 3일, 남편이 수술을 받은 날이다. 수없이 많은 상상과 꿈을 꾸었다. 열어보니 오진이었다거나 생각보다 경미해서 간단히 제거했다는 등의 기대가 나를 설레게 했다. 남편을 수술실로 들여보내고 혼자 병실에 가서 휴대전화를 꼭 쥐고 수술이 끝날 때만을 기다렸다. 아이들 대학 합격 전화를 기다릴 때 휴대전화를 쥐고 떨던 그 때 그 심정과는 또 다른 절박함 속에서 수술실에 들어간 지 1시간여 만에 벨이 울렸다. 보호자는 빨리 수술실로 오라는 연락이었다. 최악의 순간이 왔다는 생각이 들었다.

혼자 수술실로 들어가니 모두 걱정스런 눈빛으로 나를 바라보았다. 그 때 그 장면, 운동장 같이 넓은 수술실 한쪽에 얼굴도 보이지 않는 침대 위 사람이 남편이란다. 네모난 거즈를 덮은 부분이 개복한 부분인 것 같았다. 수술을 집도하신 의사 선생님은 왜 남자 보호자는 없느냐며 거즈를 열어 보여주며 설명하려다 그냥 말로만 해주시겠다고 하셨다.

"개복해 보니 예상했던 대로 수술할 수 없는 상태입니다. 그냥 항암 치료를 해야 할 것 같습니다. 완치를 기대할 수는 없습니다."

병실로 돌아와 남편의 침대에 엎드려 울 수밖에 없었다. 한 가닥 희망이 사라지는 듯했다. 수술 후 통증에 시달리게 될 그에게 어떻게 설명해야 할까? 그 사이 집도의 선생님과 의료진 선생님들이 병실로 찾아오셨다. 환자가 지금은 받아들이기 힘들 테니 2, 3일 후에 직접 말씀해 주시겠다고 했다. 하지만 짧은 수술시간 때문에라도 깨어나면 단번에 알아차릴 그였다. 역시 마취에서 깨어난 남편은 너무 평온한 모습으로 말했다.

"시간을 보니 위를 절제하지 못한 것 같아."

나는 고개만 끄덕였다. 그 순간 파리한 남편의 얼굴이 갑자기 환해지며 웃는 게 아닌가. 결혼 생활 동안 미처 알지 못했던 남편의 새로운 모습이었다. 이 상황에서 웃을 수 있는 사람, 어린아이 같이 좋아하는 남편을 보니 나도 갑자기 걱정이 사라졌다.

"그럴 줄 알았어. 나는 위를 잘라버리는 걸 원치 않았잖아."

사실 수술하겠느냐고 본인에게 묻지 않았었다. 물을 필요도 없이 당연히 수술해야 한다고 생각했다. 남편은 꼭 수술해야 하느냐고 한 번 물은 적이 있었다. 그러나 내가 좀처럼 보이지 않던 눈물을 흘리며 나를 위해서라도 꼭 수술해 달라고 말하니 다시는 그 말을 못 꺼낸 것이었다.

"어차피 완치되어 건강하게 살 텐데 위가 없으면 허전하잖아. 수술을 하면 100% 떼어내야 한다던데…… 거기다 비장, 췌장 다 잘라내야 한다는데……"

엄마가 보이지 않아 마구 울던 아이가 엄마가 안아주자 뚝 울음을 그치는 것처럼 나는 순식간에 마음이 편안해지며 '발상의 전환'이란 이런 것이구나 하고 생각했다.

수술 이후 남편의 회복은 놀라울 정도였다. 수술에 성공해 완치를 기대하는 사람들보다 더 활기찼고, 운동도 병동에서 제일 많이 하는 것 같았다. 우리는 손을 꼭 잡고 넓은 병동을 수십 번씩 돌았다.

남편은 병동에서도 인기가 많았다. 항암 치료를 몇 개월 받아야 한다거나, 재발률 몇 %라는 말에 실망하고 있던 환자들을 찾아다니며 나도 이렇게 씩씩한데 왜 걱정하느냐며 위로하는 남편이었다. 방문객이 너무 많아 병원에 있는 동안 1인실을 쓸 수밖에 없었는데, 간호사는 우리 병실에 들어오면 웃음소리가 그치질 않는다고 하면서 밝은 병실 분위기가 좋다고 말하곤 했다. 이처럼 끝없이 가라앉을 수도 있는 입원 기간 동안 좀 더 밝은 마음가짐을 가지고, 또 신경 써서 열심히 운동했다.

나는 병원에서의 열하루 동안의 일을 인터넷 카페에 일기 형식으로 올려 지인들에게 보고 드렸다. 댓글과 응원 메시지들이 많이 올라와 우리 가족을 위로해 주었다. 지금 생각해 보면 우리 가족 최대의 위기였던 그 시간들이 나름대로 행복한 날들로 남겨졌다. 하루에 15만 원짜리 호텔에서 우리가 언제 지내봤냐며 우리는 괜히 싱글벙글거렸다. 우리 아이들도 내색하지 않으면서 아빠의 기쁨조가 되었다.

그렇게 입원 시간이 지난 뒤 항암 치료 담당 혈액 종양내과 주치의 선생님이 방문해 항암 스케줄과 여러 가지 주의 사항 등을 자세히 설명해 주셨다. 우리는 수술 실밥이 남겨진 채로 예상보다 빨리 그리운 집으로 돌아오게 되었다. 우리를 반겨주던 사람들, 그 사람들이 있었기에 아픈 상처가 될 수 있었던 시간이 따뜻한 사랑의 시간으로 기억될 수 있음을 안다.

그런데 항암 치료가 시작되며 한 가지 걱정이 생겼다. 목사인데 머리가 빠지면 어떻게 할까? 그리고 아직 알리지도 못한 친정 부모님께는 어떻게 알려야 하나? 나는 혼자 비밀을 안고 고통을 함께 해온 여동생에게 모든 것을 맡기기로 했다. 아직은 찾아오지 말 것, 전화도 웬만하면 하지 말 것을 부탁했다. 아직은 거기까지 감당하기가 힘들었다. 하지만 용케 아시고서 당장 달려오겠다는 친정 부모님을 간곡히 말렸다. 사랑하는 사람들에게 사랑하는 또 한 사람의 슬픔을 알린다는 것은 또 다른 고통이었다. 생명만 유지할 수 있다면 많지 않은 전 재산을 다 팔아서라도 투병 생활을 도와주시겠다며 우시는 부모님 앞에서 아무 말도 할 수 없었다.

항암 치료가 시작된 3월, 의사 선생님께서 다행히 머리가 빠지지 않는 약을 처방해 주셨기에 당장의 우리 걱정이 줄어들었다. 첫째 주, 둘째 주, 셋째 주. 그리고 한 주 쉬고, 주사실에서 항암제 투여를 받은 뒤 집으로 돌아와 또다시 첫째 주. 이러한 순서가 반복되었다. 놀랍게도 남편은 힘든 항암 치료 과정을 잘 견뎌내고 있었다. 물론 항암제 후유증이 그를 비켜간 것은 아니었다. 구토에 기운이 없는 것은 물론 밥맛이 없어 힘들게 먹어야 했다.

그렇게 식성 좋던 남편은 밥 한 그릇을 세 번에 나누어 먹었다. 두 숟가락 먹고 5분 쉬고, 세 숟가락 먹고 10분 쉬는 식이었다. 밥을 몇 번씩 쉬며 하루 세 번, 한 그릇씩 모두 먹었다. 그에게 밥은 밥이 아닌 약이었다. 남편은 신앙처럼 그렇게 밥을 먹었다.

나는 환자 돌보기에는 너무나 서툰 아내였다. 요리는 시원찮고, 안마는 힘이 없고. 옆에서 종알대는 것은 잘했다. 그래도 남편은 그런 나를 늘 칭찬했다.

"당신이 이렇게 간호를 잘 할 줄 몰랐어. 나는 당신 때문에 살 거야. 아이들 때문에, 나를 사랑하는 수많은 사람들이 있기에 꼭 살 거야."

하지만 항암 치료 과정은 힘든 것이었다. 그는 잠을 잘 이루지 못했다. 내가 잠에서 깰까 봐 남편은 다른 방에서 몰래 뒤척였다. 나는 그 고통이 어느 만큼인지 확실히 알지 못한다. 그냥 짐작할 뿐이다.

그렇게 힘든 항암 치료를 받으면서도 남편은 목사로서의 모든 직무를 수행해 나갔다. 그는 쉬는 것을 부담스러워하는 사람이었다. 예전과 달라진 것이 있다면 자기 몸을 돌보는 여유를 가진 것이다. 교회의 일은 늘 무궁무진했고, 워낙 일을 좋아하는 사람이라 힘들어하지 않고 해나가고 있었다. 예전보다 잠깐씩 쉬는 횟수는 늘었지만 일이 남편의 암 극복 의지를 자극하는 것임에는 틀림없었다. 그는 놀라울 정도로 활기찬 생활인으로 되돌아가고 있었던 것이다.

오가는 데 대여섯 시간 걸리는 병원을 수없이 오가며 항암 후유증으로 고생하는 시간 동안에도 우리 가족은 매일매일 행복해했다. 매일이 기적의 연속이었기 때문이었다. 우리 주변의 모든 사람들이 투병 생활을 도와주었다. 부모님이 돌아가시고 멀리 떨어져 살았기 때문에 관계가 소원했던 시댁 형제분들이 모두 오셔서 뜨거운 형제애를 보여주어 너무도 감사했다. 혈연관계도 아니면서 가족보다 더 걱정해주시고 온갖 음식과 물질적 도움을 주신 수많은 분들, 때로는 얼굴도 이름도 모르는 분들이 귀한 전복이나 음식을 보내주시기도 했다.

지금도 나는 그분들의 얼굴을 모른다. 아무 연고도 없는 분들도 시골 마을의 빠른 소문을 듣고 반찬을 만들어 주시기도 하고, 암에 좋다는 것이 있으면 구해 주시기도 했다. 소식이 끊겨 기억도 희미한 옛 지인들까지 어디서 들었는지 전화로 안부를 묻고, 현금 등을 보내주시며 위로를 아끼지 않으셨다.

이래도 되는 걸까? 이렇게 많은 사랑의 빚을 져도 되는 걸까? 우리는 목회자 가정으로 평생 남을 위로하는 역할만 해왔기에

이렇게 위로와 격려를 받는 것에 적응이 되지 않고, 오히려 당황
스럽기까지 했다. 100m를 13초에 달리던 79kg의 신체 건강하고
감기 한 번 앓지 않던 남편이 암에 걸렸다는 것도 이해가 되지
않았지만, 세상에 그다지 한 것도 없는 우리에게 쏟아주시는 사
랑과 관심도 처음에는 낯설었다. 하지만 이런 사랑에 힘입어 남
편은 잘 이겨내고 있었다. 그렇기에 우리 가족이 나누었던 사랑
이 더 큰 사랑과 관심으로 돌아오는 것을 보면서 사랑을 하는 것
만큼이나 사랑을 받는 것도 어려우면서도 또 하나의 기적임을
새삼 느끼는 시간이었다.

강원도 바닷가 마을의 아름다운 휴양지, 암에 걸린 사람들이
도리어 휴양을 와야 하는 그런 곳, 그 곳에 우리 집이 있었다. 외
국 영화에나 나올 듯한 기막힌 해안도로, 초록빛 바다가 내려다
보이는 울창한 소나무 숲이 있는 화진포 해변. 이 훌륭한 자연
속에서 매일 아침 식사 후 남편과 나는 한 시간씩 걷기 운동을
했다. 이런 곳에서 일에만 묻혀 살면서 게으름과 바쁨으로 운동
을 미루던 우리의 모습을 반성하며 자연의 청정함과 아름다움
을 감사한 마음으로 느꼈다.

항암 치료 후 첫번째 CT 촬영. 대단히 만족스러운 결과가 나왔
다. 몇 번의 검사결과 나쁘게 나온 적은 한 번도 없었다. 물론 기
대한 만큼 크게 차도가 있는 것도 아니었다. 백혈구 수치가 낮아
서 그 먼 병원까지 갔다가 항암제를 맞지 못하고 온 적도 있었
다. 그런 날은 우울하기도 했지만 우리처럼 서울 구경 가는 강원
도 사람도 별로 없을 거라며 주어진 상황에 만족해하며 마음을

다잡았다. 키 172㎝에 몸무게 79㎏이던 남편의 수술 전 날에 다시 재어본 몸무게는 64㎏이었다. 하지만 항암 치료를 받으면서 남편의 몸무게는 꾸준히 늘어났다. 그 혹독한 과정 속에서도 항암 15개월째인 지금은 72㎏의 아주 이상적인 체중이 되었다. 머리도 빠지지 않았고 혈색도 좋은 편이다. 담당 선생님은 위를 제외한 모든 곳이 다 좋아졌다고 하셨다. 이제는 말해주지 않으면 처음 보는 사람들은 그가 암환자인 것을 모를 정도다. 주변 사람들도 예전처럼 왕성하게 활동하는 그를 보고 그가 환자인 것을 잊은 듯하다. 물론 스트레스가 없는 것은 아니다. 너무 무리하는 게 아니냐며 우려를 하는 분들도 있고, 이걸 먹어야 하고, 어디가서 진단을 받아봐야 한다는 분들도 계시다.

걱정해주시며 여러 말씀을 해 주시지만 나는 병원에서 금한 약이나 음식은 먹지 않게 한다. 병 치료에 효과가 있다는 비싼 것들에 마음이 흔들리지 않는 것은 아니다. 하지만 마음을 굳게 먹고 식사와 운동, 그리고 일을 한다. 하다못해 야채 녹즙 같은 것도 만들지 않고 그냥 음식으로 먹을 수 있게 한다.

암진단을 받고 난 후, 암을 극복하는 또 하나의 힘은 바로 병원비와 의료진들이었다. 남편이 암진단을 받기 전, 암으로 투병하신 분들이 엄청난 치료비를 썼다는 이야기를 많이 들었다. 엄청난 비용은 치료를 하기 전부터 좌절하게 할 수도 있는 문제였다. 그런데 우리가 병원에 다니기 시작하던 그 시기부터 중증환자 의료비가 대폭 내려서 거의 돈이 들지 않게 되었다.

입원했을 때를 제외하고는 항암 치료비는 치료비라고 할 것도 없었다. CT 촬영이나 내시경 검사 등에 드는 비용도 아주 약간이었고, 비싼 약값도 10%만 내면 되었다. 사랑하는 가족의 고통에 슬퍼하는 가족들에게 현실의 경제적 고통은 또 다른 아픔이다. 그렇기에 그런 부분들이 남편의 암을 극복하는 동안 내게 힘이 되어 주었다.

경제적 부담을 던 것이 첫번째라면 두번째는 의료진들의 친절이었다. 처음부터 지금까지 A병원 직원 중 불친절한 분은 한 분도 없었다. 주치의 선생님과 간호사 분들을 비롯해 청소하시는 아주머니들까지도 환자와 가족들에게 상냥하셨다. 암이라는 병 앞에서 우울할 수 있는 병원의 분위기는 그분들로 인해 하루하루 따뜻함으로 채워졌고, 그 편안함이 환자의 치료에만 집중할 수 있도록 도와주었다. 미국 휴스턴에 있다는 유명한 암센터보다 더 훌륭한 병원을 선택했다고 말할 수 있는 것은 환자의 입장을 생각하는 제도와 세심한 병원 의료진과 직원들의 배려가 있었기 때문이다.

소설의 절정이 현실에도 있다면 우리 가족에게 있어 절정은 지금이 아닐까. 만일 이 일이 없었더라면 예전처럼 그냥 편안하게 살아갔을 것이다. 하지만 우리가 이토록 사랑하며 서로에게 소중한 존재임을 깨닫지는 못했을 것이다. 함께 자연이 베푼 최고의 산책로를 걷는 시간도 허락되지 않았을지 모른다.

암은 여전히 환자와 가족에게는 힘든 것이다. 하지만 조금만 생각을 바꾼다면 더 많은 행복을 느낄 수 있는 기회가 될 수 있다. 사랑하는 가족이 있고, 암을 극복하는데 최선을 다하는 의료진과 지원제도가 있기에 1%의 희망은 점점 더 자란다. 이 세상에 수많은 아픈 사람들에게 조금이나마 위로가 되고 의미 있는 사람이 되고픈 소망도 내 행복의 하나가 되었다.

앞으로 우리의 인생이 어떻게 전개될지는 모른다. 언제까지 치료를 받아야 하고, 얼마나 길지 말이다. 그 시간 동안 우리 가족은 최상의 의료진에게 최선을 다해 치료를 받으며, 스스로 노력할 것이다. 그리고 하나님의 고쳐주심을 기도할 것이다.

나는 오늘 아침에도 눈을 뜨면서 감사했다. 내 곁에 남편이 살아 있음을 …….

　최충선 님은 2006년 1월 위암 4기 진단을 받으신 김병권 님의 부인이십니다. 그간 미뤄오던 건강검진을 받은 남편이 그렇듯 심각한 상태임을 알게 되었을 때, 곧 닥쳐올 상황을 상상하는 것마저 두려웠다고 하셨습니다. 하지만 목회자이신 김병권 님의 낙관적인 태도와 의료진에 대한 신뢰, 그리고 주변에서 많은 분들이 도와주시는 것을 경험하면서 더 많은 좋은 것을 배우셨으며, 또한 김병권 님도 예전보다 더 활기차게 생활하신다고 합니다.

＊ 주치의 소견

　김병권 님은 2006년 2월에 외과에서 위암 수술을 위해 개복하였으나 절제 불가능할 정도로 진행된 암임을 판정받으셨습니다. 하지만 수술 후 항암제 치료를 시작하여 현재까지 1년 이상 정기적인 치료를 하고 있는 상황에서 암이 호전되어 그 상태가 계속 유지되고 있습니다.

　항암제에 의한 구역질, 구토, 식욕부진 등의 부작용을 잘 참고 견디시면서 의사가 최선의 치료를 시행하고 있으며, 치료 결과가 좋으리라는 희망과 믿음 속에 낙관적인 태도로 치료를 받고 계신 분입니다.

　항암제 치료의 성패를 결정하는 요인 중에는, 첫째 규칙적인 활동과 충분한 영양 섭취, 둘째 병이 나아질 수 있다는 긍정적인 마음가짐과 자신감, 셋째 환자와 가족과 의사 사이에 끊임없는 솔직한 대화와 협력이 중요하다는 것을 강조하고 싶습니다.

— 김노경(A병원 혈액종양내과)

기적은 반드시 일어난다고요

황 현 이

저는 2002년 8월 26일에 위암으로 수술을 받았던 사람입니다. 수술을 받기 전에는 위암 초기인줄 알았는데, 수술 후에 3기로 진단받고, 항암 치료도 12번을 받았습니다. 그 때를 생각하면 내가 어떻게 그것을 견디고 지금 이 자리에 있는지 참 신기하게 여겨지기도 합니다.

저는 어렸을 때부터 소화기관이 약한 편이었습니다. 집안 내력이죠. 저희 돌아가신 할아버지께서도 식사 후에는 늘 소화제를 드셨고, 형제들 또한 소화제를 자주 먹는 모습을 많이 보아왔으며, 저도 조금만 속이 더부룩하고 소화가 안 된다 싶으면 주저 없이 소화제를 먹어 왔으니까요.

그런데 2002년 6월 말경부터 왼쪽 가슴 아래 갈비뼈 부근이 쑤시듯이 아프기 시작하면서 음식 냄새가 역겹게 느껴지고, 음식 먹기도 힘들어졌습니다. 조금이라도 아픈 내색을 하면 부모님께서 병원 가서 진찰을 받아 보라고 하시니 아픈 내색도 하지 못했습니다. 왜냐하면 병원이 너무 무섭고 싫었거든요. 지금 생각하면 참 한심한 일이지만 어쨌든 약국에서 제산제도 사 먹으면서 한 달을 보냈던 것 같습니다. 그러다 제가 있던 어린이 집이 여름 방학을 하면서, 편하게 먹고 잤더니 아프지 않게 되었죠. 그래서 '그 동안 힘들어서 그랬구나!' 라고 생각하며 즐겁게 지내고 있을 때, 아버지께서 "쉴 때 병원에 가서 검사 한 번 받아봐라" 하시길래 "지금은 안 아픈데요" 하면서 병원에 가기 싫은 내색을 보였습니다. 그랬더니 이번에는 다른 때와 다르게 완강하게 내일 당장 갔다 오라고 정색을 하셔서 다음 날 늦잠 자고 일어나 아침도 안 먹고 근처 가까운 A병원에 갔습니다.

그날따라 위수면내시경을 받는 사람들도 많더라고요. 물끄러미 남의 일인 양 쳐다보고 있다가 진료 순서가 되어 진찰을 받던 중 의사 선생님께서 아침 안 먹었으면 위내시경 한 번 받고 가라고 해서 얼결에 위수면내시경을 받게 되었습니다. 한참 만에 마취에서 깨어나 보니 의사 선생님께서 제 내시경 사진을 보여주시면서 "여기(위)에 큰 혹이 하나 있어서 떼어 조직 검사 들어갔으니 며칠 후에 결과 보러 나와요"라고 하시면서 그 동안 먹을 약을 지어주셨습니다.

며칠 후 검사결과를 보러 갔는데, 선생님께서 혼자 왔냐면서 "검사결과가 악성 위궤양인데, 큰 병원 가서 빨리 수술을 받는 게 좋겠군요. 내가 소견서를 써 줄 테니 빨리 큰 병원에 가 봐요"라고 하시더군요. 그때까지만 해도 저는 그저 위궤양이 심한가보다 생각하고 집으로 돌아왔습니다. 정말 너무 태평했습니다. 집에 도착하자마자 엄마가 "그래 뭐래?" 하고 물으시기에 "어, 나더러 악성 위궤양이라고 빨리 큰 병원 가서 수술 받으라고 하

면서 소견서 써주시던데"라고 설명하고는 평상시와 다름없이
보냈습니다. 부모님께서 그날 저녁에 제 걱정에 한숨도 못 주무
셨다는 것은 나중에야 안 일이었습니다.

그 다음날에도 저는 여전히 편하게 쉬고 있었고, 엄마와 아버
지는 잠깐 나갔다 온다면서 잠시 외출을 하고 오셨는데, 들어오
실 때 두 분 다 눈이 조금 충혈되어 있었던 것이 기억납니다. 그
리고 그날 저녁 드디어 저도 제 병을 알게 되었습니다. 저녁을 먹
고 난 후 셋째 언니가 "야, 너 그 소견서 가지고 와봐! 내가 좀 볼
게" 하는 것이었습니다. 그래서 소견서를 보여주었고, 언니는 그
것을 읽어보다가 의학용어라 잘 모르는 단어가 있다면서 인터넷
검색을 하더라고요. 그 때까지도 저는 그냥 TV시청만 하고 있었
습니다. 조금 있다가 언니가 "이리 와서 이것 좀 봐라" 해서 검색
데이터를 확인하는데, 그 단어의 뜻은 놀랍게도 '악성종양'이었
습니다. '악성'은 쉽게 '암'이라고 표현된다고 나와 있더군요.

"야, 너 암이래" "그러게~ 나 암이네" 하면서 서로 너무 무덤
덤하게 내 병에 대해 이야기를 하고 있을 때였습니다. 우리들의
떠드는 소리에 방에서 나온 엄마가 안 자고 뭐하냐고 그러더군
요. 그래서 저는 아무렇지 않게 "엄마! 나 암이래"라고 말했고,
엄마는 대뜸 "너도 알았어?"라고 되물으시더군요.

그 물음에 저는 "엄마도 알고 있었어?"라고 했더니 낮에 아버
지랑 병원에 가서 의사 선생님을 만나고 왔다고 하시면서 절 애
처롭게 보시며 "어떡하니, 응?" 하시기에 "뭐, 그깟 암! 괜찮아! 암
걸렸다고 다 죽나?"라고 대수롭지 않게 말하고는 걱정 말고 주

무시라고 말씀드리고는 저도 아무렇지 않게 잠자리에 들 수 있었습니다.

그 날 밤은 제가 생각해도 좀 심하다 싶게 너무도 평안하게 잠을 잤습니다.

그 다음 날부터 집안이 저로 인해 난리가 났습니다. 어쨌든 그 이후로 B대학병원 내과에서 재 진료를 받았고, 악성이 맞으니 빨리 입원 수속 밟고 수술 날짜도 잡으라고 하셨죠. 그때부터는 저 보다 주위 사람들이 더 정신없어 하면서 입원 수속을 밟기 시작했습니다. 직장에는 미리 사정을 말씀드리고 휴직 처리를 해 놓은 다음, 병원에 입원해 몇 가지 검사를 더 받고 8월 26일로 수술 날짜를 받았습니다.

솔직히 저는 그 때나 지금이나 제 병으로는 별로 힘들지는 않았답니다. 다만 입원을 앞두고 며칠 동안 정말로 내가 위암에 걸렸다는 것이 믿어지지 않았고, 내 자신보다는 나로 인해 부모님과 형제들의 마음이 아프지 않게 해 달라고 울면서 기도를 많이 했습니다. 내 자신의 병 때문에 가족들이 아파하는 모습에 그 때 처음으로 울면서 기도했던 것 같습니다. 저는 제 병으로 죽을 것이라는 생각보다는 제게 이런 병을 주신 데 하나님의 섭리가 있을 거라는 생각과 꼭 하나님께서 지켜주실 거라는 믿음이 강했습니다. 제 어디에서 그렇듯 강한 믿음이 나온 것인지는 저도 잘 모르겠지만, 정말 나을 것이라는 믿음이 있었습니다.

병원에 입원한 뒤 수술 전까지도 병원 생활이 힘들지는 않았습니다. 단지 매일 병원에 오시어 살펴보고 가시는 엄마의 뒷모습을 보면서 남 몰래 울었던 것만 빼고는 말입니다. 어쨌든 우여 곡절 끝에 2002년 8월 26일, 위를 2/3 절개하는 수술을 받았습니다. 병실로 올라와서는 저를 기다리는 부모님과 형제들 틈에서 환하게 웃으면서 그 날 밤부터 통증하나 느끼지 못한 채 열심히 운동했습니다. 감사하는 마음이 넘쳤습니다. 수술도 힘들지 않게 끝났고, 또 다른 사람들은 회복 때 많이 아파하고, 운동도 잘 못하는데 저는 모든 것이 너무 힘들지 않은 데다, 정말로 몸과 마음이 수술하기 훨씬 전보다, 건강하다고 할 때보다 더 편하고 행복했습니다. 남들보다 회복 속도도 빨라서 저를 집도한 의사 선생님께 칭찬도 받았답니다. 건방지게도 '암 수술이라는 것도 아무것도 아니네' 라는 생각도 하게 되었습니다. 물론 항암 치료에 대한 언급이 있기 전까지죠.

그렇게 회복에만 열중하고 있을 때, 인턴 선생님에게 "저 항암 치료 받나요?"라고 두려운 마음으로 물었더니 "아마 하셔야 될 걸요"라고 얘기했습니다. 그래서 "몇 번 정도요?"라고 물었더니 "글쎄요, 한 아홉 번 정도요? 아마 선생님께서 오셔서 말씀해 주실 거예요" 하더군요. 덧붙여 요즘은 좋은 약들이 많이 나와서 전보다 그렇게 힘들지 않다고 하셨습니다. 그 날부터 저는 항암 치료를 안 받게 해 달라고 하나님께 기도, 아니 떼를 쓰기 시작했습니다. 물론 만약 받아야 한다면 6개월, 그러니까 여섯 번만 받게 해달라고요.

저는 수술 후 일주일 만에 퇴원하게 되었고, 집에서 한 달 동안 잘 먹고, 잘 쉬고 있다가 수술 한 달쯤 되는 날 B대학병원으로 진료를 받으러 갔습니다. 외과 진료를 받고, 수술 자리가 잘 아물고 있다는 말씀도 들은 뒤 한 달 후에 몇 가지 검사를 받고, 항암 치료 건으로 내과로 연결시켜 줄 테니 그 때 가서 항암 치료에 대해 내과 선생님하고 결정지으면 된다고 하셨습니다. 그러고 나서 한 달 후인 10월 26일쯤에 몇 가지 검사를 하고 난 후 외과에서 연결해 주신 내과 선생님께 진료를 받았습니다.

선생님께서는 제 차트를 보시더니 위암 3기였다면서 항암 치료는 센 것과 약한 것이 있는데, 센 것은 여섯 번이고, 약한 것은 열두 번이라고 설명해 주셨습니다. 그리고 일반적으로 위암 3기였을 때는 보통 센 것으로 치료했다고 하시면서 어떻게 할 거냐고 물으셨습니다. 저는 센 것은 자신이 없어서 약한 것으로 열두 번 하겠다고 말씀드렸더니 선생님께서는 제 몸무게를 확인해 보신 다음, "음, 약하긴 하군요. 항암 치료하면 살도 빠지고, 많이 힘든데" 하시며 제 결정에 동의해 주셨습니다.

그 때부터 첫번째 항암 치료가 시작되었습니다. 첫번째 항암 주사는 제게 별 영향을 끼치지는 않았습니다. 생각보다 덜 구역질 하고, 덜 냄새나고, 그래서 먹는 것도 그런대로 잘 먹고, 잘 자고 했으니까요. 그래서 속으로 '항암 치료라는 것도 뭐 별거 아니네. 이 정도만 되면 열두 번 맞는 것 문제없겠다' 라고 생각했답니다. 그러나 이것이 힘든 항암 치료의 서막에 불과 하다는 것을 곧 깨닫게 되었습니다. 아주 절실하게요.

한 달 뒤에 2회 째 치료를 받게 되면서부터 드디어 항암 치료의 위력을 알게 되었습니다. 아마 치료를 받아 보신 분들은 다

경험해 보셨겠죠. 정말 그 시간만큼은 지옥이 따로 없었고, 나중에는 죽는 것이 차라리 낫겠다 싶은 생각도 들었습니다. 그러면서도 약하다면 약한 항암주사를 맞는데도 이렇게 힘든데 저보다 어리고, 저보다 훨씬 더 센 주사를 맞는 사람들은 어떻게 견딜까 하는 마음에 조금은 위로도 되었고, 또 이것으로 인해 하나님께 감사하게 되었습니다. 정말 아픈 시간 동안은 감사드릴 이유가 정말 많이 생기더라고요. 수술하고 항암 치료를 받던 1년 6개월 정도의 기간 동안 제가 드린 감사 기도는 그 동안 살아오면서 드렸던 감사 기도의 몇백 배는 될 거라 여겨집니다.

현재 저는 5년차이고, 이제 9월에 한 번 더 검사와 결과만을 받으면 됩니다. 뒤돌아보면 언제 5년이라는 시간이 지나갔는지 싶습니다. 항암 치료 뒤 3개월 혹은 6개월마다 각종 검사를 받고 그 결과를 보러 병원에 갈 때마다 두렵고 떨리는 마음으로 다녔고, 그런 시간들이 한 번, 두 번 지나다 보니 어느덧 5년차가 되었습니다.

지금 현재 수술을 받고 항암 치료를 준비 중이거나 항암 치료를 받고 계신 분들! 힘내시기 바랍니다. 고통의 시간이 영원할 것처럼 느껴지실 테지만, 생각보다 그리 길지 않다는 걸 아시게 될 것입니다. 암흑 같은 고통의 터널을 지나고 나면 밝은 빛이 기다리고 있답니다. 이 빛은 살아오면서 받았던 그 어떤 빛보다 훨씬 더 강한 행복과 감사로 다가오게 될 테니까요!

마지막으로 제가 말씀드리고 싶은 것이 있습니다. 대부분의 암환자들이 그렇겠지만 어떻게 암을 극복하느냐에 제일 큰 관심을 가지고 계실 거예요. 그런데 모든 병은 마음에 달려 있는 것 같습니다. 어떤 마음을 갖고 있느냐가 제일 큰 치료약이 될 수 있음을 제 경험을 통해 감히 말씀드립니다. 저에게는 무엇보다도 신앙이 있었기에 가능했습니다. 신앙이 없는 분들은 이해하기 힘드실 것이고, 심지어 어떤 분들은 거부감을 갖고 대하실지 모르지만 제일 큰 힘은 일단 ‘신앙’이었습니다.

그 다음으로 ‘이겨 낼 수 있다는 자신감’, 그리고 병을 병으로 여기지 말고 친구로, 내 몸의 일부로 만들어 보세요. 저는 검사를 하고 와서 결과를 보러가기 전까지 수없이 제 자신에게 이렇게 말해 왔습니다. ‘혹시라도 내 몸 속에 나쁜 친구(암덩어리)가 있다면, 내 말 좀 들어 볼래? 네가 내 몸 속에 있으면서 나를 괴롭힌다면 나도 너를 없애 버릴 수밖에 없어. 그럼 나나 너나 모두 힘들겠지? 그러니 혹시라도 내 몸 속에 있다면 스스로 물러나 주길 바란다’ 라고요. 제 자신과 대화를 하면서 주문을 거는 것입니다. 여러분도 병을 친구처럼 여기고, 병과 이야기를 나누며 조금은 친해지시기 바랍니다. 아무튼 ‘이겨낼 수 있다는 자신감’을 잊지 마세요.

또 항상 웃으면서 행복하게 지내시기 바랍니다. ‘웃음은 보약’이라고 하잖아요. 물론 웃기 힘든 상황이 오기는 합니다. 하지만 노력해 보세요. 분명 웃을 만한 이유가 한 가지씩은 생길 테니 두 눈 크게 뜨시고 잘 찾아보세요. 그리고 웃을 수 있을 때 마음껏 많이 웃어 두세요. 물론 큰 소리로요. 재미있는 비디오도 보면서요. 별로 돈 안 들어가는 일이잖아요.

그리고 저는 먹고 싶은 것은 다 먹었습니다. 먹는 것을 두려워 하지 마시고, 술이나 담배처럼 특별히 몸에 좋지 않는 것만 빼고는 몸이 원할 때 많이 드시기 바랍니다. '체력은 곧 암을 이기는 밑바탕' 입니다. 야채와 과일은 물론 많이 드시고요.

또 이건 돈이 조금 드는데요. 저는 검사를 앞두고는 한 달 전부터 홍삼을 먹었습니다. 제가 신앙을 가지고 있기는 하지만 아무래도 인간이다 보니 그래도 조금 더 마음의 위안을 받고 싶어서요. 이것은 중요합니다. 홍삼 엑기스가 얼마나 효과가 있는지는 모르겠지만 마음이 편하다면 그것으로 된 것 아닌가요? 여러분도 자신만의 위안거리를 찾으세요. 그것이 신앙이든, 아니면 비싼 인삼이든, 아니면 또 다른 무엇이든 꼭 한두 가지 씩의 위안거리를 찾아두시고, 그것으로부터 조금이나마 위안을 받으시기 바랍니다. 마음이 편해야 몸도 편한 것이니까요.

끝까지 저의 긴 이야기를 읽어주셔서 감사합니다. 여러분! 승리하시기 바랍니다. 기적은 일어나게 되어 있어요. 물론 기적을 꿈꾸고 바라는 모든 분들에게요. 간절한 마음은 하늘도 감동시키는 것 아닐까요? 힘내시고 꼭 이겨내세요! 힘들게 치료를 담당하시는 의사 선생님들도 힘내세요.

저의 이런 경험들이 현재 병과 싸워야 하는 많은 분들에게 조금이나마 위안이 되고, 희망이 되었으면 하는 바랍입니다. 마지막으로 저에게 이런 글을 쓸 수 있는 기회를 주신 것에 대해 하나님께 감사드립니다. 또한 저를 치료해 주신 의사 선생님들께도 이 자리를 빌어 정말로 감사드립니다.

✱ 황현이(여, 41세)

황현이 님은 2002년 8월 위암 3기를 진단받으셨습니다. 이상 현상이 나타났을 때에도 두려움 때문에 진료를 받기를 꺼려했던 황현이 님은 부모님의 강권으로 검사를 받은 뒤 나타난 결과가 암이었을 때도 현실을 쉽게 받아들이지 못했습니다. 하지만 막상 수술과 항암 치료에 임하게 되자 신앙에 의지하고 담당 의사 선생님들의 지시에 따름으로써 지난 5년 동안 별다른 이상 없이 치료를 받고 계시다고 합니다.

✱ 주치의 소견

처음 황현이 님을 만났을 때, 1개월 전부터 시작된 왼쪽 상복부 통증을 지켜보다 방학이 되어 가족들의 권유로 위내시경 시행 후 위암진단을 받게 되었다고 하였습니다. 갑작스럽게 위암으로 진단 받은 젊은 여성이 맞나 싶게 활기차고 밝은 모습이 인상적이어서 아직까지 기억에 남았었습니다. 처음 암 진단을 받고 수술결정을 했을 때 그 속마음이야 얼마나 놀라고 두려웠겠지만 그래도 암은 극복될 수 있다는 희망을 잃지 않고 의연한 자세로 밝게 임하려는 모습이 대견하면서도 주위 사람들을 안타깝게 했었습니다.

위암이 위의 하부 1/3에 위치하여 위를 2/3가량 절제하는 위아전절제술이 예정되어 있었는데, 다행히 수술도 잘 끝났고, 씩씩하게 호흡 운동과 산책을 하면서 빠른 회복을 보였습니다. 하지만 황현이 님은 의료진이 지나가는 말로 진행암이며 항암 요법이 필요하다고 한 것을 듣고는 많이 실망하며 우울해하는 모습을 보였습니다. 그런데 집도의와 혈액종양 내과 전문의로부터 3기로 나온 조직 검사 결과와 항암 요법에 대해 자세한 설명을 들은 뒤로 다시 한 번 희망을 가지고 힘을 내었고, 신앙의 힘과 가족들의 전폭적인 지지로 12번의 항암 요법을 큰 부작용 없이 무사히 마쳤습니다.

현재 정기 검사 상 재발 없이, 몸무게도 수술 전 몸무게인 45.5kg을 회복하고 더 증가한 상태로, 건강하게 지내고 있습니다.

그 동안 많은 환자를 만나고 수술에 참여했지만, 가녀린 몸으로 수술과 12번의 항암치료 과정을 잘 이겨낸 황현이 님을 보면서 새삼 환자 본인의 희망과 암 극복 의지가 얼마나 중요한지를 다시 깨닫게 됩니다. 그리고 처음 암

진단을 용기 있게 받아들이고 올바른 치료법을 선택한 점, 수술과 12개월 동안의 항암 치료 동안 주치의에 대한 신뢰, 신앙의 힘, 가족들의 지지 등도 황현이 님이 지금까지 암을 극복하고 건강하게 지낼 수 있게 도움이 되었다고 생각합니다.

우리 주변에는 암 진단 후 그것을 받아들이지 못하고 확인하려고 여기, 저기 여러 병원을 다니면서 시간을 허비하거나, 현실에서 도피하여 종교 치료나, 보조치료에만 의지하는 사람들이 있습니다. 하지만 올바른 치료는 암 진단 후에 회피나 거부, 포기하지 말고 빠른 시일내에 병원에 방문하여 전문가와의 상담을 통해 적절한 치료방법을 택하여 환자와 가족 그리고 의사가 합심하여 의지와 희망을 가지고 치료를 진행하는 것입니다.

적극적인 의지와 희망으로 암을 잘 이겨내신 황현이 님과 가족들에게 이 지면을 빌어 감사의 말씀을 드립니다. 주치의로서 가장 큰 보람을 경험하게 해 주셨을 뿐만 아니라 이 책을 읽는 모든 분들에게 희망을 더해 주셨기 때문입니다.

아무리 어려운 상황에서도 우리를 살게 하는 힘은 희망입니다. 이번 행사를 통해 암치료에 대한 올바른 인식을 전달할 수 있었으면 좋겠고, 또한 황현이 님의 사례가 여러분들에게 희망을 나누는 계기가 되기를 바랍니다.

늘 건강하세요.

— 신우영(B대학병원 외과)

부 록

〈암! 20문 20답〉은…

* 대한암협회는 올해 5회째를 맞는 '癌중모색-희망' 대국민 캠페인의 일환으로 네티즌이 궁금해 하는 암에 관한 질문을 추려 '癌 100문 100답'을 발표했습니다.

* 대한암협회와 포탈 사이트 Daum이 함께 한 2주간의 조사에서 총 489명의 네티즌들이 암에 대한 다양한 질문들을 올려주셨습니다.

* 질문에 대한 답변을 달기 위해 각 암별로 전문의 10여 명이 T/F를 꾸렸습니다. 엄격한 분류 기준을 적용해 중복된 질문을 추리고 답을 단 뒤 자문위원회 및 대한암협회 운영위원회의 검증을 거쳐 최종 답을 정리하였습니다.

* 본 수기집에는 지면 관계상 100문 100답 가운데 20개의 질문과 답변을 수록하였습니다. 100문 100답 전 내용을 알고 싶은 분들은 대한암협회 홈페이지(www.kcscancer.org)를 통해 확인하시기 바랍니다. 여기 실린 내용 이외에도 다양한 암에 관한 궁금증과 전문의들의 답변이 상세하게 실려 있습니다.

Q.1 저희 어머니께서는 50대이십니다. 1년에 두 번 정기 검진을 받고 계신데요. 정기 검진 외에 또 자가진단 방법은 어떤 것이 있나요?

A. 여성은 한 달에 한 번씩, 생리가 끝난 뒤 3~4일 후에 자가 검진을 하는 것이 좋습니다. 폐경 후 여성은 기억하기 쉬운 날을 정해놓고 시행하면 됩니다. 자가 진단법은 다음과 같습니다.

1. 거울에 자신의 유방을 비추어 보아 유방의 형태를 관찰합니다. 전체적인 윤곽 및 좌우 대칭여부, 유두와 피부의 함몰 및 피부의 이상소견을 살펴봅니다.
2. 양손을 올려 유방의 피부를 팽팽하게 한 후 피부가 움푹 들어가는지를 봅니다.
3. 양손을 옆구리에 붙인 후 위의 항목을 반복합니다.
4. 왼손을 머리 뒤로 올린 후 오른쪽 가운데 세 손가락의 끝을 이용하여 유방을 촉진합니다. 유방을 약간 눌러서 비비는 느낌으로 하는 것이 좋습니다.
   손바닥으로 유방을 움켜쥐며 만지는 것은 잘못된 방법입니다.
5. 유두에 압박을 가하여 분비물이 있는지 검사합니다.

Q.2 엄마께서 폐경 이후 유방암 수술을 받으셨습니다. 이후 2년 정도 타목시펜이라는 약을 드시고 계십니다. 개발된 지 30년이 다 된 약이라는데 아직도 효능이 뛰어나나요? 요즘에는 하루가 멀다 하고 좋은 치료제들이 나오는데, 유방암은 그런 치료제가 없는지요?

A. 오래된 약제는 오랜 사용 기간 동안 부작용 및 안전성에 대한 검증이 이뤄졌다는 장점이 있습니다. 신약이라고 다 좋게 생각할 수 있지만, 사용 기간이 짧아서 부작용을 완벽하게 파

악하지 못했다는 단점도 있습니다. 호르몬 치료 약제는 최근 아로마타제 억제제와 같은 약제들이 개발되어 사용되고 있습니다.

폐경기 이후 유방암의 경우 호르몬 수용체 양성일 경우 호르몬 치료에 대한 반응이 좋습니다. 사용할 수 있는 약제는 타목시펜, 아로마타제 억제제 등이 있습니다.

Q.3 담배를 피우면 폐암 걸릴 확률이 높다고 합니다. 그런데 한 건강프로그램을 보니까 담배를 피우지 않았는데 폐암에 걸렸다고 하더라고요. 간접흡연만으로도 폐암에 걸릴 수 있나요?

A. 폐암의 발생 원인은 주로 흡연과 관계가 많고 그 중에서도 흡연 양과 기간이 중요합니다. 그러나 최근에는 비흡연자 혹은 간접흡연자의 경우에서도 폐암이 증가하고 있는 실정입니다. 특히 비흡연 여성에서 폐암의 하나인 선암이 증가하고 있습니다. 아직까지 그 원인이 밝혀져 있지는 않습니다만 간접 흡연이 하나의 요인으로 생각되고 있습니다. 일반적으로 간접흡연자의 경우 담배 연기에 노출되지 않는 분에 비해 1.3~1.5 배의 위험성이 있습니다.

Q.4 폐암에 걸렸는데 이레사라는 약을 추천해 주더라고요. 효과는 어떤가요?

A. 이레사는 타겟 치료제라고 해서 암세포에만 주로 가서 작용하는 약제로서 부작용이 다른 항암제보다 적습니다. 일반적으로 여성, 비흡연자, 선암 그리고 유전자 돌연변이가 있는 환자에게 매우 효과가 좋아 기존의 항암제와 비슷하게 30~40%

의 환자에게서 반응을 보입니다. 우리나라에서는 이레사를 2차 약제로 사용할 수 있으며 2차 또는 3차에서 사용하더라도 20% 정도의 반응을 보입니다. 독성은 주로 여드름 같은 얼굴, 피부 반점과 설사 등이며 아주 드물게는 폐간질환이 오기도 합니다. 또한 약 6~9개월 후에는 30% 등에서 약제 내성이 생기기도 합니다.

Q.5 보름 전부터 밥만 먹으면 속이 더부룩하며 아픕니다. 병원에 갔더니 한달 동안 약 먹어보고 암 검진을 받아보라고 합니다. 묽은 변도 보고, 속도 아프고 아침엔 구역질도 났습니다. 위암이 아닌가 걱정인데, 초기 위암 증세가 어떤지요?

A. 흔한 위암의 증상으로는 식욕부진, 소화불량, 복통, 속쓰림, 구토, 구역, 혈변, 체중감소 등이 있습니다. 말기에 이르면 황달, 복부팽만 등과 함께 배에서 암 덩어리가 만져지는 경우도 있습니다. 대부분의 다른 암도 마찬가지입니다만 위암도 초기에는 특별한 자각 증상 없이 진행됩니다. 어떤 경우에는 말기가 되기까지도 특별한 증상이 없기도 합니다.

따라서 증상이 없을 때나, 속쓰림, 소화불량과 같은 경미한 증상이 있을 때 위내시경 검사를 적극적으로 시행하기를 권합니다. 우리나라와 같이 위암 발생이 많은 나라에서는 40세 이후에는 1~2년에 한 번씩 내시경 검사를 시행하는 것이 안전하며, 40세 이전이라도 지속적인 소화기 증상이 있거나 가족 중 위암 환자가 있을 경우 위내시경 검사를 시행하는 것이 안전합니다.

Q.6 위암은 헬리코박터 균에 의해서 생기나요?

A.　2005년 마셜 박사 등이 노벨의학상을 수상하면서 일반인에게 헬리코박터 균이 크게 주목을 끌게 되었습니다. 헬리코박터 균이 위암 발생의 한 원인으로 주목받고는 있지만, 모든 위암 발생의 원인이 헬리코박터 균에 의한 것은 아닙니다. 즉, 내시경 검사상 헬리코박터 균이 발견되었다고 위암이 반드시 생기는 것도 아니고, 반대로 헬리코박터 균이 없다고 위암 발생 가능성이 전혀 없는 것도 아닙니다.

헬리코박터 균과 함께 위궤양이 있다면 헬리코박터 균 제균 요법으로 대부분 호전됩니다. 또한 일부 위림프종의 경우 헬리코박터 제균 요법만으로 완치가 되는 경우도 있습니다. 하지만 일반적으로 헬리코박터 균을 없애더라도 위암(위선암) 발생 가능성은 여전히 남습니다. 따라서 헬리코박터 균 존재와 상관 없이 위내시경을 통한 정기적인 추적 관찰만이 위암을 초기에 진단할 수 있는 가장 중요한 방법입니다.

Q.7　암 중에서 가장 초기에 발견하기 어렵고, 증상이 나타난 후에는 거의 손쓰기 어렵다는 암이 바로 대장암이라는 정보를 본 적이 있어요. 초기에 발견하는 방법이나 자가 진단 같은 것은 없나요? 예방하는 방법도 알려주세요.

A.　'선진국형 암'으로 알려진 대장암은 매년 발병 횟수가 늘어나는 추세로 우리나라 전체 암 발생률 중에서 위암, 폐암, 간암 다음을 차지하고 있습니다.

대부분의 암이 그렇듯이 대장암 역시 초기에는 별다른 증상이 없고, 자가 진단 방법도 없습니다. 대장암 역시 조기 검진이 필수

적입니다. 증상이 나타나서 암이 발견되는 경우는 이미 초기를 지난 경우가 많고, 대장암이 많이 진행된 상태에서는 수술과 항 암제 등의 치료에도 불구하고 완치되기 어렵기 때문입니다.

대장암 조기 검진을 위해서는 50세부터 매 5~10년에 대장내시 경 검사를 권장합니다. 특히 대장암으로 수술을 받은 경험이 있 거나, 내시경 검사에서 용종이 있었던 경우, 또는 가족 중에 대장 암을 진단받았던 경우 등 대장암의 발생 가능성이 높은 사람들 은 전문가와 상의하는 것이 좋습니다.

대장암은 유전적인 이유 때문에 발병하기도 하지만 흡연, 음 주, 식 습관 등의 환경적 요소가 중요합니다. 실제로 대장암의 빈 도가 높은 서양인의 식이에서 야채 및 섬유질이 적고, 지방과 육 류가 차지하는 비율이 높은데 이는 대장암의 발생원인이 될 수 있는 것으로 알려져 있습니다.

따라서 대장암의 예방을 위해서는 매일 섭취하는 음식에 지방 이 차지하는 비율을 줄이고, 다양한 과일과 채소를 섭취하여 섬 유질을 늘리고, 비만이 되지 않도록 하며, 금연 및 절주하는 것이 필요합니다. 또한 하루 800mg이상의 칼슘 섭취가 대장암의 예방 에 효과가 있는 것으로 알려져 있습니다.

Q.8 저희 아빠가 간암으로 돌아가셨습니다. 아빠께서 약주를 잘 하시는 편이었는데, 술을 마시는 양과 간암과의 상관관계는 어 느 정도인가요? 그리고 간에 좋은 음식은 없나요?

A. 술은 직접적으로 간암을 유발하지 않지만, 간접적인 촉 진제로서 만성 간질환이나 간경화가 있는 경우 간암 발생위험

을 높이므로 간이 좋지 않은 분은 알코올 섭취를 가급적 피하는 것이 좋습니다.

간에 특별히 좋은 음식은 없습니다. 특정 음식을 집중적으로 많이 섭취하는 것은 오히려 영양 불균형을 유발할 수 있으며, 증명되지 않은 건강보조식품은 해가 될 수 있습니다. 균형 잡힌 식단으로 영양소를 골고루 섭취하고 신선한 과일과 야채를 충분히 드시는 것이 좋습니다. 녹즙이나 느릅나무 껍질, 허깨나무, 인진쑥, 케일즙, 신선초즙 등은 오히려 해가 될 수 있습니다.

Q.9 어머니께서 갑상선 종양 제거수술을 받으셨습니다. 수술 이후 미역을 드시면 몸이 이상하다고 하시네요. 미역의 요오드 성분이 갑상선 호르몬에 영향을 준다고 들은 적이 있는데, 갑상선 종양 환자가 미역을 먹으면 안 좋나요?

A. 갑상선 종양 제거수술 후에 미역을 포함한 요오드 성분이 들어간 음식을 드셔도 지장이 없습니다. 요오드 성분이 갑상선 호르몬에 영향을 준다는 것은 사실이지만, 일상적으로 먹는 양 정도의 요오드 성분이라면 갑상선 호르몬 제제 복용에 큰 영향을 미치지 않습니다. 물론 갑상선 호르몬 수치를 측정하여 호르몬의 변화가 있는지 확인해 볼 수 있으므로 주치의 선생님과 상의하여 보시기 바랍니다.

Q.10 30대 후반 미혼입니다. 부인과 검사의 필요를 느낍니다. 소변도 자주 마렵고 가끔 피도 나고, 가끔 조금씩 통증도 있어요. 혹시 초기암 증상은 어떤 건지 알고 싶습니다.

A. 　최근 대한산부인과학회와 국립암센터에서 공동 주관하여 마련한 '자궁경부암 조기검진 권고안'에 의하면 20세 이상 또는 성관계를 경험한 모든 여성에서 1년에 한 번씩 자궁경부질 세포검사를 시행할 것을 추천하고 있습니다. 단, 성관계 경험이 없을 경우에는 자궁경부암 조기검진 대상자에 포함되지 않습니다. 따라서, 미혼이라 하더라도 성관계를 경험한 여성이라면 검사를 시행할 것을 추천하고 있습니다.

자궁경부암은 많은 경우 진행된 암이 있어도 아무런 증상이 없습니다. 그러나 가장 흔한 증상은 비정상적 질출혈입니다. 이러한 출혈은 성관계 후, 심한 운동 후, 대변을 볼 때, 질세척 후에 있을 수 있습니다. 폐경 전 여성에서는 생리량이 갑자기 많아지거나 기간이 길어질 수도 있습니다. 종양이 감염된 경우에는 악취가 나는 질분비물이 증가하며, 자궁경부암이 상당히 진행되어 주위 장기로 전이가 된 경우에는 골반통, 요통 등이 있을 수 있습니다. 방광, 직장으로 전이되어 배뇨곤란, 혈뇨, 직장출혈, 변비 등의 증상을 호소하기도 합니다. 그 외 체중감소 등의 증상이 있습니다.

Q.11 　전립선암은 자비로운 암이라고 들었습니다. 정말, 전립선암은 수술만 하면 오래 살 수 있나요? 전립선암 환자분들이 사용하실 좋은 약제들은 어떤 것이 있는지 궁금합니다.

A. 　전립선암의 치료는 암의 병기에 따라 다양합니다.

조직 검사상 극소량의 전립선암이 발견된 경우 혈액 검사를 하며 추적 관찰을 합니다. 전립선 내에 국한된 경우 근치적전립선전적출술을 시행하여야 하고, 수술을 할 수 없거나 수술을 피하는 경우 방사선 치료를 시행하기도 합니다. 전립선 주위 조직 또는 타 장기로 퍼진 진행성 암의 경우 호르몬 치료를 시행합니다. 또한, 수술의 적응은 되나 내과적 문제로 인하여 수술을 할 수 없는 경우에도 호르몬 치료를 시행합니다.

수술적 치료는 10년 이상 생존이 가능한 국소 전립선암 환자에서 시행합니다. 근래에는 수술 기술의 발달로 요실금, 발기부전 등의 합병증이 줄어들고 완치가 가능해졌습니다. 진행성 전립선암이나 내과적 문제로 수술을 시행할 수 없는 경우 시행하는 호르몬 치료는 전립선암세포의 성장과 관련 있는 남성호르몬을 제거하는 치료를 일컫습니다. 고환적출 수술이나, 이를 꺼리는 경우 주사와 경구복용 약으로 치료하는 방법이 있습니다. 그러나 호르몬 치료는 완치의 개념은 아닙니다.

전립선암에서는 수술이나 호르몬 치료 등의 치료보다 더 중요한 것이 치료 후의 추적 관찰입니다. 어떠한 치료를 받았든 암의 진행여부를 확인하기 위한 전립선특이항원 검사, CT 촬영 등의 검사를 주기적으로 받아야 합니다.

Q.12 암과 유전은 얼마나 상관관계가 있나요?

A. 직계 가족은 물론 친인척 중에 암에 걸린 경우가 있으면 특히 암의 가족력이나 유전에 대해 불안해 하는 분들이 많습니다. 암 발생요인에는 여러 가지가 있지만, 유전성이나 가족성이 큰 요인을 차지하는 것은 사실입니다. 가족성 용종이 있으면 유전적으로 장폴립 또는 대장암이 발생할 가능성이 높습니

다. 또 가족 중에 유방암 환자가 있으면, 그 딸이나 여동생에게 유방암이 생길 확률이 높습니다.

두 번째로 유전자가 손상을 입은 경우, 암이 발생할 가능성이 높습니다. 손상된 유전자가 남아 있는 경우 기능을 잃거나 변화되기 때문에 비정상적인 성장을 하면서 암이 발생하는 것입니다.

물론 어느 한 유전자가 변화한다고 해서 바로 암이 발생하는 것은 아닙니다. 정상세포가 암세포로 변화하려면 오랜 기간에 걸쳐서 여러 개의 유전자의 변화가 있어야 합니다. 그러나 아직 이러한 유전자들이 어떠한 변화의 과정들을 거쳐서 암이 되는지에 대해서 명확히 규명된 것은 없습니다.

Q.13 암에 걸리게 되는 여러 가지 원인들이 궁금합니다.

A. 아직도 밝혀지지 않은 원인들이 많지만, 많은 연구를 통해 위험 요인들이 하나씩 밝혀지고 있습니다. 국제암연구소, 미국국립 암협회지에서 밝힌 암의 원인은 다음과 같습니다.

원 인	국제암 연구소	미국국립 암협회지
흡 연	15 ~ 30%	30%
만 성 감 염	10 ~ 25%	10%
음 식	30%	35%
직 업	5%	4%
유 전	5%	-
생식요인 및 호르몬	5%	7%
음 주	3%	3%
환 경 오 염	3%	2%
방 사 선	3%	3%

우리나라 암 발생의 60% 이상을 차지하는 주요 암의 일반적인 발생 원인은 다음과 같습니다.

위 암	식생활(염장식품—짠 음식, 탄 음식, 질산염 등)
	헬리코박터 파이로리균
폐 암	흡연, 직업력(비소, 석면 등), 대기오염
간 암	간염바이러스(B형, C형), 간경변증, 아플라톡신
대장암	유전적 요인, 고지방식, 저식이섬유 섭취
유방암	유전적 요인, 고지방식, 여성호르몬, 비만
자궁경부암	인유두종바이러스, 성접촉

Q.14 TV나 여러 매체 등에서 보면 암을 조기 발견하면 완치도 가능하다고 하는데 암의 종류에도 여러 가지가 있잖아요. 모든 암이 다 조기발견으로 나을 수 있는지, 아니면 그렇지 않은 것도 있는 건지 알고 싶어요.

A. 2001년 국립암센터와 관련 학회(대한위암학회, 한국유방암학회, 대한산부인과학회, 대한간학회, 대한 대장항문학회)가 중심이 되어 한국인에게 적합한 표준적인 검진 권고안을 개발하여 권고하였습니다.

	검진대상	검진주기	검진방법
위 암	40세 이상 남녀	2년	위장조영촬영 또는 위내시경검사
간 암	30세 이상 남성, 40세 이상 여성으로 간경변증이나 B형 간염바이러스 항원,	6개월	간초음파검사 + 혈청알파태아단백검사

	검진대상	검진주기	검진방법
간암	B형 간염바이러스 항원, C형 간염바이러스 항체 양성으로 확인된 자		
대장암	50세 이상 남녀	5~10년	대장내시경검사 또는 이중조영바륨검사 + 에스결장경검사
유방암	30세 이상 여성	매월	유방자가검진
	35세 이상 여성	2년	유방임상진찰
	40세 이상 여성	2년	유방촬영술 + 유방임상진찰
자궁경부암	20세 이상 여성 또는 성경험이 있는 여성	1년	자궁경부질세포검사

Q.15 양성종양이 악성으로 변할 수 있나요? 변하지 않는다고 그냥 제거하지 않고 사시는 분이 계시는데요, 그냥 계속 두면 위험하지 않을까요?

A. 종양이란 멍울을 뜻하는 말입니다. 멍울이 천천히 자라며 일정한 크기까지 자라고는 더 크지 않으면 양성종양이라고 하며, 이 양성종양은 특별한 경우가 아니면 생명을 위협하는 일은 없습니다.

반면 악성종양은 종양의 크기가 빠른 속도로 커지고 제한이 없습니다. 주위를 침범하고 파괴하고 먼 곳까지 전이되기도 합니다. 우리가 보통 말하는 암이란 이 악성종양을 두고 하는 말입니다. 양성종양이다. 악성이냐, 양성이냐를 최종적으로 판단하는 방법은 수술로 조직을 떼어 병리조직검사를 받아봐야 알 수 있습니다. 양성종양이 악성종양으로 바뀌는 경우는 매우 드물지만 사례가 있기도 하기 때문에 양성종양의 경우에도 꾸준한 검진 및 관찰이 요구됩니다.

Q.16 암 세포의 혈관 생성 등을 억제하여 암 세포만 공격하는 표적 치료제가 있다고 들었는데요. 모든 환자들에게 적용이 되는 것인지요?

A. 항암제에서 표적 치료제란 암 세포만의 특징을 찾아내어 그 부분을 집중적으로 차단하는 방식을 말합니다. 방법은 몇 가지 있는데, 암이 자라는 데 필요한 특정 단백질을 차단하기도 하고, 항체를 만들어 암 세포를 공격하기도 합니다. 암 덩어리에 영양을 공급하는 혈관만을 사멸시키는 방법도 있습니다.

국내 암 환자가 40만에 육박하는 가운데 새로운 항암제의 출시는 많은 암 환자 및 가족에게 희망이 되고 있는 게 사실입니다. 기존 치료법으로 생명을 포기했던 암 환자들이 극적으로 삶을 이어가기도 합니다. 90년대 후반 백혈병 치료제 글리벡부터 2000년대 폐암 치료제 이레사, 최근 사용되기 시작한 신장암 치료제 수텐트 등이 이에 해당합니다.

표적 치료제는 완치는 아니더라도 환자의 30~80%에서 생명 연장 효과를 내고 있다는 보고가 있습니다. 탈모, 구토 등 부작용도 적어 항암제를 집에서 먹거나 외래에서 주사를 맞으며 일상생활을 지속하기도 합니다.

Q.17 암환자의 생존율이란 무엇을 의미하는지 또한 암 진

행 정도에 따라 어떻게 다른지 자세히 설명해주세요.

A.　　우리나라 사람들에게 호발하는 5대 암의 병기별 5년 생존율 조사 결과를 보면 다음과 같습니다.

- 위암 : 1기 80%,　2기 50%,　3기 30%,　4기 10%
- 간암 : 간절제 후 5년 생존율 30~60%,　지름 2 cm 이하(소간 암): 60~80%,　지름 2~5 cm : 36~60%,　지름 5 cm 이 상: 25~50%
- 폐암 : 전체 약 10%,　수술 가능한 환자 : 40~50%,　1기 60~ 80%,　2기 30~50%,　3A기 10~30%,　3B기 5%, 4기 2%
- 대장암 : 1기 90% 이상,　2기 70~85%,　3기 35~65%,　4기 5%
- 유방암 : 1기 90~95%,　2기 65~70%,　3기 45%,　4기 10%
- 자궁경부암 : 1기 85%,　2기 60%,　3기 40%,　4기 5%

위암, 간암, 대장암, 유방암, 자궁경부암 등은 비교적 쉽게 검진을 받을 수 있으며, 조기에 발견하여 치료하면 대부분 완치가 가능하다고 볼 수 있습니다.

Q.18　　암이란 병은 일단 걸리지 않는 게 제일 중요할 것 같은데요. 암을 미리 예방하기 위해 평소의 식습관이나 생활습관을 어떻게 가지면 좋을지 궁금합니다. 잘 먹고 운동 잘하는 게 최고이겠지만 특히 암을 예방하기 위해 좋은 습관은 어떤 게 있을까요?

A.　　세계보건기구(WHO)에 따르면 암은 의학적인 관점에서 암 발생 인구의 1/3은 예방이 가능하고, 1/3은 조기 진단으로 완치가 가능하며, 나머지 1/3도 적절한 치료를 통해 완화가 가

능하다고 합니다. 세계보건기구 산하 국제암연구소는 암 사망의 30%는 흡연, 30%는 식이요인, 18%는 감염에 원인이 있다고 밝혔습니다. 그 밖에 직업, 유전, 음주, 생식 요인 및 호르몬, 방사선, 환경 오염 등도 일정 부분 기여하고 있다고 합니다.

일상 생활에서 실천할 수 있는 암 예방습관을 지키고, 정기적인 검진을 통해 암은 상당 부분 예방이 가능하다고 볼 수 있습니다. 보건복지부와 국립암센터가 발표한 '국민암예방수칙' 은 다음과 같습니다.

1. 담배를 피우지 말고 남이 피우는 담배 연기도 피하기
2. 채소와 과일을 충분히 먹고 다채로운 식단으로 균형 잡힌 식사하기
3. 음식을 짜지 않게 먹고 탄음식을 먹지 않기
4. 술은 하루 두 잔 이내로만 마시기
5. 주5회 이상 하루30분 이상 땀이 날 정도로 걷거나 운동하기
6. 자신의 체격에 맞는 건강 체중 유지하기
7. 예방접종 지침에 따라 B형 간염 예방접종 받기
8. 성 매개 감염병에 걸리지 않도록 안전한 성생활 하기
9. 발암성 물질에 노출되지 않도록 작업장에서 안전보건 수칙 지키기
10. 암 조기 검진 지침에 따라 검진을 빠짐없이 받기

Q.19 탄 음식을 많이 먹으면 암에 걸릴 수 있다 하던데 맞나요?

A. 탄 음식을 먹는다고 암에 무조건 걸리는 것은 아니고 걸릴 확률이 높아진다는 의미입니다. 숯불에 구운 스테이크, 훈제된 육류, 생선, 바베큐, 탄 고기에서는 PAH(polycyclic aromatic hydrocarbon : 다환상 방향족 탄화수소), 벤조피렌, 아미노산 열분해물산물 등이 생성됩니다. 이런 것들은 발암성(또는 발암 가능

성물질) 물질로 인체에 암을 일으킬 수도 있습니다. 특히 고기를 불에 굽거나 튀기면 발암물질이 발생하는데, 조리 온도가 높고, 조리 시간이 길수록 발암물질의 양이 늘어납니다. 미국의 존스홉킨스 대학의 연구진은 한 달에 2번 이상 고기를 구워먹는 여성은 유방암 발생 위험이 증가한다는 결과를 발표하기도 했습니다.

탄 음식의 한 끼니 분량을 통해 몸 속에 들어오는 발암물질의 양은 매우 적습니다. 탄 음식을 조금 먹었다고 해서 지나친 걱정은 금물입니다. 하지만 가급적 음식의 탄 부분은 잘라내고 드시라고 권하고 싶습니다.

Q.20 젊을수록 암의 진행이 빨라 사망률도 높다는데 그 이유는 무엇입니까?

A. 암은 비정상적인 세포 분열에 의한 과도한 증식으로 생기는 것으로, 나이가 젊을수록 세포분열이 왕성해서 같은 시간 내에 더 크게 자랍니다. 즉, 같은 암종이라도 나이가 젊을수록 나이가 많은 환자에 비해 암이 더 잘 성장하고 전이도 빨리 진행되는 경향을 보입니다.

따라서 적절한 치료를 하지 않을 경우 나이가 젊은 경우 사망률은 나이가 많은 환자에 비해 더 높습니다. 하지만, 적절한 치료를 받는다면 나이가 많은 환자보다 더 예후가 좋습니다. 그것은 암 세포분열이 활발하다는 것은, 항암제에 더 잘 반응을 한다는 것과 같은 의미이기 때문입니다. 백혈구가 빠른 속도로 증식을 하는 백혈병인 경우 항암제에 매우 잘 듣는 이치와 같습니다.

따라서, 적절한 시기에 진단을 받고 제대로 치료를 받는다면, 나이 젊은 환자가 치료에 더 잘 반응을 해서 예후가 더 좋을 수 있습니다.

자문의 리스트

양한광 교수 서울대 외과 (총괄 진행)
이혁준 교수 서울대 외과
안명주 교수 삼성서울병원 혈액종양내과
권준혁 교수 삼성서울병원 외과
김남규 교수 연세대 의대 외과
한원식 교수 서울대 외과
박재영 교수 서울대 비뇨기과
배종면 교수 제주의대 예방의학과
이규언   서울대 외과
권용순   서울아산병원 산부인과

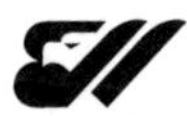

암은 이렇게 이겨낸다 희망 21인의 이야기

2007년　7월 25일　　초판 1쇄 발행

엮은이　　대 한 암 협 회
펴낸이　　윤　형　두
펴낸곳　　**범　우　사**

출판등록　1966. 8. 3.　제 406-2003-048호
413-756　경기도 파주시 교하읍 문발리 525-2
대표전화　TEL 031-955-6900/ FAX 031-955-6905

＊ 파본은 교환해 드립니다.　　　　교정·편집 : 김영석·장웅진·한세라
＊ 책값은 뒤표지에 있습니다.
ISBN　978-89-08-04405-0　03810　(홈페이지) www.bumwoosa.co.kr
　　　　　　　　　　　　　　　　　　(E-mail) bumwoosa@chol.com